Silke R. Plagge

# Schlaf, mein Baby, schlaf

Entspannte Wege zu ruhigen Nächten

DK

Schlaf, mein Baby, schlaf

# Inhaltsverzeichnis


**Vorwort** **4**

1 AUFTAKT

**Schwangerschaft und erste Wochen**

**Funkle, funkle, kleiner Stern – Ein Baby kommt!** **8**
Kleine Übungen gegen das Gedankenkarussell 13
Ihr persönlicher Fragenkatalog zum Thema Schlaf & Sorge 15

**Wer hat die schönsten Schäfchen? Die richtige Schlafumgebung** **16**
Co-Sleeping oder Babybett? 18
Temperatur und Lichtverhältnisse 21
Interview mit Hebamme Jana Friedrich: »Dem Kind und sich Zeit gönnen.« 24

**Weißt du, wieviel Sternlein stehen? Die ersten gemeinsamen Wochen** **26**
Wochenbett – langsam ankommen im neuen Leben 29
Der Mond ist aufgegangen – erste Rituale 31
Erfahrungsbericht von Autorin Verena Carl: »Uhr-Vertrauen – vergiss es!« 32

2 REFRAIN

**… und nächtlich grüßt ein Murmeltier**

**Zug ins Schlummerland – Schlafen – bloß wie?**
Eulchen oder Mini-Lerche: unterschiedliche Schlaftypen 41
Einfach zum Heulen – Schreibabys und Schlaf 42
Interview mit Familienberaterin Monika Wiborny: »Du bist eine gute Mutter, du machst nichts falsch.« 44
Erfahrungsbericht von Bloggerin Jette Zwick: »Schade, das Baby schläft!« 46

**Guten Abend, gute Nacht … – Bitte schlaf ein, Baby!** **48**
Einschlafbegleitung – bewährte Rituale 51
Nur mit Mama? Warum Trainerwechsel guttut 60
Interview mit Familienberaterin Inke Hummel: »Jedes Kind schläft, wenn es soweit ist.« 62

**Nur der Mann im Mond schaut zu – Schon wieder wach?** **64**
Fakten statt Mythen: Wissenswertes rund um das Durchschlafen 67
So haben wir uns geholfen: Eltern-Tricks rund um das Durchschlafen 70
Interview mit Schlafcoach Bianca Niermann: »Babys müssen sich sicher fühlen.« 72

**Armes Häschen, bist du krank? Baby – es geht dir nicht gut** 74
Entwicklungsschübe und Schlafverhalten 75
Erste Hilfe für kranke Kinder und ihre Eltern 82
Interview mit Kinderärztin Dr. med. Dagmar Brandi: »Entwicklung ist nur mit Veränderung möglich.« 86

**Mit Näglein besteckt – Schlaflernprogramme** 88
Augen zu nach Schlaflernprogramm – das steckt dahinter 90
Sanfte Alternativen zum Schlaflernprogramm – das können Sie stattdessen ausprobieren 93
Interview mit den Therapeutinnen Gundula Göbel und Anette Weber: »Das Vertrauen stärken – nicht zerstören.« 94

**Mit Rosen bedacht – Und wie geht es den Eltern?** 96
Eigene Grenzen erkennen 99
SOS: So tanken müde Eltern auf 101
Interview mit Schlafforscher Hans-Günter Weeß: »Müde sein kann krank machen.« 104

3 AUSKLANG

**– wie geht es weiter mit dem Schlaf?**

**Sandmann, lieber Sandmann ... – Schlaf im Kleinkindalter** 108
Ganz nah und doch bitte weit weg: Erste Schritte in die Unabhängigkeit 110
Ruhe trotz Veränderungen 112
Neue Geister im Kinderzimmer: Albträume und Nachtschreck 115
Interview mit Pädagogin Stefanie von Brück: »Kleine Entdecker müssen so viel lernen.« 120

**... und so schlaf auch du! Das zweite Kind kommt** 122
Wie war das beim ersten Baby? 125

**Alle(s) in Schlummer gewiegt ... – Wenn Kleinkinder Geschwister werden** 128
Liebevolle Routine macht vieles wett: So geht es beiden Kindern gut 131
Was tun bei Eifersucht? 134
Ideen für Familienrituale 138
Erfahrungsbericht von Autorin Nathalie Klüver: »Geschwister und Schlaf – das wird nie langweilig!« 140
Umlernen und umgewöhnen 142
Erfahrungsbericht von Bloggerin Anne-Luise Kitzerow: »Beim dritten Kind brauchten wir Hilfe.« 144

**Glückauf – Ein Ausblick** 146

**Schlafprotokoll** 150
**Quellenverzeichnis** 152
**Register** 154
**Impressum** 158
**Dank und Bildnachweis** 159

Schlaf, mein Baby, schlaf

# Vorwort

Das große Glück ist am Anfang so winzig klein – endlich ist das eigene Baby da und es ist wunderbar, es nun im Arm zu halten. So lange haben Sie sich auf diese ersten Wochen mit Ihrem Kind gefreut, sich ausgemalt, wie es sein wird, das neue Leben zu dritt – oder zu viert, wenn Sie schon ein Kleines haben. Sie atmen den süßen Babyduft ein, hören diese niedlichen Laute, die Ihr Kind macht, und spüren, wie es sich eng und vertrauensvoll an Sie schmiegt. Eigentlich könnte alles perfekt sein.

Doch dann kommen diese langen Nächte der kurzen Schlafphasen und eine bleierne Müdigkeit, die Sie zweifeln lässt. Warum schläft mein Kind nicht richtig? Was kann ich nur tun? Wie soll das weitergehen?

All das kenne ich selbst nur zu gut:
Wenn ich an meine ersten Monate als Mutter denke, dann fällt mir vieles ein: Glück, Überwältigung, Staunen – und Herbert Grönemeyer. Dieser Ohrwurm, diese eine Liedzeile, die mir ständig durch den Kopf tönte: Zu einer betrogenen Nacht/hätt' ich vielleicht nichts gesagt ... Denn betrogen fühlte ich mich tatsächlich – um meinen geliebten Schlaf. Durchgefeierte Nächte, durchgearbeitete Nächte, die waren mir vertraut. Aber sie hatten nichts gemein mit diesem Marathon zwischen Halbschlaf, Sekundenschlaf und gar keinem Schlaf, zu dem ich so blauäugig angetreten war. Hey, Baby: Was soll das?

Dabei haben mich erfahrene Freunde mit Kindern durchaus vorgewarnt. Das kennt wohl jede Schwangere: Kaum geht der Hosenknopf nicht mehr zu, kommen die ersten Sprüche: »Schwanger, toll, aber diese schlaflosen Nächte ...« Wenig beruhigend, denn vor allem in den letzten Wochen der Schwangerschaft ließen mich der runde Bauch und der aktive kleine Mensch darin auch damals schon nur schlecht zur Ruhe kommen. Außerdem ist so ein Spruch ähnlich schlaffördernd wie der Blick auf die Uhr mitten in der Nacht und die Gewissheit: Was, nur noch dreieinhalb Stunden bis zum Weckerklingeln, los, du musst jetzt aber schlafen, unbedingt, träum weiter!

Doch Schlaf lässt sich nicht erzwingen und nicht auf Knopfdruck herstellen. Bei uns Großen nicht, und auch nicht bei einem Baby, selbst wenn wir der Meinung sind, nun sei es für das Kleine aber wirklich Zeit zu schlafen. Wirklich verstanden habe ich das aber erst, als ich tatsächlich Mutter wurde. Da machte mir meine Tochter bald unmissverständlich klar: Hey Mama, so wie du meinst, läuft das nicht.

Laut einer Online-Befragung von YouGov Deutschland im Auftrag der Zeitschrift »ELTERN« (Juni 2018) schlafen Babys im Durchschnitt 13 Stunden pro Tag. Das klingt erstmal nach ziemlich viel Ruhe, nach Gutenachtlied um sieben Uhr abends und Aufwachen um acht Uhr morgens. Aber das trügt. Denn wie die Ruhe-Häppchen aufgeteilt sind, hängt von ganz vielen Faktoren ab: Alter, Temperament, innere Ausgeglichenheit, Familienrhythmus, Nähebedürfnis.

In den ersten Lebenswochen sind die Schlafphasen noch rund um die Uhr verteilt. Neugeborene haben noch kein Zeitgefühl und ihr Schlaf ist noch gar nicht vorhersehbar. Ab etwa vier Monaten finden sie ihren eigenen Rhythmus – und der ist von Kind zu Kind unterschiedlich. Babys kommen mit einem sehr unterschiedlichen Ruhebedürfnis zur Welt. Die individuellen Unterschiede zeigt die Umfrage: 17 Prozent der befragten Eltern gaben an, dass ihr Baby im Alter von 0 bis 6 Monaten mehr als 16 Stunden geschlafen hat. 18 Prozent sagen, es habe nur bis zu 10 Stunden geschlafen. 13 Stunden sind also der Durchschnitt.

Und diese nackten Zahlen sagen noch nichts darüber aus, welche Gefühle mit dem Thema Schlaf verbunden sind, beim Kind und bei den Eltern. Schnell fühlen wir uns hilflos und zweifeln an uns, wenn das eigene Kind sich schwer tut mit dem Einschlafen oder mit dem Durchschlafen, von Ungeduld bis hin zu Wut ganz zu schweigen. Ein Baby, das nicht zur Ruhe kommt, ist übermüdet, oft quengelig und unglücklich und beansprucht seine Eltern bis zur Erschöpfung. Die Erwachsenen leiden aber physisch ebenso. Dauerhafter Schlafmangel gilt nicht ohne Grund als fiese Foltermethode: Er lässt aggressiv, übersensibel, unkonzentriert und sogar krank werden. Und es lässt sich nicht wegdiskutieren: Babys rauben ihren Eltern kostbaren Schlaf, und zwar für lange Zeit. Laut einer Studie der britischen Universität Warwick dauert es nach der Geburt eines Kindes etwa sechs Jahre, bis Eltern wieder genauso ungestört und so lang schlafen können wie zuvor. (1) Und dieser – meist permanente – Schlafmangel führt nicht selten zu einem Teufelskreis aus Frust und Anspannung, Ungeduld und Schuldgefühlen.

Kein Wunder also, dass Eltern am liebsten eine Art Gebrauchsanweisung hätten, wie man ein Baby möglichst effektiv zum Ein- und Durchschlafen bringt, ein für alle Mal. Allerdings: Es gibt sie leider nicht, diese eine Universalanleitung. Denn jedes Kind ist anders, jede Mutter und jeder Vater auch. Deshalb finden Sie auf den folgenden Seiten etwas, das viel wertvoller ist als eine fragwürdige Rundum-Sorglos-Garantie: Über 80 Stimmen von erfahrenen Eltern und Experten, die sich intensiv mit diesem Thema beschäftigt haben. Und die mit ihren Tipps Mut machen – Mut zur Individualität, Mut, den eigenen Weg zu finden und zu beschreiten, den Weg hinaus aus der Erschöpfungsfalle. Keine holzschnittartigen Schlafprogramme, die nur oberflächlich Besserung bringen, Babys dabei aber innerlich zutiefst verstören können. Sondern ganz viele Lösungsvorschläge, gangbare Wege, die das Ausprobieren lohnen, ohne dass sie für jede Familie und jeden Zeitpunkt passen müssen.

Sie sind zu müde, um ein dickes Buch von vorn bis hinten zu lesen? Kein Problem: Sie können sich auch einfach einzelne Kapitel herauspicken, einzelne Checklisten und Aufgaben, oder im Register nach einem Stichwort suchen, das Sie gerade beschäftigt.

Ich wünsche Ihnen eine gute und vor allem hilfreiche Lektüre – und viele Stunden ungestörten, erholsamen Schlaf in der Nacht.

Silke R. Plagge

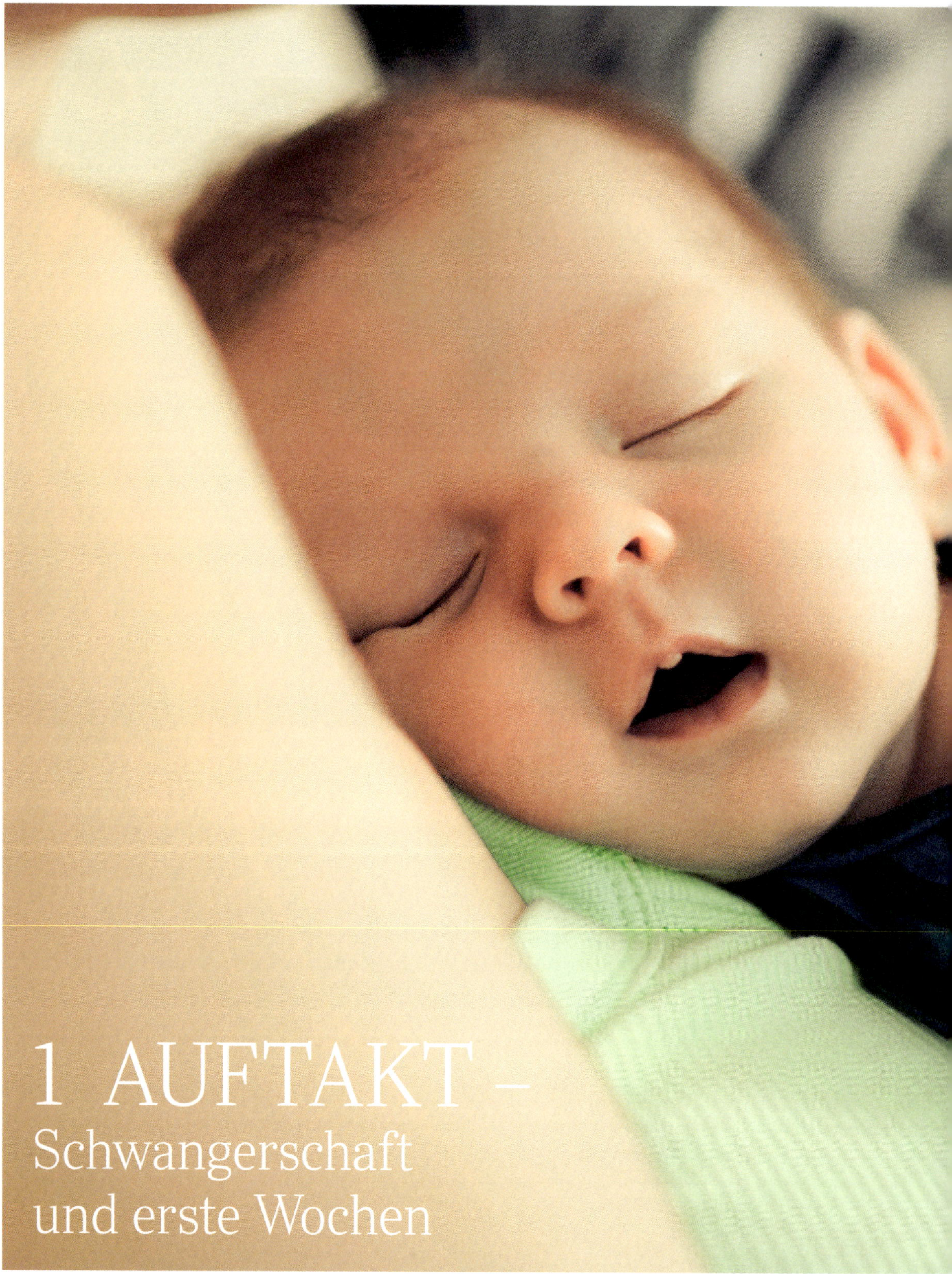

# 1 AUFTAKT – Schwangerschaft und erste Wochen

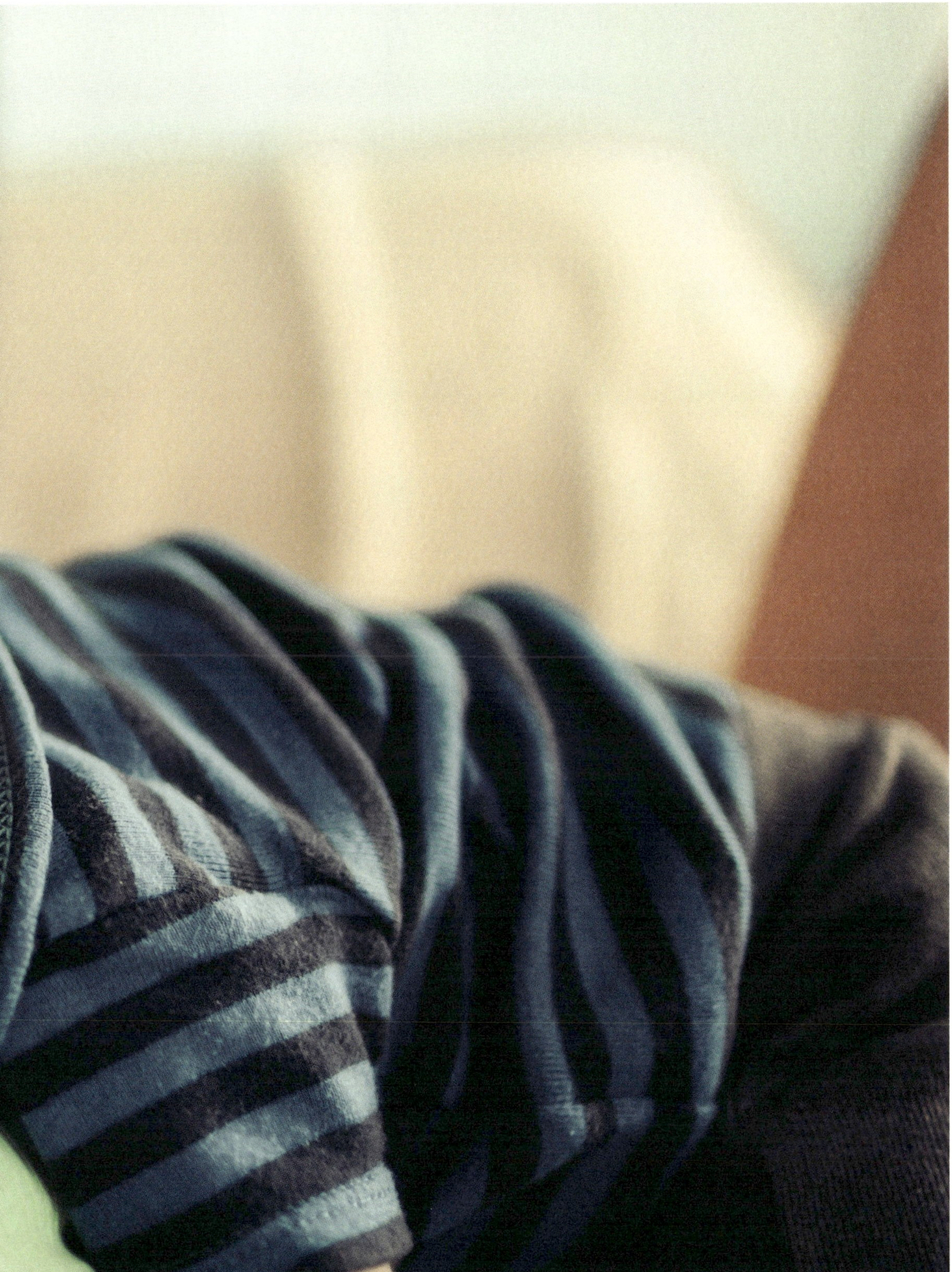

Funkle, funkle, kleiner Stern

# Ein Baby kommt!

**Bestimmt haben Sie sich schon vor der Geburt Ihres Kindes mit dem Thema Schlaf beschäftigt - allerdings wohl mit dem eigenen Schlaf. Denn Vorfreude, Organisation und ein meist voller Alltag mit Job, Freunden, Unternehmungen hält werdene Eltern auf Trab. Viele fragen sich: Wie sollen wir zur Ruhe kommen, und wo? Und: Müssen wir schon jetzt die Grundlage legen, damit unser Kleines später gut schlafen wird? Machen wir auch alles richtig?**

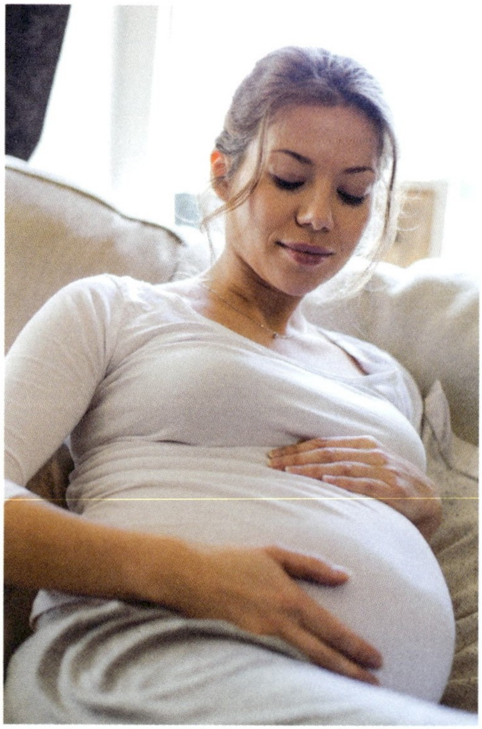

Zwei Herzen schlagen in mir – was für ein überwältigendes Gefühl. Doch neben viel Freude auf das neue Leben ist eine Schwangerschaft auch von vielen anderen Dingen und Fragen begleitet. Und auch Schlafmangel wird oft ein wichtiges Thema. Ich erinnere mich vor allem an eines in der ersten Zeit der Schwangerschaft: bleierne Müdigkeit. Für mich war diese Erschöpfung schlimmer als das ständige Gefühl der Übelkeit, denn schon morgens im Büro sackte mein Kopf in Richtung Computertastatur. Jetzt ein Nickerchen – wäre das schön … Meine Freundinnen mit kleinen Kindern lachten: »Gewöhn dich am besten schnell daran, das wird sich so schnell nicht ändern in den nächsten Jahren!«

## Hormone mit Nebenwirkungen

Tatsächlich sorgt die große hormonelle Umstellung zu Beginn einer Schwangerschaft bei werdenden Müttern für ein großes Schlafbedürfnis. Vor allem im ersten Drittel der Schwangerschaft erzwingt sich der Körper Auszeiten – wer mit Kreislaufproblemen oder Übelkeit kämpft, wird sich meist besonders schlapp fühlen.

Ab dem vierten, fünften Schwangerschaftsmonat haben sich die Hormone eingependelt und es geht den meisten werdenden Müttern deutlich besser. Dafür sorgt jetzt manchmal etwas ganz anderes dafür, dass sie nachts wachliegen und Gedanken wälzen: ein Übermaß an Fragen sowie Tipps und Ratschlägen, und seien sie noch so gut gemeint. Was brauchen wir alles für unser Baby? Wie machen wir die Wohnung kindersicher? Welche Krippe ist die beste und wann muss ich mich auf die Warteliste setzen lassen? Wie wird das mit dem Stillen klappen und wie finde ich andere nette Eltern zum Austausch? Und was, wenn ... Das Kopfkino hört nicht auf und je mehr die werdende Mutter versucht, schon jetzt »alles richtig« zu machen, desto unruhiger wird sie. Und das Ungeborene gleich mit.

## Alles auf Anspannung – warum Planbarkeit nicht gelingt

*Tina, Mutter einer dreijährigen Tochter, berichtet: »In der Babyzeit unserer Kleinen war das Thema Schlaf sehr konfliktreich – heute glaube ich, dass ich ein Teil des Problems war, weil ich mich schon in der Schwangerschaft so habe unter Druck setzen lassen und alles perfekt planen wollte. Meine Mutter hatte mir damals gesagt, ich müsse unbedingt darauf achten, dass ich einen regelmäßigen Tagesablauf habe, nur so könne das Baby später gut schlafen lernen. Aber den hatte ich wirklich nicht, wir zogen in der Zeit um und es gab auch im Job so viel abzuarbeiten. Irgendwie hatte ich schon da das Gefühl, keine gute Mutter zu sein.«*

Als ob wir in der Schwangerschaft nicht schon genug um die Ohren hätten – und uns wahrscheinlich selbst genug Gedanken um das Kleine machen. Wenn dann solche Stimmen noch dazu kommen, können sie sehr verunsichern. Schauen wir uns die Fakten an: Tatsächlich hört das Ungeborene etwa ab der 25. Woche seine Eltern – wenn auch gedämpft –, und wie die Mutter ihren Tag verbringt, hat Einfluss auf seinen Rhythmus. Etwa ab der 36. Woche sind die Schlaf- und Wachphasen denen eines reifen Babys vergleichbar, und es schläft in Zyklen von etwa 45 Minuten. Jetzt entwickelt sich auch das, was nach der Geburt manchmal als »Baby-Jetlag«

*Nicht ängstigen lassen!*

bezeichnet wird: So lange die Mutter körperlich aktiv ist, sich bewegt, herumläuft, Sport macht oder auch nur aus der Wohnung in den Waschkeller läuft, wird das Ungeborene buchstäblich in den Schlaf geschaukelt. Kommt sie abends auf dem Sofa zur Ruhe, ist das wie ein Signal: aufwachen, Turnstunde! Deshalb sind die Kindsbewegungen im Bauch meist am spürbarsten, wenn man selbst gerade einen Gang herunterfährt. Weil Babys es so gewohnt sind, schlummern sie sich auch in der ersten Zeit nach der Geburt oft selig durch den Tag und sind gerade dann besonders aufnahmebereit und wach, wenn es am wenigsten in den Stundenplan der Eltern passt.

### Aktivitäts- und Ruhephasen des Ungeborenen

Aber, und das ist entscheidend: Ein Ungeborenes hat noch kein Tag- und Nachtgefühl. Kurz vor der Geburt wird es immer ruhiger werden – aber schlichtweg deshalb, weil es dann zu wenig Platz hat fürs Mini-Workout. Es gibt Schwangere, die sich dann sofort sorgen und andere, die sich freuen, dass das Kind nun einen festen Rhythmus hat. Beides stimmt so nicht: Der Winzling mag wie gewohnt recht wach sein, wenn Mama schlafen geht – aber es ist eben kein Platz mehr für Turnübungen. Kurz vor der Geburt bringt sich das Baby in Position und schlummert immer wieder ein wenig – in wachen Phasen kann es sich auch darauf konzentrieren, die Stimmen der Eltern zu hören, sich etwas umdrehen oder ein wenig am Daumen zu lutschen.

In den letzten Wochen vor der Geburt sind Mutter und Kind beide ziemlich unbeweglich. Das hat die Natur raffiniert eingerichtet – denn idealerweise kommen beide so noch einmal zur Ruhe und bereiten sich damit auf die Anstrengung der Geburt vor.

### Also, was tun?

Kommen wir nochmals zu Tina zurück – wenig hilfreich sind Ratschläge wie der von Tinas Mutter. Natürlich wollte Tina alles richtig machen – und ließ sich dadurch verunsichern. Der feste Tagesablauf? Der ist dem Baby im Bauch ziemlich egal. Nicht egal ist ihm aber, dass Tina so hohe Erwartungen an sich stellt und sich damit sehr viel Stress bereitet. Denn genau den spüren Kinder im Mutterleib.

*Was ist wirklich wichtig?*

Stress reduzieren, nicht den Tag streng durchtakten und unbedingt noch dies und jenes in der Schwangerschaft erledigt zu bekommen – das ist wichtig. Denn dies hilft dem Baby im Bauch besser zur Ruhe zu kommen. Also, sich weniger vornehmen, weniger Ansprüche an sich selbst stellen – und das ist dann auch schon die beste Vorbereitung auf die erste Zeit mit dem Baby. Denn wenn schon in der Schwangerschaft vieles nicht wirklich planbar ist, dann ist es dies in der ersten Zeit mit Kind erst recht nicht.

# Endspurt für Mama – gut schlafen in den Wochen vor der Geburt

Eines kommt im letzten Schwangerschaftsdrittel bei werdenden Müttern meist zu kurz – die eigene Nachtruhe. Das Liegen wird unbequemer, lieb gewordene Schlafpositionen fallen aus, als Erstes die Bauchlage. Aber auch auf dem Rücken zu liegen, finden viele Schwangere gegen Ende der Schwangerschaft unbequem. Schuld daran ist das Vena-Cava-Kompressions-Syndrom: Die Vene, die unter der Gebärmutter verläuft, wird vom immer dicker werdenden Bauch in Rückenlage zusammengedrückt, deswegen wird Schwangeren beim Ultraschall auf dem Rücken manchmal schwummerig. Gefährlich ist das nicht: Während man sich bei einer Untersuchung zwingt, ruhig liegen zu bleiben, dreht man sich beim Schlafen automatisch auf die Seite. Es kann allerdings sein, dass man dabei jedes Mal aufwacht. Und wenn nicht davon, dann von Sodbrennen, Rückenschmerzen oder dem Druck der immer schwereren Gebärmutter auf die Blase.

## Tipps für guten Schlaf trotz Kugelbauch

So nervig viele der körperlichen Zipperlein sind, für einige gibt es Linderung: ein dickes Kissen zwischen den Knien entlastet den Bauch und sorgt für eine stabile Lage, der Lieblingstee oder ein Glas warme Milch mit Honig helfen beim Einschlafen, während schweres und zu spätes Essen eher das Gegenteil bewirkt. Wer unter Sodbrennen leidet, sollte über den Tag verteilt kleine Portionen essen, auf fettiges Essen und starke Gewürze verzichten. Bei akuten Beschwerden helfen auch Heilerdekapseln, die die Magensäure binden, oder ein Glas Wasser.

*Sorgen Sie gut für sich!*

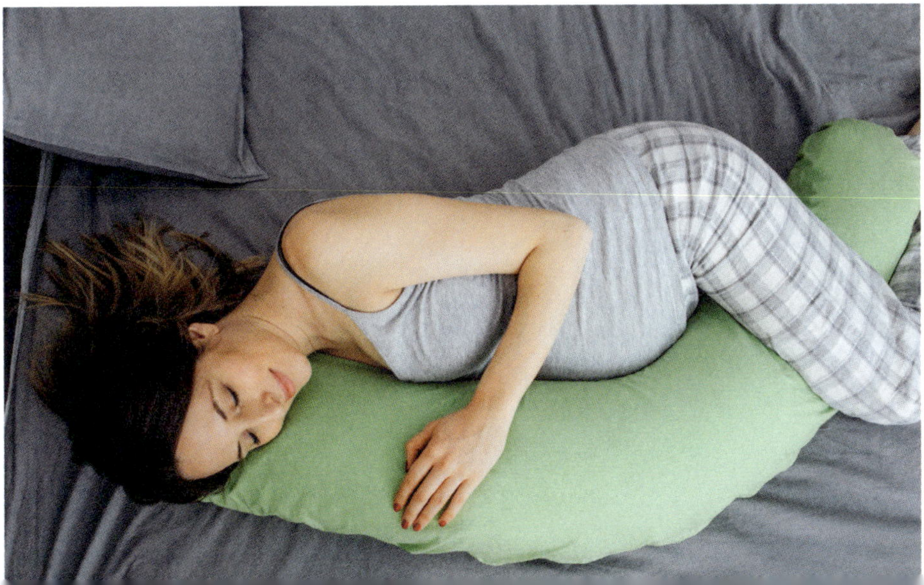

# Das Grübelkarussell: wenn die Gedanken kreisen

Neben dem immer größeren Bauch und den damit oft verbundenen Belastungen sind es aber auch immer wiederkehrende Gedanken, die werdende Mütter um den Schlaf bringen können. Da der Körper nur schwer zur Ruhe findet, fällt es den Gedanken leicht, sehr lange und viel zu kreisen. Ein Gedankenkarussell – laut, bunt und schwer zu stoppen.

*Vera, Mutter einer zweijährigen Tochter, ging es auch so: »In den letzten Wochen der Schwangerschaft war ich wahnsinnig unruhig. Ich hatte Angst, dass mir bei der Geburt etwas passieren könnte – obwohl ich natürlich einen Vorbereitungskurs gemacht habe. Einfach so ein komisches Bauchgefühl, ohne dass es einen Anlass gab. Und dann war da noch die Frage unserer Finanzen. Würden wir das wirklich alles stemmen und unseren Lebensstil aufrechterhalten können?«*

Grübeln stört den Schlaf.

In den letzten Wochen vor der Geburt haben viele Mütter Zeit. Zeit, in der sie nicht nur alles ein wenig aufräumen und Babysachen stapeln – es ist auch Zeit zum Nachdenken. Eine Grübelfalle entsteht, wenn immer wieder über die gleichen Fragen nachgedacht wird: Wird bei der Geburt alles gut gehen? Was, wenn mir oder dem Baby etwas passiert? Werden wir gute Eltern sein? Vergleichbar ist das ein wenig mit einem Autofahrer, der in unbekanntem Territorium ist: Kommt man zum dritten Mal an dem gleichen Zeitungskiosk vorbei, hat man sich wahrscheinlich verfahren.

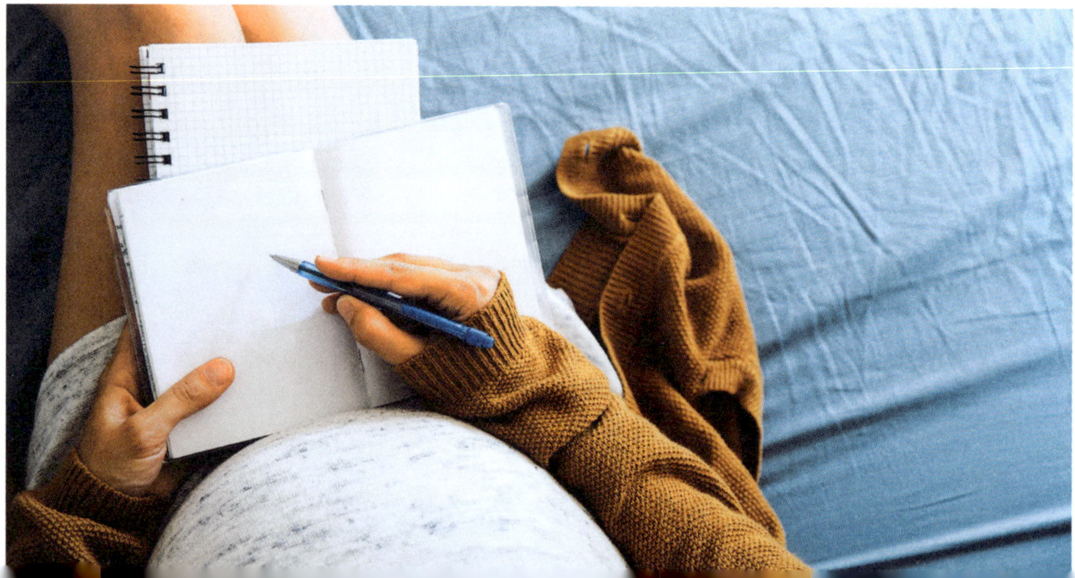

Wie aber lassen sich die Sorgen aufhalten? Was können Mütter – und auch Väter – tun, um aus der verfahrenen Situation herauszukommen? Vera hat für sich eine Lösung gefunden.

*»Was mir half, waren zwei Dinge: Papier und Worte. Ich habe auf meinen Nachttisch einen Block und einen Stift gelegt, die wirren Gedanken und Sorgen aufgeschrieben und am nächsten Morgen immer mit meinem Freund besprochen. Das hat das Karussell in meinem Kopf zumindest etwas abgebremst – ich lag nur noch manchmal nachts wach, und ich konnte fast immer ohne die vielen Sorgen einschlafen.«*

### Morgen ist auch noch ein Tag!

Wichtig ist innerer Abstand zu den sorgenvollen Gedanken: Nicht »Ich schaffe das nicht«, sondern »Ich habe gerade Sorgen, dass mir alles zuviel wird«. Im berühmten Klassiker »Vom Winde verweht« erklärt die Hauptfigur Scarlett O'Hara: »Morgen ist ein neuer Tag«, und auch das ist eine Methode, um die Gedanken zu stoppen. Wer jetzt Wege aus solchen Fallen findet, wird die Methoden sicher auch gut in der Babyzeit anwenden können.

## Kleine Übungen gegen das Gedankenkarussell

**Tagebuch oder Journal:** Halten Sie Ihre kreisenden Gedanken fest: Für die einen sind es Worte, andere malen lieber Bilder oder sammeln Fotos. In jedem Fall: Das Festhalten der Gedanken auf Papier hilft dabei, Abstand zu gewinnen.

**Meditation:** Vor dem Schlafengehen hilft das Meditieren abzuschalten. Zünden Sie dabei doch einmal ganz bewusst eine schöne Kerze an. Dann tief ein- und ausatmen. Und dabei nur auf die Flamme schauen und sich auf Atmen und das Feuerbetrachten konzentrieren. Auch eine Meditationsapp kann hilfreich sein (z. B. Calm).

**Abendrituale:** Schlaffördernd ist – wie später auch bei Ihrem Baby –eine immer gleichbleibende Routine. Feste Bettgehzeiten, ein abendliches Bad oder eine warme Dusche.

**Musik hören oder ein Buch lesen:** Sich in andere Welten träumen, sich konzentriert mit neuen Dingen beschäftigen oder aufmerksam der Stimme der Lieblingssängerin lauschen, all das schafft Abstand. Wichtig: dabei konzentrieren und die Gedanken nicht schweifen lassen.

**Kopfkino:** Setzen Sie bewusst Bilder ein. Gehen Sie in Gedanken den gestrigen und heutigen Tag durch, so als ob Sie auf dem Smartphone eine Bildergalerie angucken. Halten Sie dann kurz inne und versuchen Sie, Ihre Lieblingsbilder aus diesen Tagen zu einem kleinem Film zusammenzufügen.

**Zeit für Zärtlichkeit:** Auch das hilft natürlich, um die Gedanken von Sorgen abzulenken: innige Momente mit dem Partner. Sich eng umarmen, sich gegenseitig zu massieren, zu kuscheln, Haut zu spüren oder Sex zu haben. Guten Abend, gute Nacht!

# Zu viele Informationen und gute Ratschläge?

Informationen können Eltern belasten – vor allem, wenn es zu viele sind, zu widersprüchliche oder beides. Schließlich sind viele Paare vor der Geburt des eigenen Kindes echte Anfänger, und das ist ihnen nur zu bewusst. Gerade jüngere Paare, die sich im Freundeskreis mutig auf die Pole position begeben beim Kinderkriegen, haben oft wenig oder gar keinen Kontakt zu anderen Eltern und manche haben noch nie ein Baby im Arm gehalten. Austausch übers Internet, über Social Media? Das kann ein guter Ersatz sein, Mut machen, Gelassenheit geben. Oder im Gegenteil Ängste schüren, auf die man ohne Dr. Google nicht einmal gekommen wäre. Wer dort etwa nach einem schönen Strampelanzug sucht, findet plötzlich Informationen über gefährliche Geburten und Krankheiten. Das tut einfach nicht gut.

Sich nicht selbst unter Druck setzen!

*»Für mich war das Problem, dass mir alle schon in der Schwangerschaft erzählt haben, was ich tun könne, damit das Baby schläft. Genau das hat mir aber erst Sorgen gemacht«, berichtet Vera.*

Im Gespräch mit ihrem Freund merkte sie jedoch: Nicht andere setzten sie so sehr unter Druck – es war die eigene Erwartungshaltung: nämlich hier, wie auch sonst in ihrem Leben, alles perfekt hinzukriegen.

Bisher war ihr Leben sehr durchstrukturiert verlaufen. Studium, erste Berufserfahrung, Hochzeit – und nun das Wunschkind. Nun machte sie zum ersten Mal die Erfahrung: Nicht alles ist planbar – das Dasein mit einem Kind vielleicht am wenigsten. Das zu akzeptieren ist eine der wichtigsten Lernerfahrungen für Eltern.

Sich als Paar gemeinsam zu überlegen, welche Sorgen Ihr Leben belasten und was Sie sich wirklich gemeinsam wünschen, ist eine wichtige Vorbereitung auf Ihr neues Leben als Familie.

Der nebenstehende Fragenkatalog kann Ihnen dabei helfen. Nehmen Sie sich als Paar Zeit, die Fragen zu beantworten, zunächst jeder für sich, dann gemeinsam. Dann vergleichen Sie:

Worin unterscheiden sich Ihre Antworten? Sind Ihnen ähnliche Dinge wichtig? Gab es Fragen, die schwierig zu beantworten waren?

Gerade die letzten Fragen können gut zur Vorbereitung dienen – denn auch bei Erwachsenen ändert sich das Schlafmuster, wenn ein Baby kommt. Sie stehen an einem neuen Lebensabschnitt. Doch wenn Sie gemeinsam über Sorgen und Erwartungen sprechen, unterstützt Sie dies bei der Vorbereitung und kann zu einem neuen Ritual werden: der Beginn einer regelmäßigen Familienkonferenz. Ein fester Termin einmal im Monat – zunächst nur für Sie beide – und in einigen Jahren dann mit Ihrem Kind – oder Ihren Kindern. Ent-

## Ihr persönlicher Fragenkatalog zum Thema Schlaf & Sorge

- Wie stelle ich mir unser Leben als Familie vor?
- Wie wird der Tagesablauf aussehen?
- Worauf freue ich mich besonders?
- Gibt es etwas, was mir schon jetzt Sorge bereitet?
- Was würde mich belasten?
- Haben wir die Elternzeit bereits geplant?
- Bin ich damit zufrieden?
- Bin ich mit unserer Schlafsituation als Paar zufrieden? Helligkeit, Raumtemperatur, Platz, Schlafenszeiten?
- Was brauche ich, damit ich gut schlafen kann?
- Helfen mir kleine Nickerchen am Tag bei Schlafmangel?
- Was macht es mit mir, wenn ich müde bin?
- Spüre ich, dass der/die andere wenig oder schlecht geschlafen hat? Was passiert dann?
- Was für ein Schlaftyp bin ich – gehe ich früh ins Bett oder spät, brauche ich viel oder wenig Schlaf? Wie habe ich als Baby/als Kind geschlafen?
- Kann ich leicht in den Schlaf finden? War das immer so?
- Kann ich gut wieder einschlafen? War auch das immer so?

wickeln Sie dafür schon jetzt einen gemeinsamen Fahrplan. Denn auch wenn vieles noch nicht voraussehbar ist, ein wenig können Sie die Richtung schon festlegen, sich überlegen, wie Sie Ihr Leben gestalten wollen und später dann Ihre Pläne gemeinsam immer wieder anpassen.

*Ein fester Termin im Monat*

Wenn Sie anstehende Fragen und auch Sorgen diskutiert haben, besprechen Sie aber unbedingt auch positive Themen: Dinge, Ereignisse, Vorhaben, auf die Sie sich freuen und die Sie gerne gemeinsam vorbereiten möchten. Denn so ein unplanbares Abenteuer wie eine Familie kann auch unendlich schön sein. Und als Erstes gehört zur Freude auf das Baby jetzt der »Nestbau«, die Vorbereitungen für das Kleine und vielleicht auch schon das Einrichten eines Kinderzimmers.

Wer hat die schönsten Schäfchen?

# Die richtige Schlafumgebung

**Und wo wird das Kleine seinen Platz haben? Eines der ersten Dinge, mit denen sich werdende Eltern beschäftigen, ist die Frage nach dem Kinderzimmer und danach, wo das Baby schlafen soll. Viele Familien wohnen eher beengt und haben noch gar kein eigenes Zimmer für Nachwuchs. Die gute Nachricht: Ein Umzug ist jetzt auch noch gar nicht nötig.**

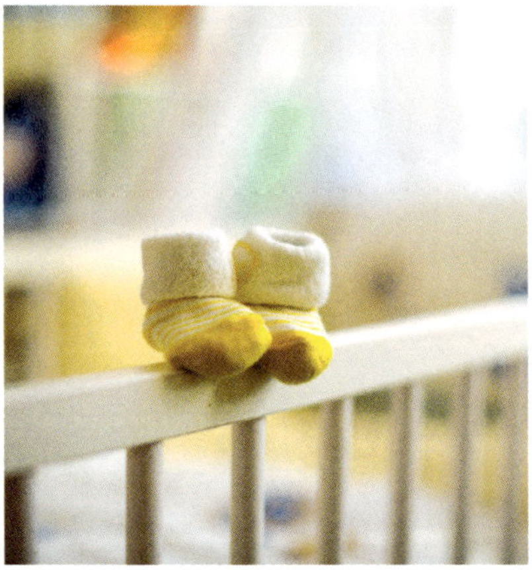

Wir werden eine Familie! Bauch und Aufregung wachsen und auch der Wunsch, es für das Baby so richtig gemütlich zu machen. Kinderwagen, Bodys, Wickeltisch – so viele Anschaffungen. Und wie sieht es mit der Schlafstätte aus? Wo soll das Kleine schlummern? In den ersten Wochen sollten Neugeborene bei ihren Eltern schlafen – darin sind sich Kinderärzte und Kinderärztinnen, Hebammen und erfahrene Eltern einig.

*Auch Janina, Mutter einer dreijährigen Tochter, machte sich viele Gedanken: »In den ersten Wochen sollte unsere Liv in einem Stubenwagen bei uns im Zimmer sein. Wir hatten nur eine Zwei-Zimmer-Wohnung und suchten ganz dringend etwas Größeres, denn ich dachte, wir bräuchten ganz bald ein Babyzimmer und ich war schon richtig verzweifelt. Aber so schnell fanden wir einfach nichts. Also teilten wir uns zwei Jahre das Zimmer mit dem Baby und das war dann auch gut so. Am Anfang war es praktisch und später brauchte ich nur ›Alles gut, schlaf wieder ein‹ rufen – das und das Schnarchen vom Papa zeigten ihr: Wir waren da. Vor sechs Monaten sind wir umgezogen, nun hat sie das gewohnte Gitterbett und ein eigenes Zimmer.«*

Dass ein kleiner Mensch im ersten Lebensjahr kein eigenes Zimmer braucht, hat praktische und psychologische Gründe.

# Schutzbedürfnis und elterliche Fürsorge

Neugeborene fühlen sich geborgen, wenn sie die vertrauten Geräusche von Mama und Papa hören – und sie schlafen sicherer, wenn sie nicht allein im Raum sind. Das ist verständlich. Experten wie der Kinderarzt Herbert Renz-Polster machen dafür das Erbe unserer Steinzeitgene verantwortlich: Allein zu sein im Schlaf, das ist für einen kleinen Menschen die verletzlichste Situation, die überhaupt denkbar ist. Ohne den Schutz eines Erwachsenen war ein Baby in der menschlichen Frühgeschichte tödlichen Bedrohungen ausgeliefert. Bären, Wölfe und andere Raubtiere hätten leichte Beute gehabt. Allein konnten sich Winzlinge weder vor solchen Gefahren noch vor plötzlicher Kälte oder Hitze schützen. Auch heute brauchen die Kleinsten Unterstützung, sie müssen getragen, gefüttert und versorgt werden. Und so suchen Säuglinge instinktiv die Nähe zu ihren vertrauten Menschen, zu ihrer »Herde«. (2)

Wie sie das machen? Sie verzücken uns Erwachsene damit, dass sie so niedlich sind. Ganz raffiniert hat die Natur es so eingefädelt, dass wir – auch dank unserer Hormone – dieses kleine Bündel Mensch unendlich lieben. Säuglinge zeigen, dass sie sich wohlfühlen, sie schmiegen sich innig an und geben verschiedene Laute von sich, die uns zeigen: Ja, das Kind ist glücklich. Und genauso können sie auch schon von Anfang an mitteilen, dass sie unglücklich sind. Nicht ohne Grund ist das Schreien eines Babys für die Ohren von Erwachsenen ziemlich unangenehm. Schreiende Babys können eine Lautstärke von bis zu 120 Dezibel erreichen – und sind damit lauter als ein Presslufthammer. Was sie damit deutlich signalisieren: Ich fühle mich nicht wohl! Und Eltern möchten nur eines: Irgendetwas tun können, um dieses Geräusch abzustellen.

## Babys brauchen Geborgenheit

Babys suchen die Geborgenheit und Nähe ihrer Erwachsenen. Heute droht zwar keine Gefahr durch Wildschweine oder Bären, aber je enger der Kontakt zu den Großen ist, desto besser können sie die Signale des Kleinen verstehen. Ein gemeinsames Schlafzimmer ist daher eine praktische Lösung. In der Nacht wird das Kind besser gehört, es kann unkomplizierter versorgt werden und es schläft sicherer und geborgener. Aber wo genau soll es schlafen?

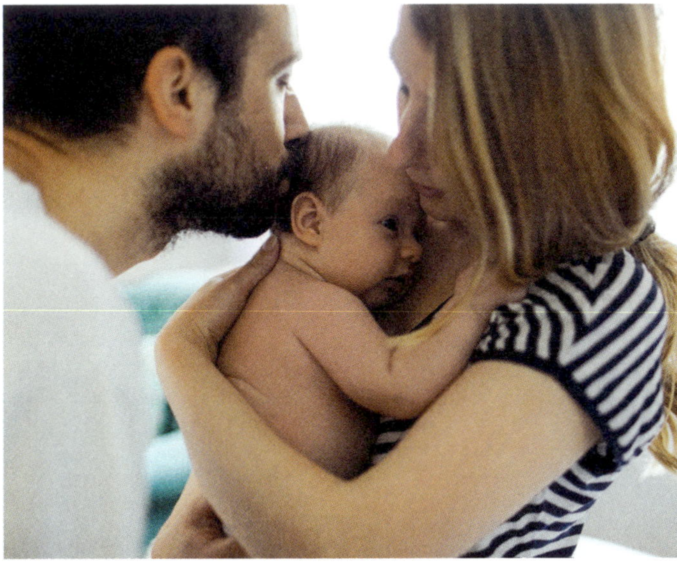

# Co-Sleeping oder Babybett?

Das Baby schläft am besten im Schlafzimmer der Eltern – aber wo genau soll es denn schlummern? Eigentlich gibt es nur zwei Varianten: Co-Sleeping im Bett der Eltern oder eine eigene kleine Schlafstätte im elterlichen Zimmer. Näheres zum Thema Familienbett und Co-Sleeping finden in Kapitel »Co-Sleeping – Trick mit Tücken« auf S. 53.

Wiege, Stubenwagen oder Beistellbettchen am Elternbett? Das ist eine Frage der individuellen Vorlieben. Geeignet ist, womit sich alle wohlfühlen.

**Der Vorteil des Beistellbettchens** besteht darin, dass die Mutter nachts nicht aufstehen muss, um das Baby zu stillen – und auch niemand raus muss, um es zu beruhigen. Praktisch sind Modelle, die sich so ans eigene Bettgestell schrauben lassen, dass das Baby auf gleicher Höhe liegt. Deshalb finden auch viele Paare, die anfangs zögerlich sind, im Lauf der Zeit Gefallen am Familienlager mit Anschluss. Manche Modelle lassen sich später auch zum Gitterbettchen umbauen. Dann wird an der Seite des Bettchens, die in den ersten Monaten direkt am Elternbett steht, ein Gitter angebracht. So kann das Beistellbett noch etwa bis zum zweiten Lebensjahr vom Kind genutzt werden. Nehmen Sie vor dem Kauf allerdings gut Maß, denn nicht jeder Babybalkon, wie die Beistellbettchen auch genannt werden, lässt sich problemlos an jedem Elternbett befestigen.

**Vorteil von Wiege und Stubenwagen:** Säuglinge lieben die Enge und Geborgenheit in dieser kuscheligen Umgebung. Das erinnert sie – genau wie die Schaukelbewegungen – an die Zeit im Mutterleib. Die kleine Schlafstätte auf Rollen kann je nach Bedarf immer wieder woanders stehen. In der Nacht am Bett neben Mama und Papa, am Tag in der Küche oder im Wohnzimmer. Manchmal werden Wiegen oder Stubenwagen auch in der Familie immer weitergegeben. Allerdings sind die meisten dieser traditionellen winzigen Schlafstätten wirklich nur für die ersten drei bis vier Monate geeignet, denn dann sind die meisten Kinder der etwa 50 × 80 Zentimeter großen Matratze entwachsen.

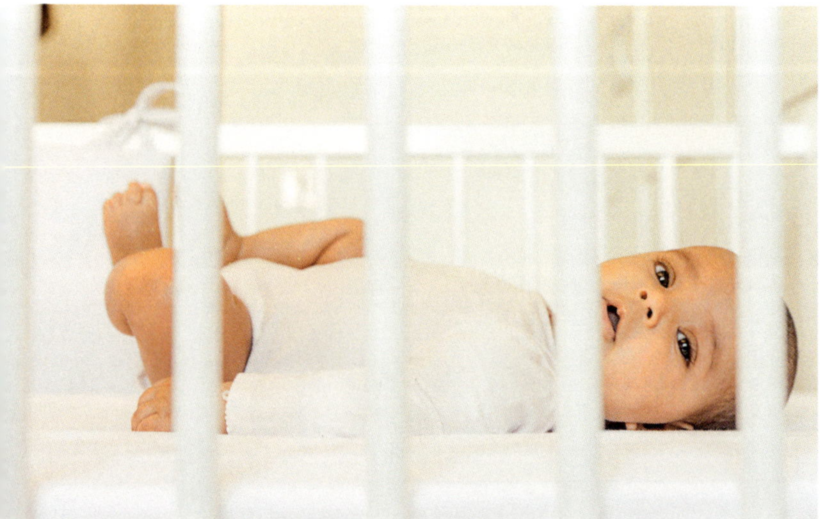

**Vorteil von Gitterbetten:** Diese Betten sind Mitwachsmöbel und eine langfristige Investion. Da sich die

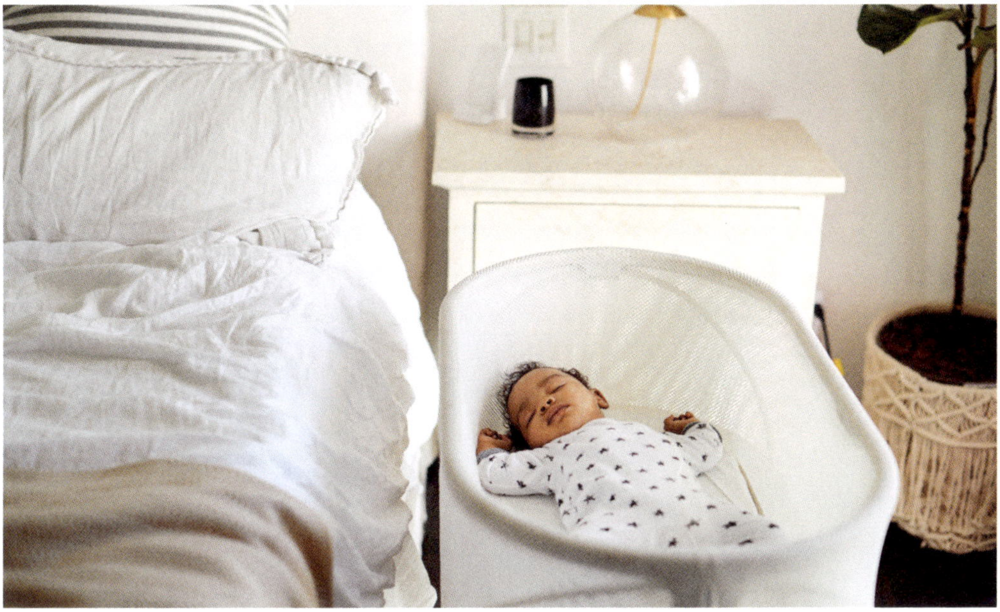

meisten Gitterbetten zu Juniorbetten umbauen lassen, können Kinder hier etwa bis zum vierten Lebensjahr schlafen. Die meisten Kinderbetten sind zwischen 70 und 80 Zentimeter breit und 120 bis 140 Zentimeter lang. Der Lattenrost muss höhenverstellbar sein, denn je älter das Kind wird, desto mehr wird die Matratze abgesenkt, damit das muntere Kleinkind nicht herausklettern kann. Später können einzelne Gitterstäbe herausgenommen und danach die Gitter abgebaut werden. Wichtig ist, dass das Bett sehr robust gebaut ist. Achten Sie auf gute, kindgerechte Verarbeitung und das TÜV-Siegel. Die Gitterstäbe müssen senkrecht stehen und einen sicheren Abstand zwischen 4,5 und 7,5 Zentimetern haben. Klar, am Anfang wirkt ein Säugling in einem so großen Bett recht verloren. Mit einem Stillkissen am Fußende können Sie Ihrem Baby einen begrenzten, kuscheligen Schlafplatz schaffen.

### Das Wichtigste: eine sichere Schlafumgebung

Egal für welche Schlafstätte Sie sich entscheiden: Wichtig ist eine gute Matratze. Ausgelegene oder zu dünne Matratzen schaden der zarten Wirbelsäule. Wählen Sie eine feste, schadstoffarme Variante. Schmusedecke und Babyspielzeug gehören übrigens nicht auf die Erstausstattungs-Shoppingliste, jedenfalls nicht zum Einsatz in der Nacht. Denn der beste Schutz gegen Überwärmung, Atemnot und den gefürchteten Plötzlichen Kindstod (auch bekannt als SIDS, Sudden Infant Death Syndrome) ist eine möglichst freie Schlafumgebung. Das bedeutet, Ihr Baby liegt am sichersten in einen Body gekleidet in einem Schlafsack auf einer guten Matratze.

Keine Spielsachen im Babybett

Auf Kissen, Decken, Deko und vor allem auch Bettumrandungen und Nestchen sollte unbedingt verzichtet werden. Hübsche Stoffe und Polsterungen sehen zwar nett aus und sind gut gemeint, doch sie schaffen ein tödliches Risiko. Wissenschaftler der Washington University School of Medicine (USA) haben Fälle von plötzlichem Kindstod und drohender Erstickung analysiert: Die häufigste Ursache für Todes- und Verletzungsfälle waren Babynester und Polsterungen. (3)

Das Problem der Stoffnestchen besteht darin, dass sie Nase und Mund des Kindes bedecken können, wenn sich das Baby bewegt oder zur Seite rollt.

Auch Kuscheltiere oder Schmusedecken sind daher am Anfang noch tabu. Sie sitzen gemütlich auf der Wickelkommode und freuen sich auf ihren Einsatz. Ein Mobile hingegen kann ein schöner Hingucker sein – muss aber ebenfalls hoch genug und kindersicher angebracht sein.

## Am besten mucksmäuschenstill?

Noch weitere Faktoren spielen eine Rolle bei der Überlegung, wo und wie das Kind in der ersten Zeit schlafen soll. Eine für viele erstaunliche Tatsache dabei ist: Ruhe wird überschätzt. Denn Neugeborene kennen Geräusche aus der Schwangerschaft. Sie hören sie oft mit einem erstaunlichen Lärmpegel und werden deshalb unruhig, wenn die Welt plötzlich zu still ist.

*Anja, Mutter von zwei Kindern, meint dazu: »Ich hatte damit gerechnet, dass meine Kleine am besten schläft, wenn es geräuschlos und dunkel ist. Deshalb habe ich mich sehr darüber gewundert, dass sie am Tag so wunderbar einschlummern konnte, egal, ob der Staubsauger auf Hochtouren lief oder draußen Autos hupten, aber abends Theater machte, wenn ich sie hinlegen wollte. Erst die Hebamme hat mich darauf aufmerksam gemacht, dass Nele die kleinen Geräusche liebte, die mein Mann und ich am Tag verursachten. Gespräche, etwas wegräumen, herumgehen. Das zeigte ihr, dass wir da sind. Und bei Max haben wir dann gar nicht mehr speziell darauf geachtet, dass es immer ruhig ist, wenn er schlafen sollte.«*

Liebe Welt, sei nicht zu leise.

### Geräusche gehören zu Babys Welt

Schon vor der Geburt gehören Geräusche für das Baby dazu. Es hört den Herzschlag der Mutter und das Pulsieren ihres Blutes, die Stimmen der Eltern und die Geräusche aus der Umgebung draußen. Hören Babys ihre Eltern, fühlen sie sich geborgen und sicher – auch das ist ein instinktives Verhalten, das wir der Evolotion verdanken und das in der Frühgeschichte Kindern das Überleben rettete.

## Temperatur und Lichtverhältnisse

Und noch weitere Faktoren fördern eine gute Schlafumgebung. Sehr wichtig dabei ist eine konstante Schlaftemperatur. Der Raum sollte nicht zu warm und nicht zu kalt sein, ideal sind 16 bis 20 Grad Raumtemperatur. Im Sommer ist es sinnvoll, wenn der Raum tagsüber verdunkelt wird, damit er sich nicht zu sehr aufheizt

Ihr Baby mag es also gern eher angenehm temperiert, es schläft im Schlafsack in seinem eigenen Bettchen oder bei den Eltern. Und was braucht es noch in der Nacht? Eigentlich nur seine Eltern, die es stillen oder ihm ein Fläschchen geben. Und damit es einen Tages- und Nachtrhythmus entwickeln kann (siehe S. 37) sollte es in der Nacht eher dunkel sein. Sehr empfehlenswert ist allerdings ein Nachtlicht oder eine andere gedämpfte Lichtquelle – nicht für das Kleine, sondern für die Eltern, die sich so nachts ohne störendes Anknipsen einer Lampe gut orientieren können.

*Geborgen und gut temperiert schlafen Babys selig.*

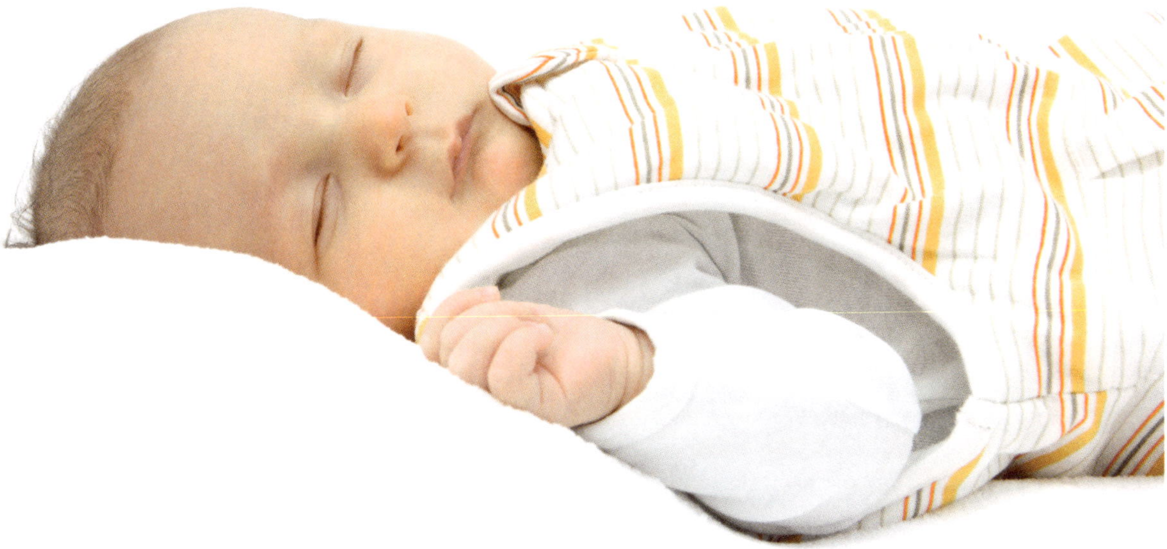

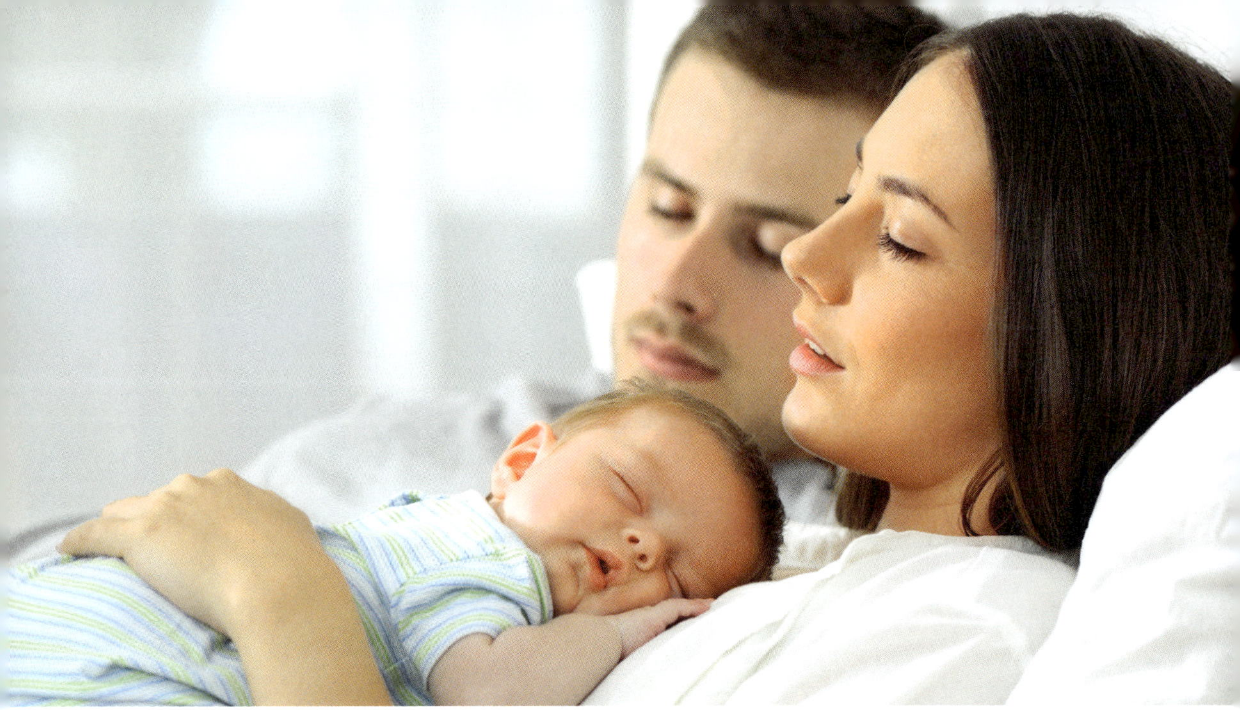

# Wie schlafen wir Eltern eigentlich?

Welcher Schlaftyp sind Sie? Eine Lerche, die schon am Morgen munter ist, oder eher eine Eule, die am Abend richtig aufblüht? Der Biorhythmus ist, wie wir wissen, individuell verschieden. Aber eines haben wir alle gemeinsam: Schlafzyklen von etwa neunzig Minuten, von denen wir meist zwei nahtlos aneinanderhängen. In diesem Rhythmus wacht jeder einmal kurz auf, kann sich aber am nächsten Morgen meist nicht daran erinnern. Denn oft dreht man sich einfach auf die andere Seite und beginnt gleich mit der nächsten Doppel-Ration. Wie tief wir schlafen, wie gut wir wieder in den Tiefschlaf finden, unterscheidet sich jedoch von Mensch zu Mensch. Jeder Schlaftyp ist anders – das gilt für Erwachsene genauso wie für Kinder. Manche Erwachsenen kommen mit sechs Stunden pro Nacht klar, andere sind schlecht gelaunt, wenn sie weniger als achteinhalb Stunden Schlaf haben. Bei den einen muss es stockdunkel sein, andere können nur dann gut einschlummern, wenn sie frische Luft bekommen und auf dem Bauch liegen.

### Jeder braucht seine inividuelle Schlafumgebung

Unterschiedliche Wünsche an die Schlafumgebung – Fenster auf? Fenster zu? – sind in Beziehungen nicht ohne Grund gar nicht so selten ein Streitthema. Erinnern Sie sich noch an die Fragen (siehe S. 15), die Sie erst für sich allein beantwortet und dann gemeinsam besprochen haben? Wie unterschiedlich sind sie als Paar beim Thema Schlaf? Schläft einer von Ihnen eher sehr leicht? Oder der eine hat es gern besonders dunkel, der andere mag es lieber heller? Da zeigt sich: Schon ohne Kind kann die Frage nach der Schlafumgebung Zündstoff für Beziehungsstreit sein.

Und wenn nun ein weiterer Mensch mit einem ganz anderen Schlafmuster dazukommt – wie können Sie dafür sorgen, dass nicht alle gemeinsam wach liegen, weil nichts so recht zusammenpasst?

Jeder Schlaftyp ist anders.

*Stefan ist Vater von zwei Kindern. Als die älteste Tochter geboren wurde, hatten er und seine Frau schon viele Diskussionen hinter sich.*
*»Ich war immer ein unruhiger Bettgenosse. Meine Mutter berichtete mir, dass ich schon als Baby sehr schwer eingeschlafen bin. Heute bin ich einfach ein Nachtmensch, gucke gern im Bett noch Fernsehen und dämmere dabei weg. Meine Frau braucht es dagegen ruhig und dunkel. Vor der Geburt unserer Tochter hatten wir daher getrennte Schlafzimmer. Das haben wir dann auch so beibehalten. Das Baby schlief bei meiner Frau und ich in meinem Raum – das kam mir am Anfang unfair vor, aber meine Tür stand natürlich auch auf, und wenn ich die Kleine hörte, habe ich mich gekümmert.«*

Eine unkonventionelle Lösung, die sicher nicht zu Paaren passt, die gern innig umschlungen gemeinsam einschlafen und aufwachen. Aber auch diese können den Impuls aufgreifen und vor der Geburt ihres Babys besprechen: Wie bekommt jeder von uns die Erholung, die er braucht? Muss vielleicht eines der Elternteile schon sehr früh raus, muss dann am Arbeitsplatz gut funktionieren und sorgt sich, wie das mit Schlafmangel funktionieren soll?

## Väter und Schlafentzug

Die Hebamme Nella Bauer weiß dazu aus Erfahrung: Grundsätzlich leiden Männer mehr unter Schlafentzug als Frauen. Wenn es der Vater ist, der in der ersten Zeit weiterhin arbeiten geht, braucht es also ein faires Arrangement. Er kann auch mal eine Nacht auf dem Sofa nebenan oder im Gästebett verbringen, dafür dann morgens das Kind wickeln und der Mutter noch eine Stunde Erholung schenken. Zwar lässt sich Schlaf nicht wirklich nachholen, doch den Energietank tagsüber zusätzlich aufzufüllen, ist möglich – mit einem eigenen Tagesnickerchen für den Elternteil, der in der ersten Zeit tagsüber beim Baby bleibt, und einer Extraration am Wochenende für den, der als erster wieder seiner Berufstätigkeit nachgeht.

Interview

# »Dem Kind und sich Zeit gönnen.«

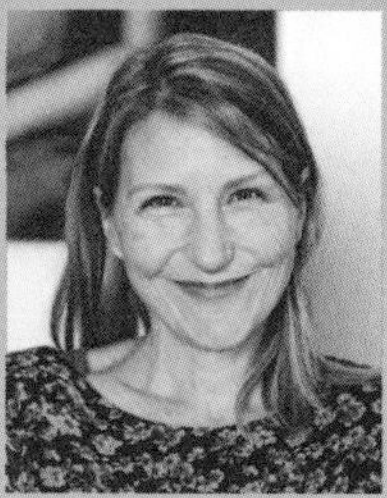

JANA FRIEDRICH

Hebamme

Jana Friedrich ist seit 1998 Hebamme und Mutter von zwei Kindern. Neben ihrer Arbeit als Hebamme hat sie auch zwei Bücher veröffentlicht (»Jede Geburt ist einzigartig« und »Das Geheimnis einer schönen Geburt«) und bloggt unter www.hebammenblog.de

*Können wir Eltern uns schon vor der Geburt auf das Schlafen vorbereiten?*

Wir können uns Gedanken darüber machen, wie wir gern schlafen möchten und uns über eine sichere Schlafumgebung informieren. Und vieles auf uns zukommen lassen – denn gute Planung ist zwar wichtig, aber ganz oft kommt dann vieles anders. Säuglinge suchen das Vertraute, das sind die Stimmen der Eltern, das Glucksen in der Gebärmutter. Deswegen liegen Neugeborene auch so gern auf dem Bauch der Eltern. Sie spüren die Körperwärme und hören gewohnte Töne. Und genau das zeigen sie ihren Eltern auch. Instinktiv beruhigt dann der Papa sein Neugeborenes, in dem er sich auf das Sofa setzt und das Kind auf seinen Bauch legt – auch wenn er sich das vorher nie vorstellen konnte. Viele Eltern, die sich vornehmen: Das Kind wird ganz bestimmt im Beistellbettchen liegen, entscheiden sich später dann doch anders. So ein Neugeborenes kann nämlich schon sehr gut signalisieren, wie und wann es sich wohl fühlt.

*Und wie sieht es mit dem Ungeborenen aus – können wir bei ihm schon das Schlafverhalten unterstützen?*

Babys erleben schon vor ihrer Geburt Schlaf- und Wachphasen – ihre eigenen und die der Mutter. Ist die Mutter sehr aktiv, erlebt das Ungeborene das aber eher als Signal, selbst zur Ruhe zur kommen, denn es wird durch ihre Bewegungen geschaukelt. Es entwickelt dabei also sozusagen schon Gewohnheiten – die es nach der Geburt dann gerne weiter beibehalten möchte. Darum schlafen Neugeborene und Babys meist am besten ein, wenn sie sanft getragen oder geschaukelt werden. Nach der Geburt werden Eltern ihr Baby dann natürlich auch bei der Verarbeitung der vielen neuen Eindrücke unterstützen müssen – durch individuelles Eingehen auf seine jeweiligen Bedürfnisse.

*Worauf ist zu achten, wenn das Baby dann geboren ist? Muss das Wochenbett eigentlich wörtlich genommen werden und man sollte die Zeit im Bett verbringen?*

Natürlich nicht acht Wochen, aber die ersten zwei Wochen empfehle ich das dringend. Leider gerät das bei vielen Familien heute zu sehr aus dem Blick, aber Mutter und Kind müssen sich erholen – und dabei ist der Besuch der Nachsorgehebamme jetzt auch sehr wichtig. Vor allem aber sollte die Familie diese erste Zeit nutzen, um sich wirklich auf sich einzulassen und sich sehr gut kennenzulernen.

*Wenn Mütter und Väter den Eindruck haben, dass ihr Neugeborenes nicht richtig schläft, machen sie sich viele Sorgen. Was raten Sie ihnen dann?*

Haben die Eltern bestimmte Vorstellungen davon, wie sich ein Neugeborenes verhalten und wie viel es schlafen sollte, besteht die Gefahr, dass sie die tatsächlichen Bedürfnisse ihres Babys nicht richtig wahrnehmen. Sie erwarten zu viel von sich und ihrem Baby und werden nervös. Diese Nervosität spürt das Baby und wird unruhiger. Daraus kann sich ein schädlicher Kreislauf entwickeln. Wer sich jedoch im Wochenbett Zeit nimmt, bekommt ein besseres Bauchgefühl für das eigene Kind und lernt, wie es kommuniziert. Was macht es für Geräusche? Brummt es leicht, schmatzt es mit der Zunge? Wedelt es vielleicht mit den Händchen, wenn es müde ist? Neugeborene geben unterschiedliche Laute von sich – auch ihr Weinen ist nicht immer gleich. Nach einiger Zeit spüren Eltern besser, was ihr Kind ihnen mitteilen möchte.

*Also bessere Kommunikation als Mittel zu besserem Schlaf?*

Ja, und nicht nur mit dem Baby. In den ersten Wochen ist auch für die Eltern alles neu. Plötzlich dreht sich alles um diesen kleinen Menschen. Das ist manchmal auch beängstigend, denn man ist nun verantwortlich und schwankt zwischen höchstem Glück über ein Spuckebläschen auf den Mini-Lippen und tiefer Unsicherheit, weil man sich noch nie so fremdbestimmt – und oft auch unsicher – gefühlt hat. Das zehrt an den Kräften. Wenn Mütter und Väter jetzt offen miteinander sprechen und ihre Sorgen, Ängste und Wünsche auf den Tisch bringen, ist das eine wertvolle Grundlage. Sich gegenseitig Zeit zum Aufladen zu schenken, ist enorm wertvoll. Es sind die ersten Wochen als Familie – und die sollten eine gute innige Kennenlernzeit sein.

### Weißt du, wieviel Sternlein stehen?

# Die ersten gemeinsamen Wochen

**Hallo, kleiner Mensch, da bist du! Die ersten Wochen im Leben sind voller Zauber. Eine Zeit der Ruhe und des Kennenlernens. Aber auch eine Zeit der Verunsicherung. Was kann unser Baby schon? Machen wir Eltern auch alles richtig? Wie schaffen wir es, eine Familie zu werden?**

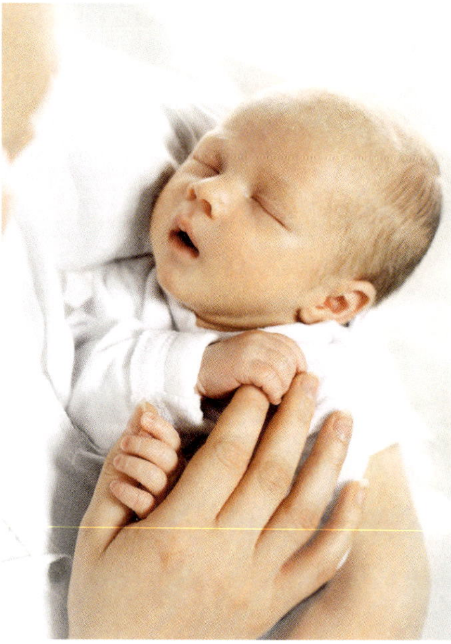

Es ist da – dieses Wunder. Ihr Baby! Wie schön, wenn Sie sich in den ersten Stunden in Ruhe kennenlernen. Leider ist die Zeit nach der Geburt aber oft nicht harmonisch. Der Arzt möchte noch untersuchen, der Kreißsaal muss geräumt werden oder der Papa schnell zum großen Kind. Viele Familien fühlen sich gleich zu Anfang ziemlich überfordert. Und ziemlich fremdbestimmt.

*Anders als erträumt hat es auch Jule, Mutter von Zwillingen, erlebt: »Die zwei wurden unter Vollnarkose und per Kaiserschnitt entbunden. Als ich aufwachte, wollte ich sofort meine Kinder sehen – aber die wurden noch versorgt und mussten die erste Nacht zur Beobachtung auf der Säuglingsstation bleiben. So hatte ich mir das gar nicht vorgestellt. Als dann auch beide noch schlecht getrunken haben, war es gar nicht Freude, die ich erlebt habe, sondern vor allem Angst. Ob alles gut geht? Ob ich als Mutter allein das auch alles richtig mache mit den beiden?«*

# Babymoon – die erste Zeit des Kennenlernens

Sind Geburt oder die ersten Stunden oder Tage voller Stress, ist es umso wichtiger, zu Hause zur Ruhe zu kommen. Social Media: Lieber nur in kleinen Dosen. Auch wenn Promis so gerne überall Bilder ihres straffen Nachgeburts-Körpers und ihres Vorzeigebabys zeigen, Nachmachen lohnt nicht. Jetzt genießen Sie jeden wahren Augenblick – Freunde und Bekannte freuen sich auch in ein paar Wochen über Fotos ihres Babys. Jetzt ist die Zeit, das eigene Können zu stärken (mehr dazu finden Sie ab S. 96 »Mit Rosen bedacht – Und wie geht es den Eltern?«), aber auch das Vertrauen in das eigene Baby zu entwickeln. Denn so sehr diese winzig kleinen Menschen auf ihre Eltern angewiesen sind – sie bringen auch schon erstaunliche Fähigkeiten mit.

*Die erste Zeit mit Kind – ankommen im neuen Leben.*

# Das kann ein Neugeborenes schon

**Riechen** – Babys erkennen ihre Mutter am Geruch. Unmittelbar nach der Geburt suchen sie die Brust.

**Hören** – Neugeborene reagieren auf Geräusche. Sie erkennen Stimmen und Melodien wieder, die sie als Ungeborene wahrgenommen haben. Sie erschrecken bei Krach und entspannen sich bei bekannten Tönen.

**Sehen** – noch kann das Baby nicht so gut sehen wie die Großen. Doch schon im Mutterleib trainiert es auch seinen Sehsinn. Hinter den geschlossenen Lidern nimmt es bereits Licht war – ein rötlicher Schein (wer selbst mit geschlossenen Lidern schaut, wird das auch so sehen). In den letzten Wochen im Bauch öffnet es auch die Augen. Nach der Geburt ist die Umgebung für den Säugling aber noch sehr hell und es nimmt sie recht unscharf wahr. Ist es besonders grell – etwa Neonlicht im Supermarkt – kneift das Kleine die Augen meist zusammen, erschreckt sich und fühlt sich sichtlich unwohl. Am besten fokussiert es auf eine Entfernung von 20 bis 30 cm – und kann auf diese Distanz auch Ihr Gesicht gut erkennen.

**Weinen** – Säuglinge können sogar sehr laut Protest anmelden. Das hat auch Sinn: Schließlich ist die Stimme die beste Lebensversicherung für ein hilfloses Wesen, das sich noch nicht selbst fortbewegen und Unterstützung holen kann.

**Schmusen** – Neugeborene lieben Nähe. Sie mögen es, die Haut der Eltern zu spüren und suchen ihre Wärme. Getragen und gehalten fühlen sie sich besonders wohl.

**Kommunizieren** – winzige Menschen können sich anschmiegen, sie können ihren Körper anspannen, aber auch entspannen, wenn sie sich wohl fühlen. Und Unwohlsein teilen sie über ihre Lautäußerungen mit.

**Bindung aufbauen** – Neugeborene suchen die Nähe ihrer Eltern und reagieren auf sie. Sie ahmen bereits Mimik nach und sehen dabei so niedlich aus, dass die Eltern fasziniert zuschauen und so lernen, auf kleine Signale und Laute zu achten.

Ein kleiner Mensch kann also schon ziemlich viel – und er kann auch schlafen. Einschlafen und Durchschlafen sind allerdings oft nicht einfach. Das erfahren Babyeltern meist schon sehr früh.

## Alles problemlos?

Anders als Jule hatte ich das Glück, die Geburt recht problemlos zu erleben – endlich war das Kleine da. Ich werde mich immer daran erinnern, wie meine kleine Tochter das erste Mal in meinen Armen lag. 51 Zentimeter pures Glück – in ihren ersten Lebensstunden habe ich meine Tochter einfach nur verliebt betrachtet. Diese kleine Nase, die Haare – und die winzigen Fingernägel. Sie erschien mir so zart, so zerbrechlich. Ich schob das Bettchen mit dem klitzekleinen Mädchen ganz nah heran und streckte ihr meinen Finger hin. Erstaunlich fest griff sie zu, als wolle sie mir sagen: »Alles gut, Mama. Ich bin viel stärker, als du denkst.« Und so schliefen wir beide ein.

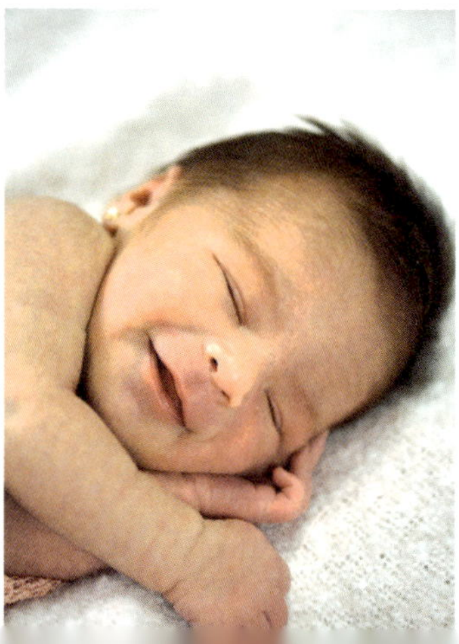

Auch ihren zweiten Lebenstag verschlief sie fast komplett, und ich war sicher – das wird alles gar nicht so schwer. Kleine Menschenbabys können so vieles instinktiv – saugen und trinken, die Windel befüllen und ziemlich kräftig brüllen. Vielleicht war sie einfach ein Ein- und Durchschlaf-Wunder? Nicht nur das schönste Baby der Welt, sondern auch so ein kluges Wunderkind. Doch schon die folgende Nacht säte Zweifel. Das mit dem Schlafen würde wohl doch nicht so einfach sein. Ein paar Tage später suchte ich Hilfe bei einer Hebamme und einer Kinderkrankenschwester, die mich beruhigten. Dass mein Töchterchen so oft wach wurde, sei ganz normal. Und dass ich mir Sorgen machte, das auch.

## Von der Geburt erschöpft – Mutter und Kind

In den ersten Tagen sind Mutter und Kind von der Geburt oft noch sehr erschöpft. Alles ist im Ausnahmezustand. Alles noch so unendlich neu. Verläuft eine Klinikgeburt problemlos, darf der Säugling heute meist bei Mama (und auch bei Papa, wenn beide ein Familienzimmer haben) übernachten. Sonst übernehmen ihn die Kinderkrankenschwestern im Säuglingszimmer – wobei es heute eher die Ausnahme ist, dass Babys zu lange von ihren Eltern getrennt verbringen. Aber wenn das Kleine – oder die Mutter – noch medizinisch versorgt werden müssen, führt das manchmal zu getrennten Nächten. Bei sehr frühgeborenen Kindern, also vor der vollendeten 36. Schwangerschaftswoche, häufig auch über längere Zeit.

In den ersten Nächten nach der Geburt werden oft schon die Weichen gestellt für die weitere Babyzeit – in die eine wie in die andere Richtung. Geht alles mehr oder weniger glatt – so wie bei mir zunächst – dann fühlen sich die Eltern sicher und glauben oft, es bleibt einfach so. Werden die ersten Tage und Nächte getrennt erlebt, von körperlicher Anstrengung oder Stillschwierigkeiten geprägt, ist der Anfang oft viel holpriger. Aber so oder so: Egal, wie präzise man sich den Start ins gemeinsame Alltagsleben ausgemalt hat – es kommt mit Sicherheit anders ...

## Wochenbett – langsam ankommen im neuen Leben

Die erste Zeit im neuen Leben ist für alle in der Familie eine bedeutsame Zeit. Umso besser, wenn sich alle viel Zeit füreinander nehmen können. Nicht ohne Grund wird diese Phase Wochenbett genannt. Liegen, kuscheln, dösen, das Stillen üben, das Baby zwischendurch auf der eigenen Brust schlafen lassen und sich wie eine Königin bedienen lassen, mit Hühnersuppe, Tee und leiser Lieblingsmusik, das wäre der beste Start für alle Beteiligten.

Manchmal ist das Wochenbett allerdings eher anstrengend als entspannend – für alle Beteiligten. Väter sind als Botschafter, Formularausfüller, Einkäufer und Koch ziemlich herausgefordert und müssen sich selbst im neuen Leben zurechtfinden. Und Mütter zweifeln häufig an sich selbst.

*Das sagt die Zwillingsmutter Jule über die ersten Tage: »Ich kam aus der Klinik und war einfach nur kaputt. Als die Jungen dann in der Nacht ständig wach waren, ging ich ziemlich schnell auf dem Zahnfleisch. Dauernd dachte ich, ich mache alles falsch.«*

Auch mir selbst ging es ähnlich. Das Schlummerbaby gab es nur in der Klinik. Wahrscheinlich war meine Tochter einfach nur genauso erschöpft gewesen wie ich. Nun aber lernte ich sie kennen. Und nun ... ein ruhiges Baby war sie nicht. Wie mir die Fachfrauen versicherten, konnte sie noch gar nicht lange schlafen. Das war einfach naturgemäß so. Aber ich musste das erst noch lernen.

In den ersten Lebenswochen werden Kinder häufig wach. Das liegt auch an ihren winzig kleinen Mägen, kaum größer als ein Kirschkern. Sie können nur wenig verdauen – umso öfter möchten sie gefüttert werden.

### Kein Stress von außen

Je besser für die erste Zeit geplant wird, desto entspannter kann sie sein. Besuche? Ja – aber nur zu bestimmten Zeiten und am besten, die Baby-Bewunderer bringen nicht nur den hundertsten niedlichen Body mit, sondern auch einen Topf Suppe für die ganze Familie.

Termine? Möglichst keine. Was zählt, ist nur, was dem Baby und seinen Eltern guttut. Und das ist in erster Linie: Stress vermeiden. Denn sonst potenziert er sich. Dazu meint die Psychologin Angelika Schlarb:

*»Schlafstörungen nehmen generell zu, bei Kindern wie bei Erwachsenen. Es ist anzunehmen, dass die zunehmende Hektik im Alltagsleben und der Kommunikationsstress*

*der Eltern auch Auswirkungen auf Babys und Kleinkinder haben. Auch Stress in der Schwangerschaft, belastende Lebensereignisse oder Partnerschaftsprobleme können einen Einfluss haben. Und zu einem Teil ist es auch genetisch bedingt, wie irritierbar ein Kind ist.«*
*Prof. Dr. Angelika Schlarb hat an der Universität Tübingen ein Beratungsprogramm für Eltern von Babys und Kindern mit Schlafproblemen und ein Online-Training entwickelt.*

Eine Information, die vielen Eltern sicher guttut – nicht sie sind verantwortlich, wenn ein Kind ein sensibler Schläfer ist. Familiäre Umstände, wie etwa Stress, können zwar durchaus eine Rolle spielen, dagegen können Eltern aber auch etwas tun. Und vor allem: Auch die Veranlagung, die die Natur diesem kleinen Menschen mitgeben, spielt eine wesentliche Rolle für sein Schlafverhalten.

### Lassen Sie sich nicht verunsichern

Mütter und Väter sind heute nicht nur belastet, viele Eltern stellen sich auch immer wieder sehr in Frage und sind verunsichert. Wir wachsen heute auch nicht mehr in Großfamilien auf – und das eigene Kind ist oft der erste intensive Kontakt zu einem Baby. So entstehen auch Sorgen.

Was ist richtig, was ist falsch? Wie beruhige ich mein Kind? Hat es Hunger oder sucht es Nähe? Warum weint es? Ist die Windel so richtig am kleinen Po und wie kriege ich diesen Body an diesen winzigen Menschen, der offensichtlich wenig davon hält, etwas Neues anzuziehen? Alle diese Fragen können Eltern erst nach und nach beantworten. Sie sind ja noch ganz neu dabei, und gerade am Anfang ist das Gefühl der Überforderung oft überwältigend. Doch mit der Erfahrung wächst die Sicherheit. Das Gefühl der Unsicherheit wird vergehen – und immer wieder mal neu auftauchen – auch das ist normal.

Haben Sie Vertrauen in sich – Sie sind Experten für Ihr Kind.

Viele Dinge, die am Anfang noch sehr verunsichern, funktionieren mit jedem Tag müheloser. Sie werden Ihr Kind immer besser kennenlernen. Bald haben Sie den Dreh raus, wie die Windel zu befestigen ist. Die Hebamme oder die Oma zeigt bestimmt ein paar Tipps, wie das mit Anziehen klappt. Aber einige Fragen bleiben auch offen. Sie halten einen Ratgeber zum Thema Babyschlaf in der Hand – wahrscheinlich ist das Thema Schlaf daher bei Ihrem Kind nicht einfach. Und damit sind Sie nicht allein. Fast alle Eltern haben Nächte – und Tage –, an denen sie sich fragen: Wie soll das nur funktionieren mit dem Schlafen?

*Sarah, Mutter einer einjährigen Tochter, erzählt: »Mir hat es geholfen, dass ich jede Hilfe angenommen habe. Freunde haben für uns eingekauft, meine Mutter hat gekocht. Und natürlich hat mich auch die Nachsorgehebamme unterstützt.«*

Manchmal braucht es auch einen kleinen Crashkurs, um die Signale eines Babys richtig zu deuten. Etwa: Woran sehe ich eigentlich, ob es müde ist? Denn das ist gar nicht so eindeutig zu erkennen. Ein typisches Anzeichen bei sehr kleinen Säuglingen ist es schon, wenn sie den Blickkontakt nicht mehr halten und sich abwenden. Später kommen dann Gähnen und Augenreiben hinzu. Und schon bald können erste kleine Rituale das Einschlafen unterstützen.

# Der Mond ist aufgegangen – erste Rituale

Die meisten der 24 Stunden eines Tages verschläft das Neugeborene. Es schläft immer dann, wenn der Schlaf es übermannt. Schlaf passiert ihm, Uhrzeiten kennt es nicht und ein Gefühl für den Tag-Nacht-Rhythmus entwickelt es erst im Laufe der Zeit.

Aber Eltern können ihrem Baby helfen, einen allerersten, vorläufigen Rhythmus zu finden. Dabei können schon jetzt Rituale unterstützend wirken – auch wenn sie noch nichts mit der späteren Zubettgehroutine zu tun haben, die man von älteren Kindern kennt. Zunächst geht es darum, das Kind behutsam daran zu gewöhnen: Der Tag ist für Aktivitäten und Kommunikation da – die Nacht ist die Zeit der Ruhe.

Am Morgen begrüßen Mama oder Papa das Baby vielleicht mit einem Lied oder dem immer gleichen Morgengruß. Vielleicht begrüßt das Kuscheltier das Kind mit verstellter Stimme oder sie öffenen die Vorhänge mit dem Baby gemeinsam. Diese regelmäßige Wiederholung prägt sich schon dem Kleinsten ein und es erfährt: Der Tag ist also die Zeit für Aktivität, für Spaziergänge, Kommunikation und Wahrnehmen der Umgebung. Das Baby begleitet die Eltern durch den Tag und macht zwischendurch Nickerchen, wie es ihm gefällt.

## Zeit für Stille - zur Ruhe kommen

In der Nacht gehen die Eltern natürlich ebenfalls umgehend auf Babys Bedürfnisse ein, aber in der Sparvariante. Das heißt: Wacht es in der Nacht auf, stillen Sie Ihr Neugeborenes ruhig oder geben Sie ihm das Fläschchen, sanft und ruhig und legen sich wieder hin. Es wird nicht viel geredet, es gibt keine anregenden Spiele. Hilfreich ist eventuell ein kleines Lämpchen im Schlafzimmer, damit nicht alle wach werden, wenn das Kleine sich meldet. Das kann ein Nachtlicht oder eine Lampe mit rotem Schimmer sein.

Wichtig ist – wie immer – innere Ruhe. Für alle, auch und vor allem für die Eltern. Das hat – ähnlich wie der Schutzimpuls kleiner Kinder – mit uralten Prägungen zu tun.

## Babys feine Antennen

Barbara Schneider, Oberärztin im Kinder-Schlaflabor des St.-Marien-Krankenhauses in Landshut, erklärt dazu: »Wir leben noch nicht so lange in geschützten Verhältnissen, deshalb haben Babys so feine Antennen dafür, wenn die Eltern ängstlich oder unruhig sind.«

Ein archaischer Überlebensinstinkt also: Wenn meine Sippe Angst vor dem Säbelzahntiger hat, dann schreie ich, damit sie mich beim überstürzten Aufbruch nicht vergisst. Nur, dass heute seltener der Säbelzahntiger Grund für die Nervosität ist – sondern häufig schlicht die Unsicherheit der Eltern selber.

Je mehr das Baby weint, desto mehr nagen die Selbstzweifel: Was machen wir bloß falsch? Je belasteter die Situation, desto mehr leidet auch das eigene Bauchgefühl. Und die Folge: Die Eltern werden noch hektischer, probieren im Schnelldurchlauf Beruhigungsrituale aus, und erreichen damit genau das Gegenteil. Die beste Alternative: sich abwechseln, für eigene Entspannung sorgen, sich gegenseitig Auszeiten schaffen.

### Erfahrungsbericht

# »Uhr-Vertrauen – vergiss es!«

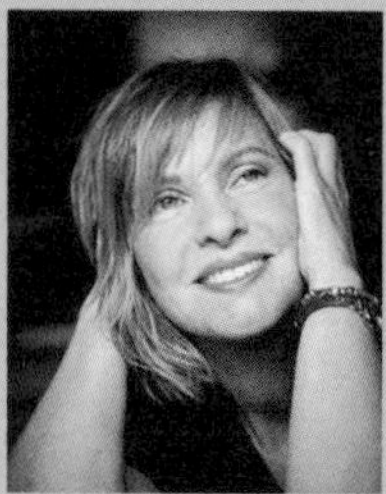

VERENA CARL

Autorin und Journalistin

Verena Carl ist Autorin und Journalistin und weiß heute, dass das Leben mit Kindern eben nicht planbar ist. Die Mutter von zwei Kindern schreibt Kinderhörspiele (»Schlau wie Vier«) und unter anderem in der ELTERN über Familienthemen. (www.verenacarl.de)

*Verena Carl ist zweifache Mutter – und hatte sich sehr gut auf das Leben mit Kindern vorbereitet. Vor der Geburt ihres ersten Kindes las sie Bücher und Elternzeitschriften, fragte Freundinnen zu deren Erfahrungen und war sich sicher, dass sie alles über Babyschlaf weiß – was für ein Trugschluss ...*

»Sie war klein, rund und flauschig weich, und ich war überzeugt, sie würde mich retten. Eine hellblaue Spieluhr, die »Wer hat die schönsten Schäfchen« dudelte, und das so monoton, dass ich schon in der Kassenschlange im Spielzeugladen so schläfrig wurde, dass ich am liebsten eingenickt wäre. Das mochte zwar auch an meinem Zustand liegen – 38. Woche, Watschelgang, Blauwal-Feeling – aber ich nahm es als Beweis: Das wird funktionieren. Ich hatte von dieser wunderbaren Idee mit der Spieluhr im Internet gelesen. Wenn es bei mir funktionierte, würde es das auch ganz sicher beim Ungeborenen, denn das hörte ja schon mit. Ich hatte ihn, den ultimativen Life-Hack für Eltern – wir würden jetzt das Schlummern üben. Kaum auf der Welt, gäbe es den perfekten Babyschlaf und folglich auch den perfekten Elternschlaf.

Abends um 22 Uhr startete ich gleich die erste Testrunde, so wie im Netz beschrieben. Ich legte das Dudelding auf meinen herausstehenden Bauchnabel und zog an der Strippe. Augenblicklich war Ruhe in mir drin. Genau wie ich es gelesen hatte: Das Baby mit dem immer gleichen Lied auf Träumeland trimmen, schon in der Schwangerschaft. So würde ich das die nächsten zwei Wochen weitermachen und auch nach der Geburt meiner Tochter fortfahren: Kind um 22 Uhr liebevoll hinlegen, erst Schäfchen, dann Schläfchen. Bis morgens um acht. Zerhackte Nächte? Augenringe? Nicht mit mir.

Keine Ahnung, was in meiner ungeborenen Tochter vorging, während sie jeden Abend ziemlich laut durch die Bauchdecke beschallt wurde.

Verfiel sie in Schockstarre? Hielt sie sich die Ohren zu und hoffte, dass ihre Mutter bald wieder zur Besinnung kam? Bald sollte ich es tatsächlich besser wissen: Schlaf ist eine komplexe Angelegenheit und ein Neugeborenes kein pawlowscher Hundewelpe, den man so einfach konditionieren kann. Kaum war sie auf der Welt, demonstrierte sie mir: Die Wiegenlied-Schäfchen sind laut, aber ich bin lauter. Sie dachte nicht im Traum daran, die Augen zuzumachen, nur weil ich ein paar Glöckchen zum Bimmeln brachte. Stattdessen kam sie mit dem Muster auf die Welt, das Babys und After-Hour-Partygänger typischerweise gemein haben: Sie verschlief den Tag – am liebsten in einer elterlichen Armbeuge –, wollte nur zwischendurch ein bisschen Milch tanken, forderte dann nachts aber umso dringlicher Nähe und Gesellschaft. Vielleicht hatte sie das vorgeburtliche Signal auch gründlich missverstanden. Ungefähr so: Um 22 Uhr beginnt das Nachtleben!

Drei Dinge waren es schließlich, die uns drei – Vater, Mutter, Baby – unseren Rhythmus finden ließen. Erstens: Akzeptanz. Sobald ich die Vorstellung aufgab, es müsste sich schon in den ersten Wochen ein Rhythmus von Wach-, Schlaf- und Stillzeiten herausmendeln, ging es mir besser. Ich ließ mein Töchterchen bestimmen und trainierte die Fähigkeit, von jetzt auf nachher und zu jeder Zeit in Tiefschlaf zu fallen, so dass ich über 24 Stunden hinweg genügend Ruhe bekam. Auch wenn's ein Flickenteppich war. Und alles andere konnte warten: Verabredungen, ambitionierte Essenspläne, Informationsaustausch mit der Welt da draußen.

Zweitens: Ich lernte sehr schnell, nachts seitlich liegend und im Halbschlaf zu stillen. Das war nicht nur entspannter als das ewige Aufstehen, es machte auch unser Töchterchen schneller wieder müde und verschob dadurch ihren Rhythmus langsam, aber sicher in Richtung Tag.

Drittens: das richtige Schlaflied. Es war nicht eben nicht »Wer hat die schönsten Schäfchen«, auch nicht »La Le Lu«, sondern der »Hamborger Veermaster« – ein norddeutsches Shanty über ein schiefes Schiff, aber zufällig das einzige, dessen Text mein Mann auswendig wusste. Jedenfalls die erste Strophe. Wenn er ihr das mit tiefer Stimme sang, hatte das den gleichen Effekt auf sie wie die Spieluhr auf mich in der Endphase der Schwangerschaft.

All das ist schon einige Jahre her. Aber in seltenen Ausnahmesituationen – großer Krach mit der besten Freundin, WLAN-Ausfall – hilft der Song vom schiefen Schiff ihr bis heute in den Schlaf. Als ich zum zweiten Mal schwanger war, habe ich noch einmal halbherzig nach der Schäfchen-Spieluhr gesucht, aber ohne Erfolg. Sie ist bis heute verschollen.«

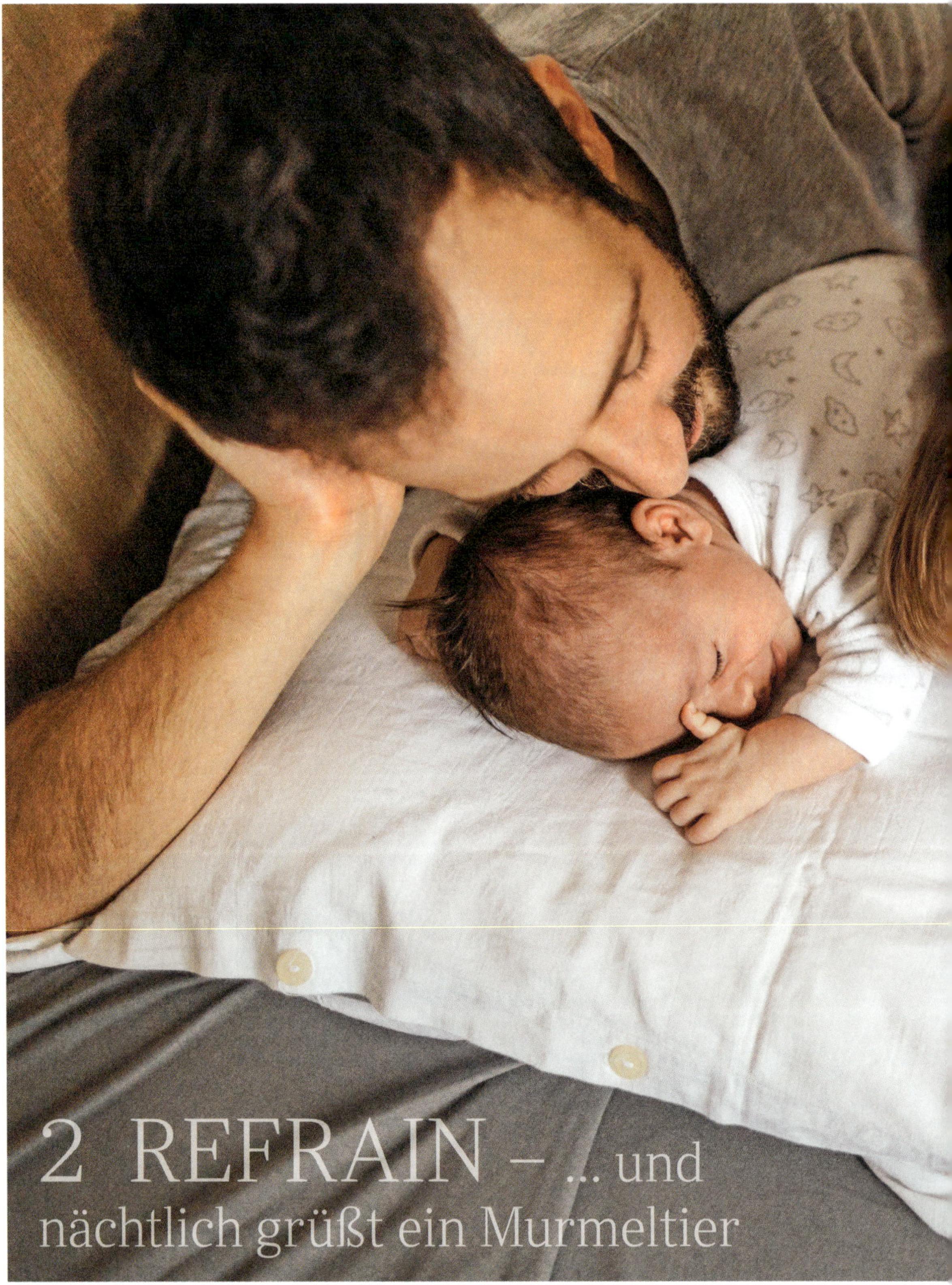

# 2 REFRAIN – ... und nächtlich grüßt ein Murmeltier

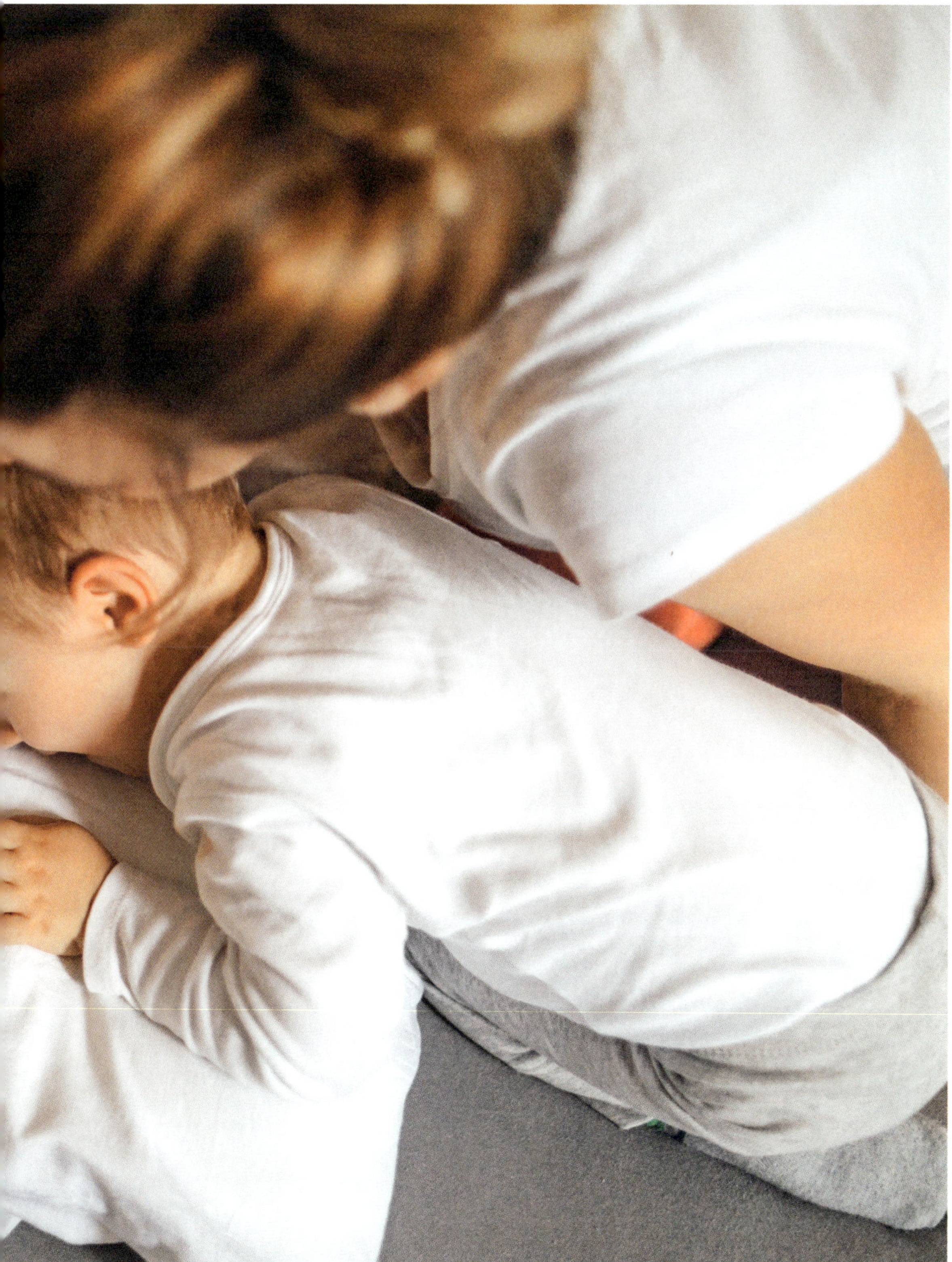

Zug ins Schlummerland

# Schlafen – bloß wie?

**Im ersten Lebensjahr lernen Babys enorm viel. Nach zwölf Monaten können Sie oft schon sprechen und wagen erste Schritte. Und der Schlaf? Der verändert sich. Wie funktioniert dieses Energietanken eigentlich, dass nicht nur kleine, sondern auch große Menschen so sehr brauchen? Auch Babys sind schon sehr unterschiedliche Schläfer - und einige finden besonders schlecht zur Ruhe.**

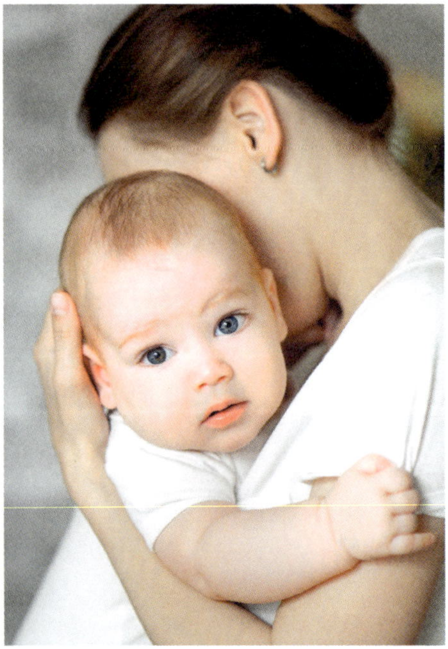

Einfach mal tief entspannen. Für Babys ist das gar nicht einfach, dort hinzukommen. Denn sie müssen nach der Geburt viele, völlig neue Aufgaben gleichzeitig bewältigen. Atmen, Nahrung zu sich nehmen und verdauen, Schwerkraft ausbalancieren, Körpertemperatur regulieren und all die vielen neuen Erfahrungen und Sinneseindrücke verarbeiten. Das alles kostet viel Energie. Kein Wunder also, dass sie innerhalb einer Stunde zwischen aufmerksamer Wachheit, leisem Quengeln, leichtem und tiefem Schlaf wechseln. Die Babys selbst verstehen das alles natürlich nicht. Sie merken nur: Jetzt fühle ich mich wohl. Oder: Oh, ich fühle mich gar nicht wohl. Bis kleine Menschen lernen, körperliche Anzeichen zu spüren und darauf reagieren können, dauert es noch. Manche lernen das relativ schnell – es gibt aber auch Menschen, die es oft schaffen, diese Signale zu übersehen. Auch wir Erwachsenen merken oft viel zu spät, dass wir diese verdammt miese Laune eigentlich nur haben, weil wir hungrig oder müde sind.

# Schlaf-Wach-Zyklen im ersten Lebensjahr

Schauen wir uns einmal im Detail an, was in Kopf und Körper eines Säuglings vor sich geht.

### Phase eins: Geburt bis sechs Wochen

Die Entwicklung der Schlaf-Wach-Zyklen hängt mit der Hormonproduktion zusammen. Dazu muss man wissen, wie der Organismus eines Erwachsenen gesteuert wird: Am Tag hilft uns Serotonin beim Wachbleiben, in der Nacht Melatonin beim Zur-Ruhe-Kommen. Bei Babys dauert es nach der Geburt drei Wochen, bis sie selbst Melatonin produzieren – und selbst dann noch nicht in genügender Menge, um mehrere Schlafphasen miteinander zu verbinden.

Am Anfang ihres Lebens können Neugeborene überall schlafen, egal ob es in der Umgebung hell oder laut ist. Erst allmählich reagieren sie empfindlicher auf Außenreize. Das bedeutet: Die ersten sechs Wochen im Wochenbett können Eltern dazu nutzen, ihr Kind kennen zu lernen und seine Körpersprache richtig zu deuten. So gelingt es ihnen später besser, die Fähigkeit des Babys zur Selbstregulation zu unterstützen.

Schenken Sie Ihrem Baby in dieser Zeit vor allem Ihre Aufmerksamkeit, lernen Sie mit ihm zu kommunizieren und seine Zeichen zu lesen. Die Wachphasen werden intensiver, es schaut immer aufmerksamer und neugieriger. Das Neugeborene gibt zunehmend Laute von sich und sucht Blickkontakt mit den Gesichtern der Eltern. Ihr Anblick wirkt ebenso beruhigend wie Körperkontakt und die Stimme und der Duft der Mutter. Geschehen mehrere Dinge gleichzeitig in einer Phase ruhiger Aufmerksamkeit – die Mutter oder der Vater hält das Baby, schaut es an, spricht mit ihm –, dann steigt seine Serotoninproduktion an.

*Neugeborene können überall schlafen.*

### Phase zwei: sechs bis zwölf Wochen

Mit sechs Wochen kommt es zu einem großen Sprung in der Entwicklung Ihres Babys: Es lächelt Sie an und erwartet von Ihnen eine Reaktion. Langsam gewöhnt es sich an den Unterschied von Tag und Nacht. Es braucht auch weniger Schlaf, im Schnitt zwischen 12 und 19 Stunden. Sein Körper produziert nun selbst das Schlafhormon Melatonin, sobald es dunkel ist, und das »Glückshormon« Serotonin, das fröhliche und aufmerksame Wachphasen am Tag fördert und in der Nacht dazu beiträgt, dass die unterschiedlichen Schlafphasen verbunden werden.

Rund 70 Prozent aller Babys haben im Alter von drei Monaten bereits mehr als fünf Stunden durchgeschlafen. Aber diese Zahl täuscht. Bei einigen Kindern ist das ein einmaliges Ereignis, viele können es auch noch gar nicht. Als generelle Faustregel gilt: Im ersten Lebensjahr ändert sich der Schlafrhythmus etwa alle drei Monate grundlegend, aus kleinen Murmeltieren können plötzlich Nachteulen werden und umgekehrt. Neue Fähigkeiten wie Greifen sind so aufregend, dass sie Babys manchmal buchstäblich den Schlaf rauben. Auch äußere Veränderungen, etwa ein Umzug oder ein Urlaub, können zu schlaflosen Nächten und Tagen führen, genau wie Bauchweh oder eine verstopfte Nase.

Eins steht fest: Es wird immer wieder alles anders.

Babys lernen in diesem Alter unglaublich schnell. Das Gehirn verknüpft in enormer Geschwindigkeit Neues mit Bekanntem und baut gleichzeitig Verbindungen ab, die nicht genutzt werden. Je feinfühliger die Bezugspersonen in dieser Zeit auf das Baby eingehen, desto zufriedener ist es und desto leichter fällt vielen Kindern der Schlaf in der Nacht.

### Phase drei: drei bis sechs Monate

Ab dem dritten Lebensmonat sind Babys die reinsten Informationsstaubsauger. Sie können immer mehr, beginnen, selbst den Kopf hochzuhalten, sich zu stützen, sich zu drehen und ihre Händchen zu nutzen. Sie kommunizieren klarer, lernen nahezu sekündlich neue Dinge und begreifen im wahrsten Sinne der Worte ihre Welt. Sie spüren ihren Körper, merken, wie sie sich selbst beruhigen können – etwa, wenn sie ihre Hand zum Mund bringen und daran saugen.

Babys können ihre Aufmerksamkeit jetzt bereits lange auf eine Tätigkeit richten. Aber sie brauchen auch den Austausch mit ihren Eltern, denn oft werden sie von Gefühlen überwältigt, die sie noch nicht verstehen – Frustration, Freude, Schmerz, Angst oder Ärger. Je sensibler Eltern im ersten Halbjahr diese Gefühle spiegeln können und das Kind in seiner Wahrnehmung bestärken (»Ja, jetzt bist du wütend, weil der Ball weggerollt ist!«), desto sicherer und mutiger wird das Baby. Viele Minis genießen die Welt jetzt sehr, sie sehen, dass sie angelacht werden, wenn sie lachen, und machen immer häufiger die Erfahrung von Selbstwirksamkeit. Sie brabbeln vor sich hin, imitieren Mimik und beobachten dabei die Reaktion der anderen. All dies dient schon dem Spracherwerb, aber erweitert auch die Fähigkeit zum eigenständigen Denken.

Je aufregender die Tage in diesem Alter sind, mit all den vielen neuen Erlebnissen und Eindrücken, desto wichtiger werden die Ruheinseln. Stillen – oder auch die kuschlige Fläschchenmahlzeit – ist eine davon, denn hierbei kann sich Ihr Baby ganz auf das Saugen konzentrieren und den Rest der Welt ignorieren. Und gleichzeitig ist die vertraute Person eine Nähe-Tankstelle: Wenn ich weiß, dass ich mich auf dich verlassen kann, dann kann ich auch ohne Angst die Welt entdecken!

Vielen Kindern gelingt es beim Stillen, beim Beobachten der eigenen Hände oder eines Mobiles nun eigenständig zur Ruhe zu kommen. Gut so! Zu viele Aktionen und ein umfangreiches Nachtritual können Unruhe verstärken und verhindern, dass das Baby seinen eigenen Weg zur Selbstregulation findet. Und gar nicht so wenige Babys sind von den vielen neuen Eindrücken schnell überfordert, werden unruhig oder sehr ungeduldig.

Auch das Entwicklungstempo ist von Baby zu Baby anders. Eltern treffen aber gerade in dieser Zeit zunehmend andere Eltern und vergleichen: Warum nur liegt Lena immer noch am liebsten still auf ihrer Decke, wenn Leon schon emsig robbt? Manche Babys fordern nun Beikost ein, andere sind unruhig, weil sie Zähne bekommen. Eine schöne, aber oft auch anstrengende Phase. Sind beide Seiten zu oft unglücklich, produzieren alle Beteiligten zu wenig Serotonin. Das hat Folgen: Das Baby wird oft missmutig und schläft schlecht, die Eltern spüren wenig Freude, dafür viel Überlastung, Versagensgefühle und Kummer.

**Schlafrhythmen fördern**

In der Nacht wird das Aktivhormon Cortisol gebildet, das morgens für den ersten Energieschub sorgt. Günstig für die Regulation des Cortisols sind Tagesschläfchen. Denn ist ein Baby tagsüber übermüdet, steigt der Cortisolspiegel, und das Baby findet abends schlechter zur Ruhe. Daher sind in diesem Alter zwei kurze und eine längere Tagesschlafphase ideal. Am besten nicht nur unterwegs im Tragetuch oder Kinderwagen, sondern immer wieder auch im gleichen Bett wie in der Nacht. Gelingt es, den richtigen Moment abzupassen, können Eltern meistens ihr müdes, sattes Baby in das Bettchen legen und schauen, ob es zur Ruhe kommt. Wenn das Baby in der Babywippe eingeschlafen ist, oder unterwegs in der Tragschale (etwa im Auto), dann wecken Sie es natürlich nicht und lassen es darin weiterschlafen – aber zu viele Schläfchen in dieser Körperhaltung tun der Rückenmuskulatur nicht gut.

> Vergleichen Sie Ihr Baby nicht mit anderen – es hat sein eigenes Tempo!

**Die richtige Schlafposition**

A propos Körperhaltung: Zwar empfehlen Kinderärzte dringend, Babys nachts zum Schlafen auf den Rücken zu legen, damit sie frei atmen können – gemeinsam mit anderen Faktoren beugt auch das dem plötzlichen Kindstod (SIDS) vor (siehe S. 54). Das gilt aber nicht für Tagschläfchen, vor allem, wenn die Eltern wach und in der Nähe sind. Es tut Babys sogar gut, wenn sie sowohl wach als auch im Schlaf die Bauchlage kennenlernen, denn das stärkt die Schulter- und Nackenmuskulatur – und die braucht das Baby für die nächsten Schritte seiner motorischen Entwicklung. Übrigens: Manche drehen sich auch nachts im Schlaf auf den Bauch, sobald sie dies aus eigener Kraft können, also meist um den fünften bis sechsten Lebensmonat. Keine Sorge: Ist es dazu von selbst in der Lage, muss man es auch nicht davon abhalten oder es wieder auf den Rücken drehen und damit aufwecken.

### Phase vier: sechs bis zwölf Monate

Selbermachen – das wollen ältere Babys jetzt am liebsten. Aber gleichzeitig brauchen sie Mama oder Papa als sicheren Rückzugsort. Dabei genügt oft ein schneller Blick als Versicherung: Alles in Ordnung, ich kann weiter auf Entdeckungstour gehen. In dieser Zeit macht Babys Gehirn eine wesentliche neue Erfahrung, die man als Objektpermanenz bezeichnet. Das heißt: Das Baby kann sich jetzt vorstellen, dass eine Person oder ein Gegenstand auch noch da ist, wenn es ihn nicht mehr sieht.

Um die innere Spannung zwischen Erkundungs- und Bindungsverhalten zu ertragen, hilft Babys ein einfaches Spiel mit Mama oder Papa – verstecken und wieder auf-

»Seid Ihr Eltern für mich da?«

tauchen. Hinter dem Sofa, hinter einem Kissen oder einfach hinter den eigenen Handflächen. So überwinden sie leichter ihre neuen Trennungs- und Verlustängste. Der Wunsch nach Rückversicherung trägt auch in der Nacht dazu bei, dass der Schlaf meist ab dem sechsten, spätestens ab dem achten Monat oft unruhig wird.

Babys beobachten sehr fein und nehmen die geringste Veränderung als aufregend wahr. Gleichzeitig lieben sie Vorhersagbarkeit. Daher ist es sinnvoll, sie in Tagesroutinen mit einzubinden. Dies fördert die Serotoninproduktion, und umso stärker steigt auch das Melatoninlevel in der Nacht. So gelingt es Babys ab etwa neun Monaten zunehmend besser, wieder einzuschlafen, wenn sie nachts aufwachen.

Neben Trennungsangst ist auch zunehmende Bewegungsfreude typisch für diese Entwicklungsstufe. In der Nacht wird weiter geübt, der Po gehoben, nach vorn gerobbt – das geschieht unbewusst und wirkt oft so, als die Kinder schlechte Träume hätten. Doch diese unwillkürlichen Bewegungen sind kein Anzeichen dafür, dass die Kinder Trost oder Nahrung benötigen. Sie brauchen eher die ruhige Anwesenheit der Eltern. Schmusetuch, Schnuller oder ein kleines Kuscheltier helfen ebenfalls, wieder in den Schlaf zu finden.

In diesem Alter haben Kinder bereits ein Schlafmuster, das dem eines Erwachsenen ähnelt, mit dem Wechsel zwischen Traumschlaf (REM-Schlaf), Halbschlaf und Tiefschlaf, in immer länger werdenden aufeinander folgenden Zyklen. Allerdings müssen Babys erst noch lernen, von einem Schlafzyklus in den nächsten zu finden. Und erst im Alter von vier Jahren wird der Schlafzyklus 90 Minuten erreicht haben wie bei einem Erwachsenen.

Die durchschnittliche Schlafdauer beträgt jetzt 13 bis 14 Stunden, der größte Teil davon in der Nacht. Die meisten Babys dieses Alters machen zusätzlich zwei Tagesnickerchen: ein kurzes am Vormittag, ein längeres am Nachmittag. Wichtig für alle: Zwischen dem Ende des Mittagsschlafs und dem abendlichen Ins-Bett-Bringen sollten mindestens drei Stunden liegen, sonst finden Kinder schwer zur Ruhe.

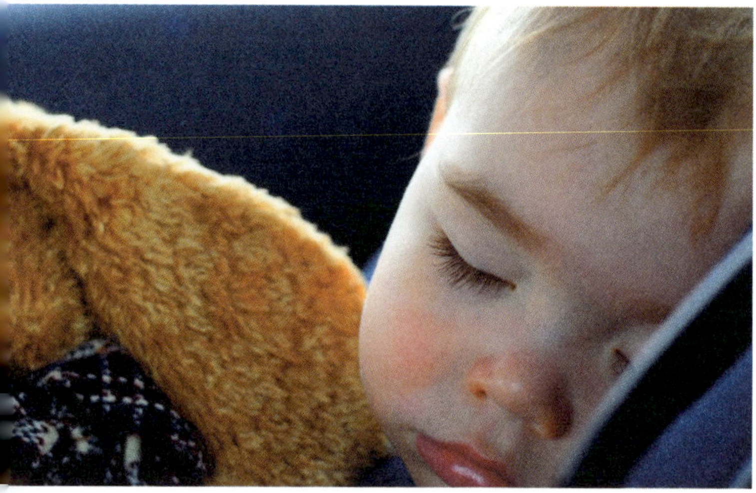

Allmählich verändern sich auch die nächtlichen Schlafzyklen: Die traumlosen Phasen des tieferen Schlafs werden länger, die Traumphasen zwar kürzer, aber intensiver.

# Eulchen oder Mini-Lerche: unterschiedliche Schlaftypen

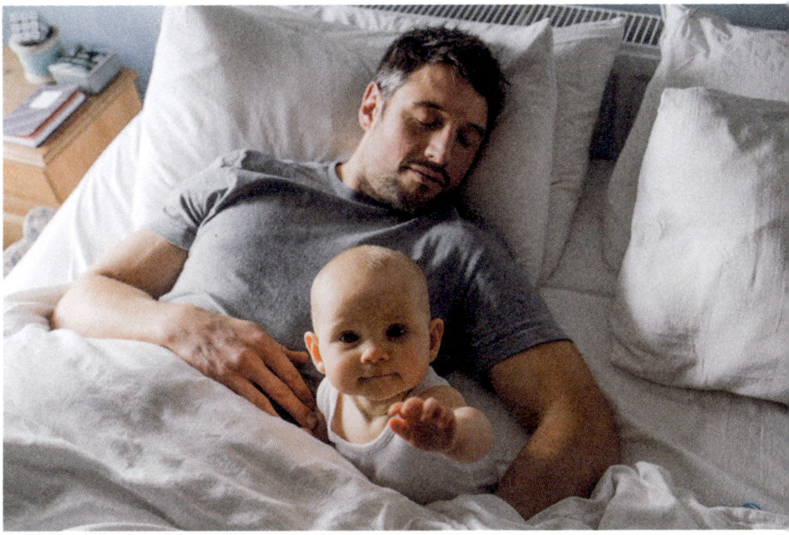

Neben der biologischen Entwicklung – die mit wenigen Varianten bei allen Kindern in den gleichen Schritten verläuft – spielt auch das individuelle Temperament eine wichtige Rolle für das Schlafverhalten. Und je älter das Baby wird, desto klarer kristallisiert sich heraus: Es ist eher ein gemütliches Buddha-Baby, das viel und gern schlummert, aber nörgelig und quengelig wird, wenn Rituale sich ändern. Oder doch eher ein Energiebündel, das unbedingt Programm haben möchte, weil es sonst am Abend schlecht einschläft. Auch in Bezug auf ihren Tagesrhythmus sind die Kleinen so verschieden wie die Großen. Es gibt Lerchen, die munter ab fünf Uhr herumzwitschern. Und es gibt Nachteulchen, die ihren Eltern zwar langen Schlaf am Morgen, dafür aber wenig ruhige Abende schenken. Welchem Typ wir und auch unsere Kinder angehören, ist übrigens genetisch bedingt – wobei die meisten, je jünger sie sind, eher zu den Morgenmenschen gehören. Einfache Faustregel: Sehr aktive Minis brauchen Eltern, die ihnen zeigen, wie sie zur Ruhe finden, kleine Träumer brauchen tagsüber Stimulation, damit sie nicht die ganze Nacht lang aktiv bleiben. Je vertrauter Eltern und Kind sich sind, desto leichter fällt es, diesen Bedürfnissen nachzukommen.

Unsere Gene bestimmen den Schlaf.

*Carola, Mutter eines zehnmonatigen Sohnes, erinnert sich: »Ich selbst war immer eher sehr aktiv. Nachts finde ich nur schwer in den Schlaf und darum habe ich auch ein hibbeliges Kind erwartet. Aber Cedric ist eher ein freundliches Träumerle. Er schlief von Anfang an gut ein. Aber wenn er in der Nacht wach war, ging gar nichts mehr. Das war schwierig, denn gerade dann war ich besonders müde und konnte ihm schlecht helfen. Dass er so anders schläft und auch andere Schlafphasen hat, das mussten wir erst lernen.«*

# Einfach zum Heulen – Schreibabys und Schlaf

Manche Kinder haben es schwerer mit sich selbst als andere, vor allem mit ihrer Selbstregulation – und sie stellen ihre Eltern vor besonders große Herausforderungen. Denn genau darum geht es beim Einschlafen und Durchschlafen: zu lernen, selbstständig Reize zu verarbeiten. Kann ein Kind das noch nicht, sind Mama und Papa als Helfer gefragt.

Von »übermäßigem Schreien« und einem »Schreibaby« sprechen Experten, laut der Deutschen Gesellschaft für Kinder- und Jugendmedizin, wenn bei Säuglingen Unruhe oder Schreien über mehr als drei Stunden pro Tag, an mehr als drei Tagen pro Woche und über mehr als drei Wochen auftritt. Aber das ist nur ein grober Richtwert – entscheidender ist der Leidensdruck bei Eltern und Kind.

## Eine Folge der Überreizung?

Nicht über jeden Aspekt sind sich Säuglingsforscher, Ärzte und Heilpraktiker einig, zum Beispiel bei der Frage, ob es heute mehr solche Kinder gibt als früher. Aber alle bestätigen: Schreibabys leiden unter einer Regulierungsstörung. Das heißt: Sie sind extrem sensibel und dadurch leichter überreizt als andere Babys. Ähnlich wie ein Erwachsener, der nach einem aufwühlenden Kinofilm nicht zur Ruhe kommt – nur, dass für einen überempfindlichen Säugling schon das Mobile über dem Wickeltisch zu viel sein kann. Also eine Frage von Veranlagung? Auch – aber nicht nur:

Die Körpertherapeutin Monika Wiborny kennt Schreibabys aus der Beratungspraxis. Sie meint: »Kein Schreibaby gleicht dem anderen. Es gibt eine ganze Reihe von Faktoren, die zu einer erhöhten Reizbarkeit führen können. Vor allem belastende Erlebnisse während Schwangerschaft und Geburt.«

Die Therapeutin berät im Hamburger Umland betroffene Eltern. Auch Sibylle und ihr Sohn Leon haben sich von ihr beraten lassen. Hier erzählt sie ihre Geschichte:

*»Drei Monate. Das war die magische Zahl, das Licht am Ende des Tunnels. Mit drei Monaten würde Leon endlich besser schlafen, nicht mehr im Anderthalb-Stunden-Rhythmus die Brust wollen. Und vor allem nicht mehr so viel schreien. Schließlich sagten das alle – meine Eltern, meine Freundinnen, die Babyratgeber, die ich mir stapelweise zugelegt hatte. Auch der Kinderarzt hatte mich beruhigt: Körperlich war alles in bester Ordnung mit dem Kleinen. Aber dann verstrich das ersehnte Datum, und noch immer stand Leons kleiner Körper unter ständiger Anspannung. Noch immer wachte er mindestens alle zwei Stunden auf und kam nur auf etwa acht Stunden Schlaf, Tag und Nacht zusammengerechnet. Und jeden Nachmittag, wenn es auf 17 Uhr zuging, begann das Weinen. Ein Weinen, gegen das nichts half – kein Schnuller, keine Spieluhr, kein Herumtragen im Fliegergriff.*

*Ich war oft verzweifelt und dachte: Vielleicht hat der Arzt doch etwas übersehen, und es tut ihm etwas weh. Es war dieses Gefühl der Machtlosigkeit: Mein Kind versucht ganz dringend, mir etwas zu sagen, und kommt damit nicht bei mir an. Da tat es gut, als ich endlich erfuhr: Wir sind mit dieser Erfahrung nicht allein. Experten schätzen, dass etwa jedes fünfte Kind in Deutschland ein »Schreibaby« ist.*

*Es war nicht leicht für mich, Hilfe zu suchen. Denn das fühlte sich wie ein Schuldeingeständnis an: Jetzt hast du ein Kind und kommst nicht damit klar.*

*Heute glaube ich, dass die Geburt für Leon eine wesentliche Rolle spielte. Nachdem zunächst alles nach einer Bilderbuchentbindung aussah, kam die Geburt nach zwölf Stunden Wehen ins Stocken. Die Ärztin riet zu einem Notkaiserschnitt. Mein Freund und ich mussten beiden weinen, so enttäuscht waren wir. Der Schock war schnell vergessen, als die Hebamme uns das Baby zeigte, aber schon im Krankenhaus fiel mir auf, dass Leon unausgeglichener war als andere Neugeborene. Zwar fand ich bald heraus, dass er an der Brust meistens friedlich einschlief. Aber eine Krankenschwester ermahnte mich, das solle ich lieber nicht zur Gewohnheit werden lassen. Das verunsicherte mich noch mehr. Das hat sich wiederum auf ihn übertragen. Es war wie eine dauernde Prüfungssituation.*

*Mein Freund gab sich alle Mühe, uns zu unterstützen, nahm mir in den ersten Monaten den gesamten Haushalt ab, blieb cool im Auge des Sturms. Wir haben gemerkt, dass wir ein gutes, starkes Team sind. Ich weiß, dass das nicht selbstverständlich ist. Denn wenn die Nerven blank liegen, führt oft ein falsches Wort zum Zornausbruch. Das sind die Momente, in denen man sich vorstellen kann, warum Eltern ihre Kinder so schütteln, dass sie sich innerlich schwer verletzen. Auch mich hat Leon oft einfach nur wahnsinnig gemacht. Dann war die Wut fast so groß wie das Mitleid. In solchen Momenten bin ich ins*

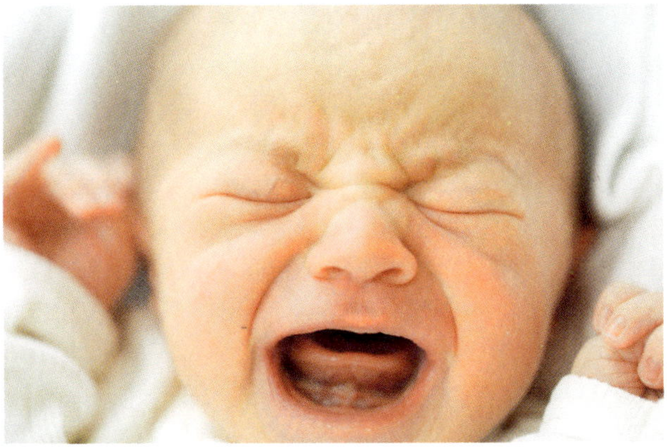

*Nebenzimmer gegangen und habe auf ein Kissen eingehauen (zum Thema Aggressionen siehe S. 101).*

*In der Schreiambulanz habe ich vor allem eines gelernt: auf meine innere Stimme zu hören. In den Schlaf stillen, das Baby ins eigene Bett holen – warum nicht, wenn es allen zugutekommt? Nach einigen Sitzungen ging es uns besser. Leon ist viel weicher geworden, ruht in sich – endlich habe ich das Gefühl, dass meine Liebe wirklich bei ihm ankommt. Er weint zwar immer noch viel – aber jetzt kann ich ihn beruhigen. Ein enormer Unterschied! Auch die Nächte sind ruhiger: Zwar kommt Leon auch mit fünf Monaten noch immer alle zweieinhalb bis drei Stunden, nickt nach dem Trinken jedoch wieder ein.*

*Klar werde ich ein bisschen neidisch, wenn ich von Müttern in unserer PEKiP-Gruppe höre, dass deren Kinder sechs Stunden am Stück schlafen – aber dafür ist Leon so ein toller, kleiner Mensch. Ich genieße das Leben mit ihm jetzt viel mehr. Die Lust am Kinderkriegen ist mir nicht vergangen: Früher oder später soll Leon auf jeden Fall ein Geschwisterchen bekommen.«*

Interview

# »Du bist eine gute Mutter, du machst nichts falsch.«

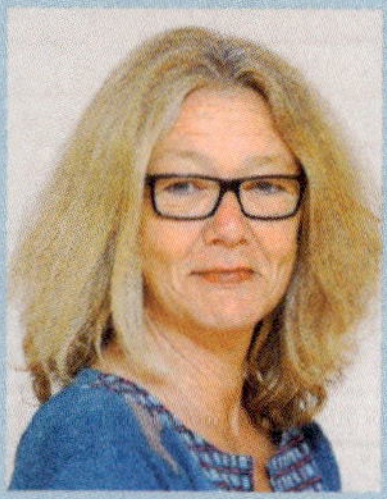

MONIKA WIBORNY

Sozial- und Körpertherapeutin

Die ressourcen- und körperorientierte Krisenbegleiterin für Schwangere, Säuglinge, Kleinkinder und Familie ist Mutter eines Sohnes. Sie berät seit vielen Jahren in Hamburg und Stormarn im SchreiBaby-Ambulanz-Kompetenzzentrum Frühe Hilfe e.V.

*Frau Wiborny, wodurch wird ein Kind zum Schreibaby?*
Meistens gibt es nicht nur einen Grund, sondern mehrere. Beispielsweise entwickeln Kaiserschnitt-Kinder eher eine Regulationsstörung, und häufiger sind es Jungen als Mädchen. Auch Belastungen in der Schwangerschaft spielen eine Rolle, etwa Geldsorgen, Partnerschaftskonflikte, vorangegangene Fehlgeburten. Oder eine Wochenbettdepression, die nicht richtig behandelt wird (siehe S. 99ff.). Häufig wirkt sich auch ein Zuviel an Information negativ aus. Manche Eltern lesen vor der Geburt eine Menge Ratgeber und haben ganz bestimmte Vorstellungen, wie das Leben mit dem Baby verlaufen müsste. Zum Beispiel, dass es von Anfang an im eigenen Bettchen schlafen soll. Dann sind sie leicht überfordert, wenn alles anders läuft als geplant. Und dieser Stress kann sich auf das Kind übertragen.

*Das heißt, besonders engagierte Eltern haben eher Schreibabys?*
Ja, weil sie zu wenig auf ihre eigene Intuition vertrauen. Es fällt ja auch schwer, sich einzustellen auf das unberechenbare, emotionsgesteuerte Leben mit einem Säugling.

*Welche Rolle spielt Reizüberflutung – wird ein Kind zum Schreibaby, wenn es schon in der ersten Lebenszeit mit zu vielen Menschen oder einer ständig wechselnden Umgebung konfrontiert wird?*
Nein, stabile Kinder haben einen guten Selbstschutz – sie schlafen einfach ein, wenn ihnen alles zu viel wird. Aber wenn ein Baby bereits vermehrt schreit und schlechter schläft, dann sollte man es natürlich nicht zusätzlich überreizen.

*Was ist für die Eltern von Schreibabys besonders belastend?*
Rein körperlich ist es der ständige Schlafmangel. Das ist ein Zustand, in dem man besonders dünnhäutig ist und schneller aggressiv wird. Seelisch ist es eine Mischung aus Schuld und Scham, dem Gefühl: Wir haben uns so gut vorbereitet und haben versucht, alles richtig zu machen – und jetzt zeigt uns unser Kind mit seinem Schreien, dass wir keine guten Eltern sind.

*Was passiert in der Beratung?*
Das Wichtigste ist es, den Müttern das Schuldgefühl zu nehmen. Ihnen zu vermitteln: Du machst nichts falsch, du bist eine gute Mutter, und du kannst deinem Kind helfen. Am liebsten ist es uns, wenn beide Eltern dabei sind, denn auch die Dynamik in der Partnerschaft kann eine Rolle spielen. Genauso wichtig wie das Gespräch sind praktische Angebote – etwa, bei einer Schreiattacke das Kind mit tiefen Tönen und einer ruhigen Atmung zu beruhigen und die Rückenstrecker des Kindes sanft zu massieren.

*Alle Babys weinen ja irgendwann deutlich weniger – kann man das Problem nicht auch einfach aussitzen?*
Das ist nicht nur deutlich anstrengender, es kann auch schädlich sein für das Kind. Es gibt Anzeichen dafür, dass Schreibabys, deren Störung ignoriert wird, später Konzentrationsstörungen entwickeln, zu mehr Aggression und Hyperaktivität neigen.

*Können werdende Eltern etwas tun, damit ihr Kind kein Schreibaby wird?*
Eine Garantie gibt es natürlich nicht. Aber: Liebevoll mit sich selbst umgehen, für möglichst gute Begleitumstände der Geburt sorgen. Sich klar machen: Das Leben mit Kind wird nicht immer perfekt sein, und das ist auch nicht schlimm. Und ein gutes Netzwerk schaffen für die Zeit nach der Geburt.

Erfahrungsbericht

# »Schade, das Baby schläft.«

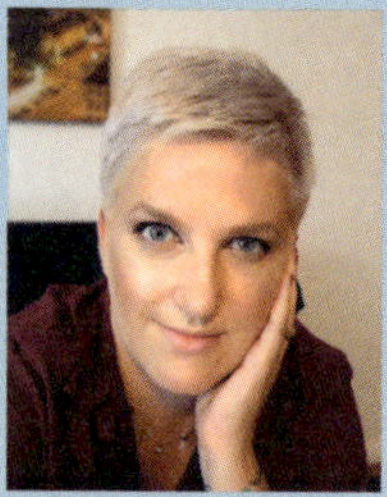

JETTE ZWICK

Mutter & Bloggerin

Jette Zwick lebt in Berlin und hat drei Töchter und einen Sohn. Sie schreibt in ihrem Blog www.mesupermom.de sehr offen und sehr ehrlich über ihren Alltag.

*Jedes Kind macht die Eltern müde, nur auf unterschiedliche Weise? Das sieht die vierfache Mutter Jette Zwick anders. Ihr jüngstes Kind zeigt ihr klar: Ich mache doch nicht das, womit ihr rechnet – und: alles kann ganz anders kommen …*

»Das ist mir jetzt ein bisschen peinlich: Darf ich denn an dieser Stelle überhaupt schreiben, dass ich ein Baby habe, das mich schlafen lässt und wir recht erholt sind? Erwartet wird doch nahezu, dass Babys schlechte Schläfer sind.

Schon in der Schwangerschaft wird uns gesagt: Schlaf noch mal so lange und so viel du kannst! Genieß die Ruhe. Geh nochmal ins Kino, mach ganz viel mit deinem Partner und den Freunden, danach läuft das alles nicht mehr. Keine sehr erbauliche Aussicht. Schade, dachte ich, vielleicht wäre es ja als Schwangere auch mal ganz schön zu lesen, dass es auch einfach sein kann mit einem Baby, statt das größtmögliche Elend zu Papier zu bringen.

Bei meiner ersten Tochter habe ich verstanden, warum Schlafentzug so gemein ist. Unglaublich, dass man einfach zu nichts mehr in der Lage ist. Irgendwann empfahl uns die Hebamme, das Beistellbett an Papas Bettseite zu stellen. Babys schnuppern im Halbschlaf die Milch und denken sich, ach komm, bin ich schon mal hier, kann ich auch was trinken. Beim Vater schnuppern sie Geborgenheit und wissen, da liegt kein Säbelzahntiger, weiterschlafen. Grob gesagt. Klappte hier tatsächlich.

Klar bin ich müde. Ich schlafe keine zehn Stunden am Stück. Aber manchmal sechs bis acht Stunden. Ja, Babys halten am Stück nicht lang durch.

Das ist ganz normal. Auch ich habe Nächte erlebt, in denen ein Kind jede Stunde wach wird, keine Ahnung, wieso. Krank, Wachstumsschub, Mond hängt schief. Oft ist man trotzdem halbwegs fit für den Tag, auch wenn man nur fünf Stunden schläft – das Zauberwort heißt Mittagsschlaf. Was ich jedem nur empfehlen kann.

Sich hinlegen, wenn das Baby schläft – das ist tatsächlich der effektivste von allen Müttertipps (siehe S. 105). Dann muss der Haushalt eben leise weinen und auf mich warten. Und ganz selten, wenn alle zu Hause sind, lege ich mich einfach trotzdem hin und überlasse meinen größeren Mädchen die Fernbedienung. Sie schauen dann ihre Lieblingssendung und nach spätestens einer Stunde stehe ich auf. Pädagogisch verwerflich? Vielleicht. Aber eine extrem müde Mutter ist garantiert verwerflicher, weil sie gereizt ist, emotional und kaum erträglich. Wir haben ja nun mal alle einen Alltag zu wuppen. Mittagsschlaf fetzt. Überhaupt: Schlaf fetzt. Also nix da mit: Schade, das Baby schläft. Zu viel Aufopferung.

Ein Patenrezept für guten Babyschlaf hat keiner, auch ich nicht, auch nicht nach vier Kindern. Wenn ich es hätte, wäre ich steinreich. Niemand kann etwas dafür, wie gut oder schlecht ein Baby zur Ruhe findet. Es ist, wie es ist, kein Grund für Häme, auch kein Grund für übertriebenen Stolz. Übrigens: Auch wenn wir hier aktuell einen Turboschläfer zu Hause haben, müde sind wir trotzdem. Manchmal gehen wir zu spät ins Bett, auf Dauer reichen vier bis sechs Stunden am Stück eben nicht und das ist auch zermürbend und anstrengend. Aber es ist okay. Und wenn wirklich gar nichts mehr geht, hat eben jeder von uns mal Pause im Gästebett, und der andere kümmert sich nachts ums Kind. Dann kann einer die Energiereserven auffüllen.

In diesem Sinne: Schlafen Sie alle gut! Und wenn nicht, gönnen Sie sich einen Mittagsschlaf, wenn es geht. Oder schlafen Sie einfach vor der Kinderserie ein. Ich verspreche Ihnen, Ihre Kinder werden trotzdem ganz großartige Persönlichkeiten und nehmen keinen Schaden davon. Weg mit dem schlechten Gewissen, her mit Schlaf und Selbstfürsorge!«

### Guten Abend, gute Nacht …

# Bitte schlaf ein, Baby!

**Unter die Decke geschlüpft, einmal umgedreht und schon eingeschlafen? Wenn es denn nur so einfach wäre. In den Schlaf zu fallen passiert weniger instinktiv, als man meinen könnte. Nicht jedem Baby gelingt das mühelos. Wie ist es möglich zu erkennen, warum das Kind so schwer einschläft? Und welche Tricks helfen?**

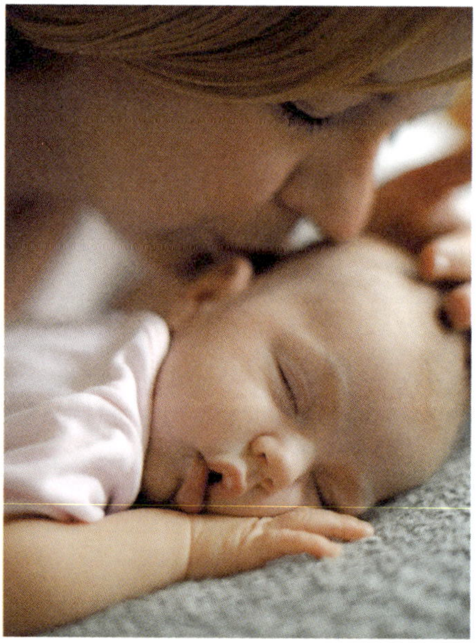

Augen zu, Ruhe, Bewusstsein abschalten: Das klingt nach der einfachsten Sache der Welt. Gerade Babyeltern dösen selbst oft sehr schnell weg – denn nach einer halb durchwachten Nacht sind sie oft so müde, dass sie schon in Sekundenschlaf verfallen, wenn sie sich nur einen Moment hinsetzen. Haben Sie schon einmal darüber nachgedacht, wann Sie selbst am besten schlafen? Was Ihnen abends wichtig ist, um zur Ruhe zu kommen? Uns allen helfen tatsächlich kleine Rituale dabei, zur Ruhe zu finden – auch wenn wir diese vielleicht gar nicht als solche empfinden. Gerade weil sie so ein selbstverständlicher Teil unserer gewohnten Routine sind: ein fester Schlafplatz, das Lieblingskopfkissen, eine bequeme Position, in der wir immer gut einschlafen können. Doch das, was für uns so selbstverständlich ist, müssen Babys erst noch lernen. Und auf dem Weg dahin brauchen sie die liebevolle Begleitung von Mama und Papa. Manche mehr, manche weniger.

# Die schwierige Reise ins Schlummerland

Schlafen, das kann jedes Kind von Geburt an – so wie atmen, trinken, schlucken und verdauen. Aber: Kinder können den Prozess dahin nicht lenken. Der Schlaf überrollt sie – oder eben auch nicht. Wie im vorhergehenden Kapitel betrachtet, brauchen Babys einiges für ihren Schlaf – das Zusammenspiel der Hormone können sie nicht steuern. Je älter sie werden und je wacher sie ihre Umgebung wahrnehmen und viele Eindrücke verarbeiten müssen, umso schwerer fällt einigen auch das »plötzliche« Abschalten. Damit ein Kind lernt, in den Schlaf zu finden, braucht es bestimmte förderliche Rahmenbedingungen. Die können wir Eltern durchaus beeinflussen.

> Gute Schlafbedingungen schaffen.

*Doreen ist die Mutter von einjährigen Zwillingen – ihre Söhne schliefen zunächst viel. »Ab dem dritten Lebensmonat fingen unsere Probleme an. In den ersten Wochen war das Schlafen noch kein Thema – die beiden schliefen, ohne dass wir etwas dazu tun mussten. Doch plötzlich fingen unsere Kinder an, sich scheinbar gegen den Schlaf zu wehren. Es dauerte ewig, bis sie ruhig wurden, sie wachten immer wieder auf und rumorten früh am Morgen schon herum. Ich hatte den Eindruck, sie wollten überhaupt nicht einschlafen, obwohl sie doch offensichtlich müde waren. Erst durch eine intensive Beratung von einem Babyschlafcoach lernten wir Eltern zu verstehen, dass es nicht darum geht, dass sie nicht einschlafen wollen, schon gar nicht, um uns zu ärgern – sie konnten es ohne unsere Hilfe schlichtweg noch nicht. In den ersten Säuglingsmonaten hatte der Schlaf sie einfach überrumpelt – oder wir sie sanft in der Federwiege in den Schlaf gelullt. Je älter sie jedoch wurden, desto schwerer fiel es ihnen, abzuschalten und die vielen Eindrücke zu verarbeiten. Und die Wiege wirkte auch nicht mehr. Dank der Beratung begannen wir ihr Verhalten immerhin besser zu verstehen.«*

### Was passiert eigentlich, wenn wir einschlafen?

Aber was geschieht überhaupt im menschlichen Körper, wenn er die Schwelle zwischen Wachsein und Schlaf überschreitet? Dieser komplexe Prozess wird durch Hormone und Botenstoffe gesteuert (siehe auch S. 37, 39f., 103) – natürlich auch schon bei den ganz Kleinen. Eine besondere Rolle spielt dabei der Botenstoff Adenosin: Er wirkt wie ein Treibstoffanzeiger des Körpers – voll, leer, auf Reserve. Sprich: Verbraucht eine Körperzelle Energie, sendet sie den Botenstoff ans Gehirn – das wiederum die Informationen sammelt und Signale sendet, wenn zu viel Energie verbraucht wurde. Man könnte sagen: Müdigkeit ist ein Energiesparmodus. Das Gehirn signalisiert dem Körper: Die Akkus müssen geladen werden. So wie eine Warnmeldung, wenn einem unserer elektronischen Geräte die Ladung ausgeht.

Doch nicht nur diese Vorgänge des Körpers spielen eine Rolle, sondern auch die seelischen. Das kennen wir natürlich alle – wer Sorgen oder Probleme hat oder aufgeregt ist, kann am Abend nur mit Mühe in den Schlaf finden. Müdigkeit allein ist eben nur die halbe Miete. Und bei Babys, für die die ganze Welt noch so neu und so aufregend ist, ist das gar nicht so anders. Die vielen Eindrücke müssen erst einmal verarbeitet werden. Und woher weiß so ein kleiner Mensch überhaupt die Zeichen der Müdigkeit wahrzunehmen?

Es braucht vor allem auch eine sichere und bequeme Umgebung, um angemessen auf die Warnmeldung des Körpers reagieren zu können, also um die Ermüdung zulassen und in den Schlaf finden zu können. Babys checken dabei unbewusst erst einmal die Lage und folgen einem Urinstinkt, der für unsere Steinzeitvorfahren lebenswichtig sein konnte: Droht keine Gefahr? Bin ich sicher? Genau deswegen suchen viele die Nähe von Mama und Papa.

### Müde - oder nur überfordert?

Damit Babys gut schlafen, müssen also viele Faktoren passen. Doch wie erkennen wir Eltern, was genau nicht stimmt? Babys geben durchaus Signale, wenn ihr Energielevel sinkt und jetzt eine gute Zeit wäre für ein Schläfchen – allerdings sind diese häufig sehr subtil und eher zu erspüren als offensichtlich zu erkennen. Doch Sie können durchaus lernen Ihr Kind zu lesen.

Achten Sie auf folgende Anzeichen, die darauf hindeuten, dass es müde ist:

- Ihr Baby wird insgesamt ruhiger, es sucht Nähe und möchte kuscheln.
- Es macht weniger Geräusche, »erzählt« oder gluckst weniger.
- Sein Blick wird glasig, es wendet den Blick ab.
- Seine Gesichtsmuskulatur erschlafft.
- Es reibt sich die Augen, Ohren oder das Gesicht.
- Es gähnt.
- Sein Weinen wird quengelig.
- Es überstreckt und verspannt sich.
- Es verliert die Kontrolle über seinen Kopf.
- Die Augen fallen fast zu, die Augenlider flattern.

Beobachten Sie Ihr Baby über den Tag und am Abend – welche Zeichen fallen Ihnen besonders auf? Je achtsamer Sie die Signale spüren, desto zeitnaher können Sie reagieren. Vielleicht kennen Sie das auch von sich selbst? Man ist irgendwie müde, verpasst aber den richtigen Absprung? Ist der »tote Punkt« dann überwunden, folgt eine eher überdrehte Aufgekratztheit. Und dann fällt das Einschlafen richtig schwer. So geht es auch den Kleinen.

Neugeborene haben ein sehr großes Schlafbedürfnis, so dass ihnen das Einschlafen meist noch nicht so schwerfällt. Die meisten Eltern haben erst ab etwa dem dritten Monat das Gefühl, dass sich ein Schlafproblem entwickeln könnte. Und wer nun die ersten Zeichen erkennt, kann umgehend handeln. Erste Rituale können dabei praktische Helfer sein.

*Die Müdigkeit des Kindes erspüren.*

# Einschlafbegleitung – bewährte Rituale

»Einschlafbegleitung« ist im Trend, einfach nur »Ins Bett bringen« ist out, das belegen die Ergebnisse der schon erwähnten YouGov-Studie der Zeitschrift »ELTERN« aus dem Jahr 2018. Noch im Jahr 2009 verließen knapp zwei Drittel aller Mütter und Väter den Raum, noch bevor ihr Baby eingeschlafen war, aktuell tut das nur noch ein Drittel. Dass Babys gerade in diesen Momenten Nähe brauchen, wissen Eltern heutzutage also meist sehr gut. Einfach nur ins Bett abgelegt haben Eltern auch vor zwanzig Jahren ihre Kinder nicht. Doch in den Schlaf begleitet? Das ist noch relativ neu. Wer den Begriff »Einschlafbegleitung« geprägt hat, lässt sich schwer sagen, das Autorinnen-Duo Danielle Graf und Katja Seide hat ihn jedenfalls mit ihrem Blog www.gewuenschtes-wunschkind.de zu einem Siegeszug verholfen. Auch viele andere Autorinnen wie Nora Imlau oder Susanne Mierau, die sich insbesondere für bedürfnisorientierte Erziehung einsetzen, verwenden diesen Begriff.

*Nicht einfach ab ins Bett!*

Was dieser Begriff meint? Ein Kind in den Schlaf zu begleiten bedeutet, dass die Eltern so lange an seinem Bett sitzen oder neben ihm liegen, bis es eingeschlafen ist. In den ersten Lebensmonaten werden heute viele Babys in den Schlaf gestillt, dazu gleich mehr. An dieses Einschlafstillen (bzw. das Abendfläschchen bei Flaschenkindern) schließt sich die Einschlafbegleitung an – also das Dabeisein, wenn das Kind ohne Fläschchen und ohne mütterliche Brust einschlummert.

Die Studie der »ELTERN« zeigt: 43 Prozent der Babys und Kleinkinder bis zu 18 Monaten brauchen maximal zehn Minuten, um zur Ruhe zu kommen, ein Drittel elf bis zwanzig Minuten. In den ersten Lebensmonaten wird der Säugling tatsächlich oft beim Stillen einschlafen – der Rhythmus muss ja noch gefunden werden. Erst in der dritten Phase, also etwa ab dem dritten Lebensmonat kann ein Baby – abhängig von der individuellen Entwicklung – bewusst in den Schlaf finden. Idealerweise eben mit der Hilfe der Eltern. Sie müssen meist gar nicht so lange bei ihm bleiben. Wichtig: Sie können das Kind dabei streicheln, sein Händchen halten, leise mit ihm sprechen, aber Sie sollten es nicht ansehen. Denn Blickkontakt signalisiert: Hey, ich will etwas von dir, reagier doch!

Diese Begleitung in den Schlaf klingt also in der Theorie deutlich fordernder, als sie im wirklichen Leben ist. Und es gibt einige Wege, die es für alle Beteiligten angenehmer machen. Neun magische Tricks – bewährte Rituale –, die (fast) immer funktionieren:

## Tipp 1: Satt und matt – die Abendmahlzeit

Es ist so naheliegend wie simpel: Ein sattes, müdes Baby schläft auch besonders gut. Das Stillen zur Nacht versorgt das Kleine mit all dem, was es für ein wohliges Einschlafen braucht: Nahrung, Nähe, Wärme, Kontakt, eigene Oxytocin-Ausschüttung und schlafmittelähnliche Substanzen aus der Muttermilch. Rieten die meisten Hebammen Müttern früher, ihren Säugling nur ja nicht gleich nach dem Stillen hinzulegen, sondern das Baby zu wecken, wenn es an der Brust einschlief, ist dies mittlerweile übliche Praxis. Doch sie hat einen Nachteil: Das Baby trinkt und nuckelt sich in den Schlaf – lernt aber eben nicht, allein einzuschlafen. Aber zunächst kann es ein wirksamer Trick sein. Probieren Sie doch aber auch einmal aus, ob das Baby nach der letzten Mahlzeit zwar schläfrig, aber noch ein wenig wach ist und legen es dann in sein Bettchen – vielleicht haben sie dann noch eine weitere Lösung gefunden.

Babys jedenfalls lieben das innige Ritual des Stillens oder des Fläschengebens zur Nacht meist weit über den ersten Geburtstag hinaus. Gerade wenn Kinder auch im zweiten und dritten Lebensjahr gestillt werden, ist dies ein Ritual, das sie ungern aufgeben. Gleiches gilt für das Gute-Nacht-Fläschchen. Kinderzahnärzte sehen das allerdings nicht so gern, plädieren sie doch für Zahnpflege ab dem ersten Zähnchen und gründliches Putzen zur Nacht (und nach der letzten Mahlzeit).

### Jetzt gibt es was auf den Löffel – Hilft Brei beim besseren Schlafen?

Bis zum Ende des vierten Monats sollten Säuglinge laut Kinderärzten voll gestillt werden bzw. ausschließlich Pre-Milch aus der Flasche bekommen. Die Weltgesundheitsorganisation WHO spricht sich sogar dafür aus, dass das bis zum sechsten Monat so sein sollte. Spätestens mit dem siebten Monat sollte Beikost eingeführt werden, da die meisten Babys nicht mehr von Milch allein satt werden. Beikostreif sind Babys dann, wenn sich ab dem fünften Monat ihr Verdauungstrakt und ihre motorischen Fähigkeiten so weit entwickelt haben, dass sie den Brei mit der Zunge vom Löffel bekommen und die festere Nahrung auch verdauen können. Milch gibt es aber weiterhin, denn am Anfang nehmen die Kleinen nur ein paar Kostproben zu sich. Der erste Brei ist mittags ein reiner Gemüsebrei, der nach ein paar Wochen von einem Gemüse-Fleischbrei ergänzt wird. Monat für Monat wird dann eine weitere Mahlzeit eingeführt, ein Vollmilch-Getreide-Brei am Abend ist die nächste Mahlzeit, gefolgt von einem Getreide-Obst-Brei am Nachmittag. Am Morgen – und weiterhin nach Bedarf – wird das Baby noch gestillt oder bekommt Pre-Milch.
Viele Eltern hoffen, dass die Beikost auch für ruhigen Schlaf sorgt, manche Kinder schlafen tatsächlich besser, wenn sie sich satt gegessen haben. Viele Babys jedoch werden weiterhin in der Nacht wach. Daran ändern auch besonders nahrhafte Breis nichts – sie sorgen genau wie Folgenahrungsmilchpulver nur dafür, dass das Baby rasch zulegt, denn sie enthalten mehr Kohlenhydrate und oft auch Zucker.

## Tipp 2: Co-Sleeping – Trick mit Tücken

Wenige Eltern planen wirklich ein Familienbett – wollen also bewusst von Anfang mit dem Baby das Nachtlager teilen. Aber oft ergibt sich vieles ganz anders als ursprünglich geplant. Gerade wenn das Baby in den ersten Wochen so oft wach wird, ist es einfach praktisch, das Kleine zu sich ins Bett zu holen. Und so stellen manche Mütter fest: Wenn sie abends im Elternbett liegend stillen, schläft das Baby am besten ein – und es droht auch kein Aufwachen, wenn der kleine Mensch auf die Matratze gleitet. So lange das Kind sich noch nicht aus eigener Kraft dreht und das Bett breit genug ist, reicht ein Stillkissen als Rundum-Begrenzung, damit es nicht hinausfallen kann.

Aber ist es sicher, das Baby dort einfach auch in der Nacht liegen zu lassen und seinen festen Schlafplatz im elterlichen Bett einzurichten? Raten nicht Kinderärzte von Co-Sleeping ab, weil vor allem junge Babys in einem Erwachsenenbett mit dicken Decken überwärmen und schlimmstenfalls ersticken können, wenn das sorgsame Arrangement im Lauf der Nacht durcheinander gerät?

Verblüffend ist dabei: International wird das durchaus unterschiedlich bewertet. Während der Verband der US-amerikanischen Kinderärzte das »Bed sharing« kritisch sieht, geben die britischen Kollegen grünes Licht, allerdings nur unter bestimmten Voraussetzungen: Die Eltern sind Nichtraucher, stehen beim Einschlafen nicht unter dem Einfluss von Drogen oder Alkohol, und die Unterlage ist nicht zu weich, z. B. ein Wasserbett. Auch bei Frühchen oder kranken Kindern raten Experten vom gemeinsamen Schlaf ab. Betrifft Sie das alles nicht, kann ein Familienbett auf Zeit eine perfekte Lösung sein.

Was auch für gemeinsame Schlafarrangements spricht: In fernöstlichen Gesellschaften wie China und Japan, in denen das gemeinsame Schlafen verbreiteter ist als in Europa, gibt es sogar weniger Fälle von plötzlichem Kindstod. Mögliche Erklärung: Es kann auch riskant sein, wenn ein völlig übermüdeter Elternteil ein Baby auf dem Sofa oder in einem weichen Sessel füttert und dabei selbst einschläft. Denn weiche Unterlagen erhöhen das SIDS-Risiko, und das Baby kann leichter zu Boden gleiten, als wenn es sicher in der Mitte eines breiten Doppelbettes liegt.

Wer sich für ein Familienbett entscheidet, sollte unbedingt darauf achten, dass die gemeinsame Schlafstätte deutlich breiter als ein Standarddoppelbett ist – denn alle brauchen im Schlaf Platz. Eine gute Möglichkeit bieten Beistellbetten (siehe S. 18f.).

*Gemeinsam schlafen ist gut – wenn es allen gefällt.*

## Der plötzliche Kindstod
# SIDS

Sicherheit beim Babyschlaf ist nicht ohne Grund wichtig: Noch immer versterben Babys ohne erkennbaren Grund im ersten Lebensjahr im Schlaf. Die gute Nachricht: SIDS ist sehr selten. In Deutschland betrifft er pro Jahr 0,2 Prozent der Babys – noch 1991 war die Zahl mit 1,9 Prozent deutlich höher. Die schlechte Nachricht: Noch immer wissen die Forscher nicht genau, wie es zum plötzlichen Kindstod kommt. Eine Theorie geht davon aus, dass bestimmte Atemreflexe bei einigen Babys nicht voll ausgereift sind. Einige Risiken sind schon seit den 1990-er Jahren bekannt, daher empfehlen Ärzte den Eltern bestimmte Sicherheitsmaßnahmen für den sicheren Babyschlaf, deren Wirkung seit 30 Jahren belegt ist. Die wichtigsten Empfehlungen der aktuellen Leitlinie der Deutsche Gesellschaft für Schlafforschung und Schlafmedizin (DGSM) lauten (1):

- Das Baby immer auf dem Rücken und im Babyschlafsack schlafen legen (ist das Kleine wach, ist die Bauchlage natürlich erlaubt!).
- Kein Kopfkissen, keine Decken, Kuscheltiere oder Nestchen.
- Am sichersten schläft das Baby im eigenen Bett im Elternschlafzimmer.
- Überwärmung vermeiden.
- Rauchfreie Umgebung.
- Stillen Sie im ersten Lebensjahr, so lange wie möglich ist.
- Bieten Sie Ihrem Kind zum Schlafengehen einen Schnuller an.

## Tipp 3: In den Schlaf genuckelt – der Schnuller

Lange verteufelt – heute begehrt. Schnuller sind beliebt. Aber bei wem? Einige Zeit waren sie verpönt, es hieß, sie würden Zahnfehlstellungen fördern. Mittlerweile gelten Schnuller als besonders sicher für Babys. Wie aus der Leitlinie der Deutschen Schlafmedizin zur Prävention des SIDS hervorgeht (siehe oben), reduziert ein Schnuller das SIDS-Risiko um 60 Prozent. Hebammen und Kinderärzte empfehlen Eltern daher, ihrem Baby einen »Nucki« zu geben.

Das passt oft prima, denn der Saugreflex des Babys ist angeboren und beginnt sogar schon im Bauch – selbst dort nuckeln Kinder schon an ihrem Daumen. Durch das Nuckeln beruhigen sich Kinder nicht nur, er wird auch ein bestimmtes Hormon in Babys Darm ausgeschüttet: Cholecystokinin. Es sorgt dafür, dass das Baby sich satt fühlt und schläfrig wird.

Dieses Gefühl entsteht beim Stillen, kann aber auch eintreten, wenn das Baby an einem Schnuller nuckelt. Kinderärzte und Hebammen empfehlen, in den allerersten Wochen nach der Geburt auf einen Schnuller zu verzichten. Zunächst muss das Stillen gut klappen. Solange das Baby noch nicht ganz selbstverständlich an der Brust trinkt, sollte es nichts anderes zum Saugen bekommen. So kann es nicht zur sogenannten Saugverwirrung kommen. Auch für das Kennenlernen der kindlichen Bedürfnisse ist der Schnullerverzicht am Anfang noch wichtig: Ohne Schnuller können Eltern ein besseres Gespür dafür entwickeln, ob das Kind wirklich Hunger hat oder nur getröstet werden will. Ab etwa einem Monat werden Schnuller empfohlen. Mit einem Schnuller kann das Baby sich nun zunehmend allein beruhigen. Etwa ab dem sechsten Monat, wenn das Kind gezielt greift, kann es lernen, sich selbst den Nuckel zu holen, sollte es ihn verlieren. Eltern sollten den Schnuller dann nicht mehr dem Baby in den Mund geben, sondern den geliebten Schnulli in die kleine Hand legen – es führt ihn dann rasch allein dahin, wo es wunderbar daran saugen kann – in den Mund. Führen Sie ihm dabei erst einmal das Händchen, und zeigen Sie Ihrem Baby, wie es ihn dort hinbringt, wo er hingehört. Mit acht bis neun Monaten kann es sich den Schnuller auch selbst suchen und wieder in den Mund stecken. Manche Eltern deponieren deshalb wahre Schnullersammlungen im Babybett, damit immer einer in Reichweite ist.

*Schnuller – besser als man glaubt.*

Doch nicht jedes Kind möchte einen Schnuller – gerade Stillkinder lehnen sie oft ab. Mamas Brust ist eben doch etwas anderes und wenn dort reichlich genuckelt und getrunken wird, hat das Kind vielleicht einfach keine Lust auf einen Ersatz aus Kautschuk oder Latex. Das sollten Eltern akzeptieren – auch wenn es mit Schnuller manchmal vielleicht einfacher wäre. Aber so ein kleiner Mensch hat eine ganz eigene Meinung – das gilt auch für Minis, die gern an ihrem Daumen lutschen. Hier allerdings drohen starke Zahn- und Kieferfehlstellungen – vielleicht findet sich in diesem Fall doch ein Schnullermodell, das auch Ihrem Baby gefällt. Langfristig gilt bei Schnullern: Der Zweck heiligt die Mittel – für Babys und Kleinkinder ist ein Schnuller durchaus sinnvoll, wenn das Baby so besser schläft und seinem Saugbedürfniss nachkommen kann. Allerdings muss so ein Schnuller auch wieder abgewöhnt werden – aber das ist ein anderes Thema. Ein Schnuller sollte wie ein Medikament dann eingesetzt werden, wenn es einen Bedarf gibt, und in Maßen.

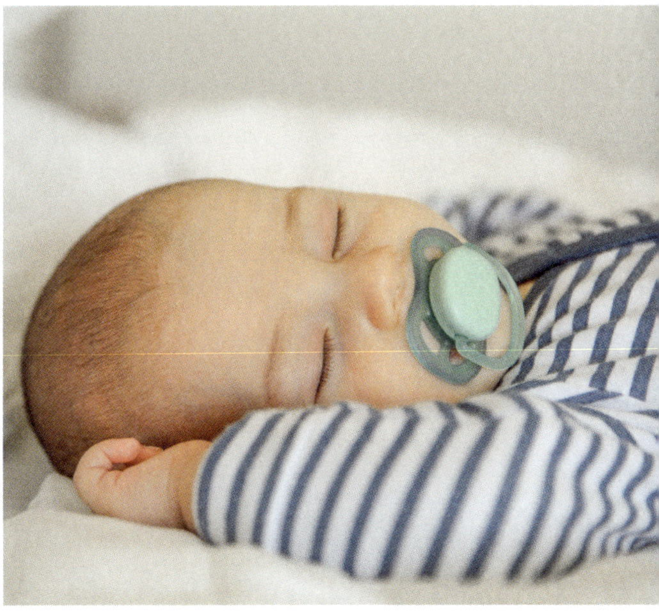

## Tipp 4: Mama, du bist so dufte

Ein Baby duftet unglaublich gut – aber nicht nur Eltern können ihren Nachwuchs im wahrsten Sinne des Wortes gutriechen – auch Babys lieben Mamas Geruch. Genau wie der Tast- und Geschmackssinn ist der Geruchssinn bereits bei der Geburt ziemlich gut ausgeprägt. Und dadurch können sich Winzlinge schon ein wenig im Nahbereich orientieren – und ihre winzige Nase erschnuppert in den ersten Minuten: Hier riecht es vertraut. Jedenfalls dann, wenn es bei Mama auf dem Bauch liegen darf. Im Mutterleib hat es über das Fruchtwasser den speziellen Geruch seiner Mutter wahrgenommen. Und dieser vertraute Dufterleichtert ihm die Orientierung in der noch unbekannten Welt.

Jeder Mensch hat einen eigenen unverkennbaren Eigengeruch. Diese olfaktorische Signatur wirkt auf das Baby wie eine vertraute »Duftmarke«. Mütter und Babys haben hier noch einen uralten Instinkt bewahrt. Sie können sich gegenseitig anhand ihres Duftes wahrnehmen. Mütter können am Geruch erschnüffeln, in welches Tuch ihr Baby eingewickelt war und auch Kinder erkennen ihre Mama an ihrem speziellen Duft. Er hat zudem eine beruhigende Wirkung auf die Kleinsten. (2)

Und weil Mama so herrlich und einzigartig duftet, können Sie dies als Eltern für einen Einschlaftrick nutzen – legen Sie ein getragenes T-Shirt mit ins Babybett, dann fühlt es sich besonders geborgen, auch wenn Sie vor dem Schlafengehen noch in einem anderen Raum sind.

## Tipp 5: Mach das lauter, ich kann nicht schlafen!

»Psst, das Baby schläft.« Wir alle kennen diesen Spruch – doch dabei ist es so, dass die meisten Babys gar keine mucksmäuschenstille Umgebung brauchen oder mögen. Ganz im Gegenteil: Sie fühlen sich sicher, wenn sie ihre Eltern mit allen Sinnen wahrnehmen. Dazu gehört Mamas Duft, andere vertraute Gerüche (siehe oben), aber auch eine gewohnte Geräuschkulisse. Babys lassen sich nämlich lieber von vertrauten Geräuschen in den Schlaf säuseln als von absoluter Stille. Vor der Geburt haben sie all die Geräusche aus dem Körper ihrer Mutter gehört, das Schlagen ihres Herzens, das Rauschen des Blutes. Sie lauschten Papas Stimme, zappelten ein wenig zu Hard Rock oder Ariana Grande. Und jetzt plötzlich eine absolute Stille? Och, das ist aber eher unheimlich. Wie sehr Babys – schon unmittelbar nach der Geburt und oft bis ins zweite Lebensjahr hinein – eine klangvolle Hintergrundkulisse lieben und wie beruhigend das auf sie wirkt, finden Eltern meist nur durch Zufall heraus. Sie saugen den Wohnzimmerteppich – und ganz plötzlich schlummert das eben noch unruhige Kind tief und fest. Nicht nur der Staubsauger, auch ein Föhn, eine Waschmaschine oder Handy-Apps produzieren so genannte »White Noise« – solch ein monotoner Sound erinnert gerade Neugeborene an die vertraute Geräuschkulisse im Mutterleib und hilft ihnen loszulassen.

## Tipp 6: Sing mir was

Musik ist magisch: Britische Forscher des Great Ormond Hospital in London konnten nachweisen, dass Wiegenlieder Kinder tatsächlich körperlich beruhigen. Die sanften Melodien lassen Kinder gleichmäßiger und tiefer atmen – dadurch wird die Herzfrequenz ruhiger und mehr Sauerstoff gelangt ins Blut. Das hat sogar heilende Wirkung, wie die Wissenschaftler feststellten. (3) Aber auch ohne diesen Effekt zu kennen, schwören Eltern seit Urzeiten auf die beruhigende Wirkung von Schlafliedern, deren Melodien nicht zufällig oft besonders monoton sind. (4) Ihr Rhythmus ist meist sehr wiederholend – genauso wie es schaukeln oder wiegen auch sind. Und so lullen sie Baby in den Schlaf. Ein bewährtes Mittel, auf das schon die Ammen im Mittelalter zurückgegriffen haben.

Sie selbst sind nicht textsicher und können nur »La-le-lu« und den Anfang von Brahms »Wiegenlied«? Keine Sorge – es ist egal, ob Sie »Guten Abend, gute Nacht« oder »Enter Sandman« von Metallica summen – ob Sie eine Stimme haben, mit der Sie in einer Casting-Show gewinnen, oder nur jeden dritten Ton treffen – Hauptsache, es ist Mamas oder Papas Stimme!

Mein Song für dich, Baby!

## Tipp 7: Ins Bett gehüpft

Wogende Wellen beruhigen die Seele. Und Säuglinge? Die lieben schaukelnde Bewegungen, ganz ohne davon seekrank zu werden. Kein Wunder, denn vor der Geburt war ihre Welt fast immer schwungvoll – bewegte sich ihre Mutter, wurde das Ungeborene im Mutterleib geschaukelt. Also eigentlich klar, dass sie dieses Gefühl so lieben. Auch das ahnen Eltern oft instinktiv, tragen ihr Baby im Arm, wippen ein wenig und merken, wie rasch ein Entspannungseffekt auftritt. Also legte man früher Winzlinge in eine Wiege – und auch heute klappt das oft noch sehr gut.

Alle Schaukelbewegungen sind bei den Kleinen meist sehr beliebt, das Rollen im Kinderwagen, das Hin- und Herschieben im Stubenwagen, die schaukelnde Nähe im Tragetuch oder ein ganz ruhiges Hüpfen auf einem Gymnastikball – alle regelmäßigen Schaukelbewegungen bringen Babys verlässlich zur Ruhe.

Aber auch hier gilt – nicht übertreiben. Wenn Ihr Baby ein wenig Schwung zum Schlummern braucht und dadurch Entspannung findet – wunderbar. Gerade Neugeborene kommen so sehr gut zur Ruhe. Je aktiver das Baby dann aber selbst wird, desto weniger mag es oft noch weitere Bewegung. Schwierig wird es auch, wenn das Baby sofort wieder wach wird, sobald die Bewegung nachlässt – Dauerschaukeln geht natürlich nicht.

# Tipp 8: Gute-Nacht-Wellness

Erst ein abendliches Bad, dann noch eine schöne Massage und dann unter die Laken schlüpfen und laaaange schlafen. Herrlich. Wellness ist wunderbar entspannend. Auch schon für Babys. Gerade die Schwerelosigkeit des Wassers, kombiniert mit der Wärme, lullt herrlich ein und macht müde. Grundsätzlich brauchen Babys im ersten Lebensjahr nur einmal wöchentlich ein richtiges Bad, es sei denn, dass sie sich sehr schmutzig gemacht haben – etwa beim Spielen im Sand oder bei einem Windel-Malheur.

Auch Massieren tut Ihrem Baby gut.

Ein spezieller Badezusatz ist für die zarte Babyhaut nicht nötig, sie würde sie nur austrocknen. Ideal ist für das Babybad eine Temperatur von 37° – gebadet wird es am besten in der Babybadewanne oder gemeinsam mit Mama oder Papa in der Badewanne – auf deren Bauch. Das Badezimmer ist angenehm warm, etwa 23 bis 25°. Nach fünf bis zehn Minuten hat das Kleine genügend gebadet.

Ein abendliches Bad ist bei manchen Babys so beliebt, dass es für viele Familien zum festen Abendritual gehört (siehe S. 109f.). Nach dem Badefest wird das Kleine schnell in ein großes Handtuch gehüllt und gut abgetrocknet. Eine kleine Massage im Anschluss mögen viele Kinder sehr gern. Eine spezielle Hautcreme ist in den ersten Lebensjahren nur dann nötig, wenn die Haut sehr trocken ist – sprechen Sie hier auf jeden Fall mit der Hebamme oder dem Kinderarzt, gerade dann, wenn in der Familie ein Allergierisiko besteht und es eine Neigung zu Neurodermitis gibt. Ansonsten sind auch Hautöle extra für die Babyhaut empfehlenswert, die beim Massieren für weitere Entspannung sorgen.

Erst ein Bad, dann schön eingekuschelt werden, eine kleine Geschichte hören oder ein Buch betrachten – und dann noch ein Gute-Nacht-Lied und einen Kuss von Mama und Papa – wäre das eine abendliche Routine, die Ihnen gefallen würde? Und Ihrem Baby? Probieren Sie es aus ...

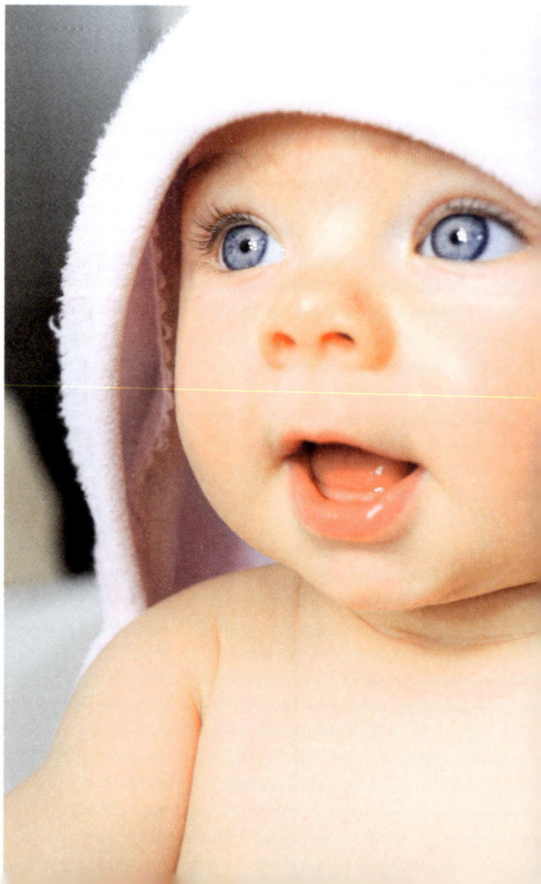

# Tipp 9: Gut umhüllt oder zu beengt – das Pucken

Das friedliche Baby, fest in Tücher verpackt – eine Darstellung, die wir jedes Jahr zu Weihnachten bewundern können. Früher war es üblich, einen Säugling fest zu verpacken. Mexikaner nennen sie die »Burrito-Babys«, weil die gepuckten Kleinen aussehen wie Tortilla-Taschen. Auch in Deutschland ist das Pucken in den letzten Jahren wieder populär geworden, vor allem für Babys in den ersten drei Lebensmonaten. Dabei werden Säuglinge in ein festes, nicht dehnbares Tuch eingeschlagen, damit sie sich auf diese Weise beruhigen und einschlafen. Tatsächlich scheinen manche Babys das Gefühl der Enge zu mögen, weil es sie an die Geborgenheit im Mutterleib erinnert. Und für viele gestresste Familien ist diese Methode ein Segen. Motorisch unruhige Babys mit ausgeprägten Reflexen können auf diese Weise oft am besten beruhigt werden. Wichtig ist allerdings, dass man sich die richtige Wickeltechnik professionell zeigen lässt.

Was früher gut war, kann nicht schaden? Es gibt allerdings auch einige Experten, die gar nichts von der neuen, alten Technik halten – auch wenn sie wirkt.

*Ralph Frenken, Kinder- und Jugendpsychotherapeut aus Darmstadt meint dazu: »Ich sehe im strammen Wickeln eines normal entwickelten Babys eine unzulässige Einschränkung seiner Bewegungsfreiheit. Nur ganz am Ende der Schwangerschaft ist das Ungeborene extrem beengt. Und es ist reine Spekulation, dass es sich in diesem Zustand besonders wohl fühlt. In den Monaten zuvor hat es viel Freiraum und bewegt sich andauernd. Es trainiert seinen Körper und seine Psyche. Es ist auch nicht klar, ob die einschläfernde Wirkung des Wickelns überhaupt positiv zu sehen ist oder ob es sich um einen archaischen Schutzmechanismus handelt.«*

Das Baby beruhigt sich also gar nicht wirklich, sondern stellt sich wie so manches Säugetier in Gefahr einfach tot und verharrt in dieser Stille, erklärt der Experte.

Auch manche Kinder- und Jugendärzte sehen das Pucken nicht gerne: Sie warnen vor möglichen Folgen wie gefährlicher Überwärmung und eingeklemmten Nerven.

### Eine gute Alterative: Pucksäcke

Ein guter Kompromiss und eine verträgliche Alternative zum strammen Tuch sind so genannte Pucksäcke, die sowohl Geborgenheit als auch Bewegungsfreiheit geben.

Manche Babys mögen es eng.

Es gibt dabei verschiedene Modelle, sie kombinieren die Enge des Puckens mit mehr Bewegungsfreiheit. Bei sehr kleinen Säuglingen sind auch die Arme noch mit im Pucksack verstaut, nach wenigen Wochen aber brauchen die Kleinen mehr Bewegung und sollten ihre Händchen auch selbstständig bewegen dürfen.

Statt dem strammen Wickeln kann man auch ein loses Deckenpäckchen anlegen, in dem das Kind die Ärmchen über der Brust kreuzt – im Winter in einer Wolldecke, im Sommer in einem leichten Baumwolltuch.

# Nur mit Mama? Warum Trainerwechsel gut tut

Es gibt Phasen in Babys Leben, in denen das Einschlafen anstrengender ist als sonst. Weil Zähne kommen, weil ein Entwicklungsschub die gesamte Aufmerksamkeit fordert, weil es draußen zu heiß ist oder eine ungewohnte Situation – Urlaub, Umzug, Familienfest – den Rhythmus durchbricht. Nach dem Motto »Viel hilft viel« versuchen viele Eltern dann, im Schnelldurchlauf alle möglichen Hilfsprogramme abzuspulen – und wundern sich, wenn das Kind immer übermüdeter wird, aber erst recht nicht zur Ruhe kommt.

Wer immer wieder neue Impulse schafft und noch einen weiteren magischen Trick aus dem Hut zaubert, sorgt damit für das Gegenteil: Das Baby hat zu viele neue Eindrücke und eine Reizüberflutung entsteht.

*Wenn alles zu stressig wird: Eine Auszeit nehmen.*

Bleiben Sie stattdessen bei der bewährten Methode, signalisieren sich aber gegenseitig, wenn einer nicht mehr kann. Hat Mama bereits eine Stunde lang vergeblich versucht, das überreizte Baby zu beruhigen, ist ein Trainerwechsel angesagt. Denn je ungeduldiger ein Elternteil wird, desto unruhiger werden alle Beteiligten. Bei Alleinerziehenden oder wenn ein Elternteil viel außer Haus ist, hilft in schwierigen Phasen vielleicht gelegentlich eine Oma, ein Patenonkel oder eine andere Person, mit der das Baby vertraut ist.

Wer selbst übermüdet ist und das Gefühl hat, kein gutes Elternteil zu sein, weil das Baby doch so unruhig ist, braucht selbst eine Auszeit. Was neben dem Trainerwechsel für Erwachsene noch hilfreich ist? (Mehr dazu auf Seite 101f.).

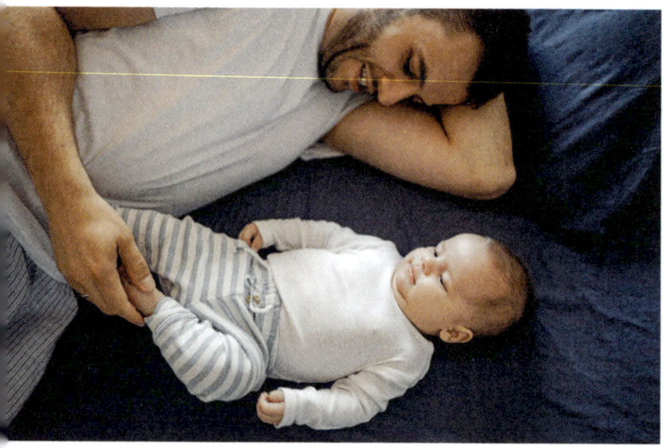

Und noch etwas ist wichtig: Ein Baby in den Schlaf zu begleiten, auch wenn es mal länger dauert, erfordert keine stundenlange, ungeteilte Aufmerksamkeit am Stück. Sie können den Prozess durchaus mit einer Tätigkeit verbinden, die Ihnen selbst Ruhe gibt: sich Kurzgeschichten ausdenken, im Nachtmodus auf dem Smartphone lesen, meditieren. Wichtigstes Mantra: Ich bin nicht dafür verantwortlich, dass das Baby schläft, das muss es alleine lernen. Ich sorge dafür, dass es ihm gut geht und es sich so sicher und geborgen fühlt, dass es loslassen kann und Ruhe findet.

# So findet Ihr Baby selbst in den Schlaf:

»Mein Kind hat gar kein Problem mit dem Schlaf – nur mit dem Einschlafen, denn dabei müssen wir immer helfen.« Das sagen sich viele Eltern. Die genannten magischen Tricks sind gute Ideen, um die angespannte Lage erst einmal zu beruhigen. Aber langfristig sollten Sie ein Ziel haben: Das Baby muss eigenständig in den Schlaf finden. Doch wird das Ganze ein Marathon oder ein Kurzstreckenlauf? Das kommt auf das Baby an. Um selbst in den Schlaf zu finden, muss jeder kleine Mensch seine eigene Methode entwickeln. Mama und Papa können es dabei liebevoll begleiten, indem sie sich über folgende Wesensmerkmale ihres Kindes klar werden:

**Nähe:** Wie groß ist das Nähebedürfnis unseres Kindes?

Die ersten Wochen sind Säuglinge Traglinge – sie lieben engen Körperkontakt und möchten gern nahe bei Mama und Papa sein. Das Baby nimmt seine Umgebung immer mehr wahr und möchte immer mehr teilhaben – es muss aber nicht immer beschäftigt werden. Je »wacher« Ihr Kind wird, je mehr es aus seiner Umgebung aufnimmt und je aktiver es wird, umso mehr kann es sich durchaus tagsüber auch allein beschäftigen.

Was passiert, wenn nichts passiert auf der Krabbeldecke? Einige Babys betrachten lange ihre eigenen Hände, andere versuchen neue Dinge – etwa drehen, wippen und vieles mehr.

Rituale führen Ihr Kind zur Ruhe.

Kleine Auszeiten – wobei die Eltern natürlich in der Nähe sind – zeigen dem Kind: Hey, ich kann mich alleine beschäftigen. Gezielte kleine Ruheinseln sind eine Form der gepflegten Langeweile, die Babys guttun.

**Ruhe und Anregung:** Wie ist die Balance aus Ruhe und »Action« im Alltag? Und am Abend?

Kinder lieben Rituale, also immer wiederkehrende feste Muster. Rituale geben Halt und Struktur. Ein Abendritual signalisiert dem Baby nach einem langen Tag – nun kommt die Ruhezeit. Dazu gehören nicht nur Baden, eine kleine Geschichte und ein bekanntes Lied. Es muss kein großes Programm sein, sondern alles erfolgt jetzt im Energiesparmodus. Es wird dunkel und ruhig. Sprechen Sie mit ruhiger Stimme, bleiben Sie zur Einschlafbegleitung (siehe S. 51f.) bei Ihrem Kind, aber spielen oder toben Sie nicht mit ihm. Am Abend ist es langweilig. Und wer nun einschläft, verpasst gar nichts. Vielleicht erzählt sich Ihr Baby selbst etwas, nuckelt am Schnuller oder betrachtet ein kleines Nachtlicht? Alle unnötigen Aktivitäten sind in der Nacht tabu.

Interview

# »Jedes Kind schläft, wenn es soweit ist.«

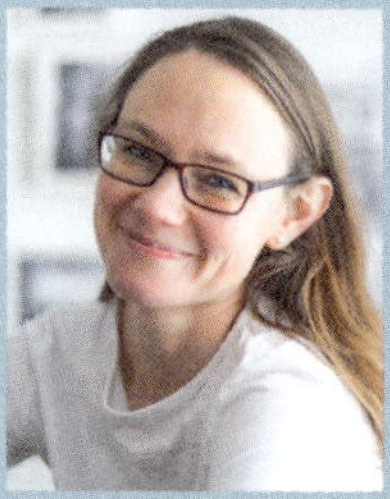

INKE HUMMEL

Familienberaterin und Autorin

Inke Hummel ist Pädagogin und Familienberaterin und beschreibt sich auch als Bindungslotsin. Die Mutter von drei Kindern hat sich insbesondere auf die Begleitung von Familien im Babyjahr und im Kindergartenalter bis hin zu den Grundschuljahren spezialisiert. Inke Hummel hat ein Kinderbuch und den Ratgeber »Miteinander durch die Pubertät« veröffentlicht. Mehr von Inke Hummel unter www.inkehummel.de.

*Was belastet Eltern am meisten, wenn ihr Kind schlecht einschläft?*
Viele Eltern sind unsicher und haben das Gefühl, sie würden etwas falsch machen, wenn ihr Baby nicht zur Ruhe kommt. Sie erwarten zu viel von sich und ihrem Kind und setzen sich so unter sehr viel Druck. Aber einschlafen funktioniert nicht auf Knopfdruck. Stattdessen gilt: Jedes Kind schläft, wenn es soweit ist. Wir können es dabei unterstützen, den Weg zur Ruhe zu finden.

*Wie können Eltern denn unterstützen?*
Es ist wichtig, nicht gleich von einer schlimmen Störung auszugehen, wenn das Baby abends nicht schnell einschläft. Ein Baby muss ja viel lernen. Den Kopf hochhalten, greifen, kommunizieren. Genauso muss es eigene Wege finden, um zur Ruhe zu kommen. Einige Kinder brauchen eine längere Einschlafbegleitung, andere nicht. Einige Babys baden am Abend gern, andere lieben Lieder und viel Nähe. Vor allem der Zeitpunkt ist wichtig. Auf die Signale des Babys achten und es nicht übermüden lassen.

*Aber was, wenn das Kind hellwach im Bettchen liegt nach dem Einschlafritual?*
Dafür kann es viele Gründe geben. Hat es am Tag zu viel geschlafen? Sucht es gerade sehr viel Nähe? Manche Kinder wollen am Abend nicht mehr zu viele neue Impulse. Ein aufwändiges Programm ist ihnen vielleicht zu viel. Ist das Kind im Bett wach und weint nicht, dann kann ich das Licht dimmen, vielleicht ein Gute-Nacht-Lied summen und beim Kind liegen.

*Am besten in einer gemeinsamen Schlaflandschaft?*
Das ist für manche Familien eine gute Lösung, aber nicht für jede. Es muss auch auf die Bedürfnisse der Erwachsenen geachtet werden und es gibt Eltern, die sich mit einem Bett für alle unwohl fühlen. Dann muss ein Weg gefunden werden, der für alle passt. Es gibt aber auch ganz kleine Kinder, die gern allein schlafen und gern für sich sind. Wichtig ist für das Kind, dass es weiß, dass Mama oder Papa jederzeit kommen, wenn es weint.

Darum sollten Eltern bei Kindern, die im eigenen Zimmer schlafen, die Tür auflassen und eventuell auch eine App oder ein Babyfon nutzen, damit sie rasch reagieren können.

*Und wenn das Kind schon beim Einschlafen weint?*

Dann sollte es nicht allein sein. Manchmal hilft ein neues Einschlafritual. Aber bitte nicht ständig wechseln, sondern das dann für eine Weile konsequent einhalten – ich empfehle einen Zeitraum von drei Wochen. Dabei unbedingt Notizen machen. Gerade wenn das Einschlafen oft als problematisch empfunden wird, ist ein Schlafprotokoll sehr wichtig. Manchmal täuscht die Erinnerung: Man erinnert sich eher an die Nächte, in denen der Weg schwierig war, als an die, in denen alles rund lief.

*Wie finden Eltern heraus, warum das Baby überhaupt schreit?*

Eltern sollten sich immer klar machen, dass Weinen gerade für jüngere Babys die einzige Kommunikationsform ist. Wenn es weiß, dass seine Eltern bei ihm sind und signalisieren: ›Hey, du bist nicht allein‹, dann tut das Schreien vielleicht gut. So, wie wir uns manchmal etwas von der Seele reden müssen. Wichtig ist sensibles Hinhören und Einfühlen – wir Großen kennen es auch, dass wir kurz vor dem Einschlafen das Bedürfnis haben, den Tag zu verarbeiten. Eltern kennen ihr Kind besser und können schon gut hören, um welche Art von Weinen es sich handelt. Es ist ein Unterschied, ob ein Baby sich in den Schlaf wimmert oder ob es laut und verzweifelt weint. Das wimmernde Kind braucht vielleicht gerade das Gefühl, selbstwirksam Geräusche machen zu können und kommt so in den Schlaf, wenn es die Sicherheit der Eltern spürt. Aber das Verzweifelte braucht unbedingt Trost.

*Es gibt Eltern, die haben das Gefühl, dass das Einschlafen zum Machtspiel wird.*

Babys machen noch keine Pläne. Sie brauchen das Signal, dass sie immer unterstützt werden. Sind die Eltern nervös oder gar wütend, spüren die Kinder das. Dann sollte überlegt werden, wo genau das Problem liegt, was geändert werden kann. Hier kann Unterstützung von außen sehr wichtig sein.

*Wie kann die konkret aussehen?*

Es kann wunderbar sein, wenn es einfach Entlastung im Alltag gibt. Die Oma, die mit dem Baby spazieren geht, damit die Mutter schlafen kann. Aber manchmal kann eine Schlafberatung helfen, manchmal haben auch gute Freunde eine Idee. Wichtig ist es, immer eine eigene Lösung zu finden. Gut ist immer das, was jetzt hilft, an diesem Abend, in dieser Phase. Gerade wenn das Ein- oder Durchschlafen nicht einfach ist, dann gilt es vor allem, einen Kreislauf zu durchbrechen. Wenn das Baden gerade jetzt so wunderbar wirkt – dann ist es genau das Richtige. Das Kind reift, sein Schlafverhalten wird sich auch immer wieder verändern. Und Einschlafhilfen können auch sanft wieder entwöhnt werden. Schläft mein Kind nur ein, wenn ich es in der Wiege schaukle, so kann ich die Zeit des Schaukelns beispielsweise nach und nach reduzieren. Absolute Harmonie darf man da nicht erwarten. Aber es gilt, das Kind so anzunehmen, wie es ist – und dazu gehört auch sein Schlaftyp. Es wird nicht unbedingt eines Nachts alles perfekt. Aber es wird irgendwann annehmbar sein. Das ist schon viel.

Nur der Mann im Mond schaut zu

# Schon wieder wach?

**Tiefe entspannte Atemzüge, das kleine Babygesicht so friedlich – endlich ist es eingeschlummert. Zeit auch für Mama und Papa schlafen zu können. Aber wie lange nur? Wird der Winzling wieder viel Hunger haben oder schlecht träumen? Es gibt Babys, die sind nachts ziemlich munter. Immer wieder melden sie sich und finden nicht wieder selbst in den Schlaf. Was also tun, wenn das Kleine in der Nacht immer wieder wach wird?**

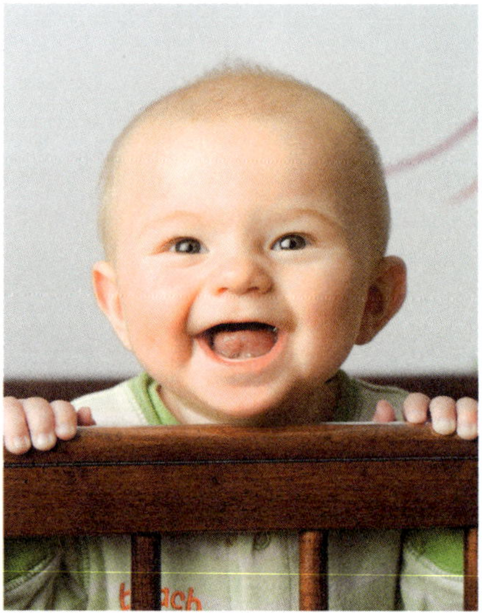

Wenn die kleinen Babys schlafen ... ja wenn! Einige kleine Menschen tun sich mit dem Thema Schlaf schwer. Oft ist das Einschlafen problematisch. Ist der Mini dann nun endlich im Land der Träume, seufzen viele Eltern erleichtert und schlüpfen selbst bald unter die Decke. Andere aber legen sich nur mit einem Gedanken hin: »Wie kurz werde ich schlafen?«

*Julia, Mutter eines dreijährigen Sohnes, kennt das nur zu gut. »Schlafen war von Anfang an problematisch. Mein Kleiner fand nur in den Schlaf, wenn er unsere Nähe spürte. Das war anstrengend, aber wir wechselten uns ab. Problematisch war für uns aber vor allem, dass er in der Nacht so oft Hunger hatte oder einfach munter war. Nie mehr als zwei Stunden am Stück schlafen, das war echt hart. Vor allem aber war mein Schlaf so leicht, weil ich ja immer dachte, er würde sich eh gleich wieder melden.«*

Eine durchgewachte Nacht ist hart. Da hätten wir Eltern vielleicht nichts gesagt – aber es ist ja nicht nur eine, sondern es sind oft sehr, sehr viele Nächte, in denen ein kleiner Mensch uns um den Schlaf bringt. Und genau darum ist es wichtig, sich zu fragen: Wieso schlafen Babys mit so vielen Unterbrechungen? Oder kommt es uns Eltern nur so vor?

## Von wegen Murmeltier: Es ist nur eine Phase, Hase

Neunzig Minuten – so lange dauert nicht nur ein Fußballspiel, sondern auch eine Schlafphase beim Erwachsenen, in der sich Traumschlaf (REM-Schlaf), Halbschlaf und Tiefschlaf abwechseln (siehe auch S. 40). Auch wenn es sich am nächsten Morgen so anfühlen mag, ist Schlaf nie aus einem Guss, sondern immer von kleinen Wachphasen durchsetzt – das sind genau die Zeiten, in denen wir Erwachsenen je nach Gemütsverfassung entweder einmal kurz die Position wechseln und uns ins Träumeland zurückbeamen oder plötzlich wach liegen und grübeln. Etwa, wenn wir am nächsten Tag ein Vorstellungsgespräch haben oder überlegen, ob wir für das große Essen im Familienkreis auch wirklich alles eingekauft haben.

Anthropologen und Historiker gehen sogar davon aus, dass die Vorstellung einer »durchgeschlafenen« Nacht noch gar nicht so alt ist. Eine Studie der US-amerikanischen Virginia Tech University brachte ans Tageslicht: Bis ins 17. Jahrhundert schliefen Menschen nur selten acht Stunden am Stück, sondern eher in kürzeren Häppchen über zwölf Stunden hinweg und waren damit näher an ihrer eigentlichen biologischen Prägung, als wir es heute sind. (5) Ein nächtlicher Zwei-Phasen-Schlaf war absolut üblich und die Pause dazwischen verbrachten Menschen nicht zwingend im Bett. Sie gingen vielmehr allen möglichen Alltagstätigkeiten nach, legten Holz im Herd nach, nähten, bereiteten Mahlzeiten vor oder hatten Sex, – wobei sie für Letzteres praktischerweise bleiben konnten, wo sie waren. Warum man damals aufstand, wenn eine Schlafphase in die andere überging? Der Historiker Roger Ekirch hat dazu verschiedene Erklärungsansätze: Zum einen waren die Tage laut und hektisch und auch in der Nacht gab es nur wenige wirklich ruhige Stunden: Zeit, in der man sich ruhig unterhalten konnte, Zeit zum Lesen (soweit das Kerzenlicht das erlaubte) und Zeit für Zweisamkeit. Der andere Ansatz ist eher den Lebensumständen geschuldet: Viele Menschen konnten bestimmte Aktivitäten, etwa die Ausübung ihres Glaubens, lange nur im Geheimen verfolgen. Da bot sich die Nacht an. (6)

*Durchschlafen ist eher ungewöhnlich.*

Die Einteilung der Nacht in zwei Schlafphasen geriet mit der Industriellen Revolution in Vergessenheit. Die Grunde dafür sind einleuchtend: Die Menschen gingen später ins Bett, da sie dank des Siegeszugs des künstlichen Lichts weniger auf die Natur angewiesen waren und ihren Tages- und Nachtrhythmus mehr an äußere Umstände wie lange Arbeitszeiten in Fabriken und andere Notwendigkeiten anpassten.

Überbleibsel dieser anderen, früheren Taktung sehen wir heute noch, wenn wir an die nächtlichen Stundengebete in Klöstern denken oder über die Landesgrenzen hinaus schauen – so ist es in Südeuropa bis heute üblich, dass auch Erwachsene einen Teil ihres Schlafbedürfnisses bei der nachmittäglichen, ausgedehnten Siesta befriedigen, während der Nachtschlaf kürzer ist.

Nicht durch andere verunsichern lassen.

In diesen Erkenntnissen liegt auch die beste Antwort auf die Frage, die allen jungen Eltern durchaus wohlmeinend gestellt wird: »Schläft es schon durch?« Die einzig richtige Antwort lautet: »Was genau verstehst du unter durchschlafen?« Denn je kleiner ein Kind ist, desto kürzer sind seine Schlafzyklen, und desto schwerer fällt es ihm, sie miteinander zu verbinden. Deshalb ist es auch keine Schlafstörung, wenn ein Baby nachts alle paar Stunden oder sogar häufiger wach wird. Sondern die natürlichste Sache der Welt. Und anders als die motorische Entwicklung, das Wachstum oder Sprechenlernen ist der Weg zur durchgeschlafenen Nacht kein Entwicklungsprozess, der von selbst abläuft, sondern etwas, das Kinder üben müssen. Und dabei brauchen sie unsere Unterstützung.

### Alles eine Frage der Sichtweise?

*Auch Anja, Mutter von zwei Kindern, heute zwei und vier Jahre alt, hat eine Weile gebraucht, um zu verstehen, dass »Durchschlafen« kein normaler Entwicklungsschritt ist. Sie erzählt:*

*»Als meine große Tochter vier Monate alt war, war ich unendlich müde. Jede Nacht wurde sie alle zwei bis drei Stunden wach. Und ich natürlich auch. Meist wollte sie gestillt werden, manchmal wohl auch einfach spüren, dass wir da sind. Aber das war so anstrengend. Und dann saß ich beim Treffen der Krabbelgruppe und prompt fragte eine Mutter: ›Schlafen eure eigentlich schon durch?‹ Durchschlafen? In dem Alter? ›Aber ja, macht meiner eigentlich immer‹, erzählte eine Mutter. Und die nächste: ›Ja, sie bekommt abends ihr Fläschchen und ist dann zufrieden bis morgens um sieben.‹ Ich sah meine Tochter an und merkte, dass ich neidisch wurde. Wieso konnte mein Kind nicht auch so gut schlafen? Wie schafften das die anderen Mütter? Machte ich etwas falsch? Oder stimmte das alles vielleicht auch gar nicht so genau?*

*Andererseits: Meine Schwiegermutter meinte ja auch schon die ganze Zeit, ich solle zufüttern, damit die Kleine besser schliefe.«*

*Eine Woche später traf sich Anjas Gruppe erneut. »Ich war inzwischen wirklich total übermüdet und frustriert und irgendwie hatte ich auch das Gefühl, es einfach nicht hinzubekommen mit meiner Tochter. Ich war einfach zu erschöpft, um mich weiter zu schämen, und wollte das Geheimrezept der anderen so gern wissen. Also fragte ich die andere Mutter, die doch alles so gut im Griff hatte: ›Wie schaffst du es bloß, dass dein Sohn nachts keinen Hunger hat?‹ Da guckte sie mich erstaunt an. ›Na, wenn er Hunger hat, meldet er sich. Ich drehe mich um, stille ihn und dann schlafen wir weiter.‹ Ich war total erstaunt. Dann schlief ihr Kind doch gar nicht durch – oder jedenfalls nicht so, wie ich es mir immer vorgestellt hatte! Plötzlich wurde mir klar, dass wir vielleicht gar nicht das Gleiche unter Durchschlafen verstehen.«*

Vielleicht ist das Schlafen am Stück auch eine Fata Morgana? Denn nur sehr, sehr wenige Kinder finden im ersten Lebensjahr wirklich sofort wieder selbst in den Schlaf, nachdem sie aufgewacht sind. Trotzdem hält sich die Idee vom Durchschlafen. Eine Fata Morgana aber ist ein Trugbild und die Geschichten vom Durchschlafen, so wie in Anjas Gruppe, oft moderne Elternfolklore. So glaubhaft wie der sofortige Gewichtsverlust von Mamas direkt nach der Geburt. Solche Märchen stimmen fast nie – abnehmen dauert genauso wie das Schlafenlernen.

Warum hält sich der Mythos, dass Babys schon im ersten Lebensjahr durchschlafen müssten? Der Kinderarzt Herbert Renz-Polster erklärt das damit, dass in Ratgeberbüchern und Artikeln oft veraltete Theorien wiedergegeben werden. Demnach kämen Säuglinge spätestens mit sechs Monaten mit einer zehnstündigen Nachtruhe ohne Mahlzeit aus. Begründet werde dies damit, dass dann der Stoffwechsel des Kindes schon stabil sei und ein Kind keine nächtlichen Kalorien mehr brauche. Rein körperlich ist das richtig, betont der Kinderarzt. Vergessen seien jedoch individuelle Bedürfnisse – zum einen haben Kinder sehr unterschiedliche Sättigungsgefühle und rein evolutionstechnisch sei es klug, lieber ein wenig mehr zuzulegen. Zum anderen aber wachen Kinder nicht nur auf, weil sie Hunger haben. Viel mehr liegt es an den Schlafphasen, am Wunsch nach Nähe. (7)

Und genau hier finden wir die Antworten darauf, wie der Nachtschlaf am Stück gelingt: Warum wacht das Kleine auf und wie können wir es dabei unterstützen, wieder zur Ruhe zu kommen?

### Fakten statt Mythen:

## Wissenswertes rund um das Durchschlafen

- Die Mehrzahl der Babys wacht im gesamten ersten Lebensjahr in praktisch jeder Nacht mindestens einmal auf – etwa ein Viertel mehr als drei Mal.
- Unter »Durchschlafen« versteht man, dass ein Baby schon mehrere Phasen selbstständig aneinanderkoppeln kann – sechs Stunden am Stück sind im ersten Lebensjahr meist das Maximum.
- Schlafmuster verändern sich in der Entwicklung, oft wird das Durchschlafen in der Fremdelphase (ab dem achten Monat) komplizierter.
- Unser Schlaf besteht aus verschiedenen Phasen. Wir Erwachsene merken meist nicht, dass wir wach werden – in den ersten Lebensjahren fällt es Kindern jedoch noch schwer, »automatisch« in die nächste Schlafstufe zu finden. Sie drehen sich nicht einfach um, sondern werden richtig wach und können noch nicht allein wieder einschlafen.
- Durchschlafen lässt sich nicht mit einer gehaltvollen Abendmahlzeit beschleunigen. Extra sättigende Breis oder ein zusätzliches Fläschchen sind nicht nötig. Breie oder Folgemilch mit extra Kohlenhydraten und Zuckerzusatz machen zwar auch extra satt, aber sie sind weder gesund für das Baby, noch bewirken sie wirklich besseren Schlaf.
- In manchen Phasen fällt das Schlafen auch aus körperlichen Gründen schwerer, etwa wenn Zähne kommen oder die Nase verstopft ist –mehr dazu auf S.82ff.

# Geister, die ich rief – wenn liebgewonnene Gewohnheiten nicht mehr guttun

Dauerstillen, Dauerschaukeln oder 1001-mal La-le-lu singen – manche Eltern brennen nicht nur beim Ins-Bett-Bringen, sondern auch nachts das reinste Ideenfeuerwerk ab, damit Mäuschen wieder müde wird. Das ist völlig okay, wenn in dieser speziellen Nacht einfach nichts anderes hilft. Aber zur Gewohnheit sollte es nicht werden. Denn wenn Ihr Baby nur durch einen äußeren Impuls zur Ruhe kommt, lernt es nicht, nachts selbstständig in den Schlaf zu finden. Aber genau diese Selbstständigkeit muss es lernen – damit es sich von allein beruhigen kann und ohne Hilfe weiterschläft. Einige Wundermittel helfen zwar beim Einschlafen, sind aber auf Dauer »Familien-Fallen« – denn das Kind kann sie nicht allein anwenden. Leider. Hier ein paar Beispiele:

## Stillen zum Wiedereinschlafen

Das Still-Duo Mama und Baby schlummert bei der nächtlichen Milchgabe gemeinsam ein und findet das schön? Prima. Oft aber ist das nächtliche Dauerbereitsein für Mütter eine Belastung – gerade dann, wenn das Baby langsam älter wird, sie selbst schlecht schläft oder eben nicht im Liegen stillen kann oder mag und ständig aufstehen muss. Auch das Baby spürt dann die innerliche Ablehnung und den Stress der Mutter, findet also auch durch das Stillen nicht zur Ruhe und kann darüber hinaus auch kein Konzept zur Selbstberuhigung entwickeln.

*Ziel: selbstständig in den Schlaf finden.*

In den ersten vier Monaten hilft oft ein Positionswechsel. Vielleicht klappt das Stillen im Bett mit einem Stillkissen. Je sicherer das Baby trinkt, desto leichter wird das Stillen. Ab dem zweiten bis dritten Monat merken Mütter auch eher, ob das Kleine wirklich Hunger hat. Bei einem großen Saugbedarf kann auch ein Schnuller Ruhe bringen.

Mit Einführung der Beikost entscheiden sich viele Mütter dafür, ganz – oder zumindest in der Nacht – abzustillen. Allerdings möchten viele Babys dann nachts ein Fläschchen. Ob Sie Pre-Milch oder abgepumpte Muttermilch geben, hängt davon ab, wie gut das Abpumpen funktioniert – einen Vorteil gibt es in jedem Fall: Nun kann auch Papa das Kind in der Nacht versorgen. Achten Sie vor dem Abstillen in der Nacht aber unbedingt darauf, dass das Einschlafstillen nicht mehr zur täglichen Routine gehört. Führen Sie stattdessen andere Einschlafrituale ein. Und das ohne schlechtes Gewissen.

## Im Arm schaukeln, herumtragen, Autofahren etc:

Bei manchen Babys scheint nur Bewegung zu helfen – und zwar nicht nur ein bisschen. Die Eltern tragen es nachts stundenlang herum, wandern gefühlt Spuren in den Teppichboden oder machen nächtliche Spaziergänge. Manche zünden gleich die nächste Stufe: Kurven nachts über die Stadtautobahn, weil das Kind in der Tragschale auf dem Rücksitz am besten entspannt. Oder verbringen die halbe Nacht sacht hüpfend auf dem Gymnastikball. Ja, das Kind wird ruhig (meistens genau bis zu dem Moment, in dem man es wieder ins Bett legen möchte). Was es dabei aber vor allem lernt: Wenn ich müde bin, dann müssen meine Eltern kommen, mit mir was machen und alle sind sehr gestresst.

Das, was ab und an als magische Geheimwaffe gilt und Teil eines Rituals sein kann, wird dann schwierig, wenn es des Guten zu viel wird. Die Eltern meinen es gut und zünden eine Idee nach der anderen – das Baby fühlt jedoch die elterliche Überforderung und bekommt immer neue Reize. Was kann die Lösung sein?

Natürlich können Sie sich nicht die ganze Nacht bewegen – und auch das Baby muss lernen, dass es andere Wege gibt, um in den Schlaf zu kommen. Vielleicht hilft ein anderes Einschlafritual oder auch ein Schnuller. Und sobald Kinder selbst aktiver werden, allmählich robben und sich drehen können – ab dem 4./5. Monat –, lässt der Wunsch nach Schaukeln oft nach. Vertrauen Sie darauf, dass diese Phase kommt – vielleicht können Sie einstweilen selbst die Zeit des Rollens reduzieren und es Ihrem Kind nachts als Beruhigungsmethode nicht mehr anbieten. Vielleicht hilft stattdessen beruhigendes Streicheln?

Streicheln und leise summen – das wirkt fast immer.

### Halbwache Babys zu sehr stimulieren

Manchmal geben kleine Kinder im Halbschlaf ein paar Töne von sich, quengeln, als wollten sie sich vergewissern: Seid Ihr noch da?

Selbstwirksamkeit

## So lernen Babys, sich selbst zu beruhigen

Selbstwirksamkeit: Das ist das Wissen und die Fähigkeit, neue und schwierige Anforderungen bewusst zu bewältigen und zu beeinflussen. Wer das eigene Können kennt und in sich vertraut, kann eigenständig Lösungen finden. Das Gegenteil von erlernter Selbstwirksamkeit ist Hilflosigkeit. Ab etwa dem neunten Lebensmonat begreifen Kinder Ursache und Wirkung – ich werfe den Ball herunter und Papa hebt ihn auf. Ich weine – dann kommen meine Eltern. Damit ein Kind Mut und Selbstbewusstsein entwickelt, braucht es Eltern, die ihm vertrauen. Das bunte Knisterbuch liegt so weit weg vom Kind, dass es hinrobben muss? Zunächst wird es weinen – in der Hoffnung, dass ihm geholfen wird. Wenn es aber selbstständig zum Objekt der Begierde kommt und begreift, dass es handeln kann, hat es gerade einen Meilenstein der Entwicklung getätigt. Die Pädagogin Maria Montessori prägte das entsprechende Prinzip: »Hilf mir, es selbst zu tun!«.

## So haben wir uns geholfen:
# Eltern-Tricks rund um das Durchschlafen

*»Bei unserem Sohn drehte sich alles nur noch um das Thema Schlaf, über Monate. Bis wir unser Mantra fanden: Dann ist das jetzt so. Und es wird auch wieder anders. Als wir akzeptiert haben, dass es nicht leicht ist und wir keine Patentlösung finden, fiel es uns leichter, diese Phase durchzustehen. Nach dem ersten Geburtstag wurde es wirklich leichter, aber einfacher wurde es schon, als wir einfach begriffen, dass wir mit einem anspruchsvollen Schläfer leben müssen.«*
*(Mari, Mutter eines Sohnes, heute vier Jahre alt)*

*»Ganz wichtig war zu verstehen, dass unsere Tochter nicht deshalb ständig nach uns verlangt hat, weil sie uns keinen freien Abend gönnte. So kam es uns nämlich nach gut vier Monaten immer mehr vor. Wir merkten dann aber, dass sie tatsächlich unsere Nähe brauchte. Wir haben dann die Türen offengelassen. Als sie uns im Wohnzimmer reden hörte, schlief sie besser.«*
*(Rüdiger, Vater von zwei Töchtern, vier und sieben Jahre alt)*

*»Unser Kleiner braucht sehr viel Körpernähe. Das mussten wir erst erkennen und akzeptieren. Er schläft nur mit mir oder dem Papa an der Seite. Aber immerhin: Er schläft. Meist schlafe ich dann auch neben ihm ein und es gesellen sich im Bett auch der große Bruder und der Papa dazu.«*
*(Dani, Mutter von zwei Söhnen, drei und sieben Jahre alt)*

*»Beim ersten Kind sind wir eine ganze Zeit lang mehrmals pro Nacht aufgestanden und haben es getragen, was sehr anstrengend war. Bei unseren anderen Kindern hätten wir das gar nicht mehr durchgehalten und sind einfach liegengeblieben und haben sie gestreichelt oder eng in den Arm genommen. Das war für uns leichter und hat tatsächlich auch funktioniert. Wir waren da einfach schon sicherer als beim ersten Kind.«*
*(Anja, Mutter von drei Kindern, zwei, fünf und acht Jahre alt)*

*»Unsere Mittlere wollte sehr, sehr oft gestillt werden. Anfangs sechsmal in der Nacht. Und so hat sie sich jeweils in den Schlaf genuckelt – die Brustwarze war sozusagen ihr Schnuller – und ich konnte nicht schlafen. Also habe ich ihr gezeigt, dass Einschlafen auch ohne Brust geht: Nach der nächtlichen Mahlzeit sanft die Brustwarze aus dem Mund genommen, sodass sie ohne Saugen einschlief. Das gab am Anfang Gemecker, half aber.«*
*(Heike, Mutter von drei Kindern, sechs, acht und zehn Jahre alt)*

Steht man sofort auf und holt das Kind aus seinem Bettchen, ist das oft schon des Guten zu viel und macht es erst richtig wach. Probieren Sie doch erstmal aus, ob es nicht auch niedrigschwelliger geht: Vielleicht reichen schon ein paar beruhigende Worte mit leiser Stimme, um dem Kind die Sicherheit zu geben, in der es weiterschlafen kann. »Alles ist gut, wir sind ja bei dir.« Oder Sie summen leise oder legen einfach beruhigend die Hand auf den Bauch des Babys. Meist reichen diese kleinen Maßnahmen schon aus.

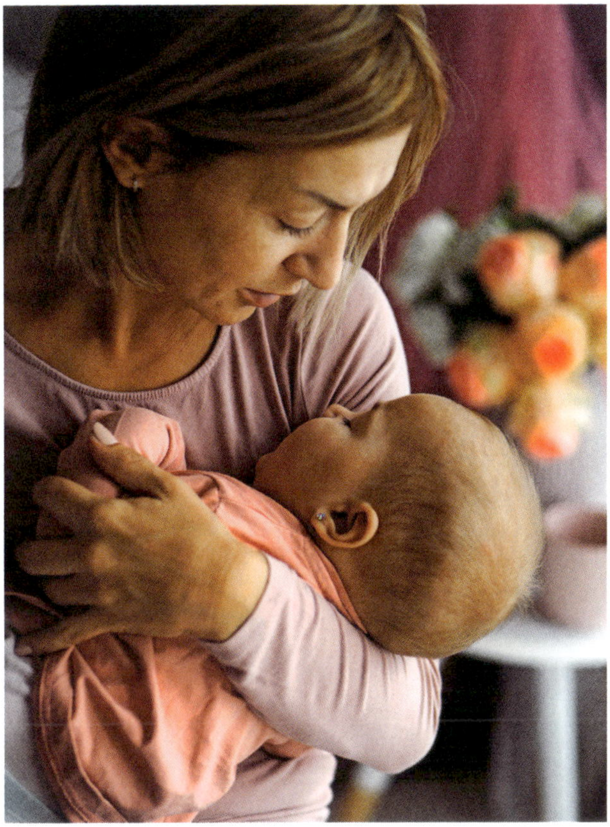

### Also, was tun?

Die gute Nachricht lautet: So wie sich Familien manchmal in einem Netz nicht hilfreicher Gewohnheiten verstricken, können sie dieses auch wieder auflösen – allerdings schrittweise und nicht von heute auf morgen. Alles andere überfordert und verunsichert das Baby. Schließlich mögen auch wir Erwachsenen es nicht, wenn uns liebgewonnene Gewohnheiten einfach genommen werden – wenn wir auf unseren Kaffee am Morgen oder auf das Glas Wein am Abend verzichten müssen. Vielleicht verstehen wir, dass das vernünftig und zu unserem Besten ist, etwa in der Schwangerschaft und in der Stillzeit. Aber ein Baby erlebt nur, dass sich seine Welt verändert und verlässliche Strategien plötzlich nicht mehr greifen. Dass es auf diesen Verzicht nicht nur mit schlechter Laune, sondern mit Kummer reagiert, ist verständlich. Umso wichtiger ist eine liebevolle Begleitung: Immer wieder Zuversicht vermitteln, in dem Sie es streicheln, beruhigend mit ihm reden und ihm erklären, warum alle gemeinsam eine Gewohnheit ändern möchten, die niemandem guttut. Vielleicht versteht es noch nicht jedes Wort, aber es merkt, dass sie bei ihm sind und mit ihm gemeinsam durch diese schwere Zeit gehen. Je sicherer und geborgener es sich fühlt, umso eher wird es auch mit neuen Methoden zur Ruhe kommen. Vertrauen Sie in sich und Ihr Kind.

In den Schlaf zu finden ist für kleine Menschen eine große Herausforderung. Sie brauchen noch Nähe, Nahrung und Sicherheit. Was Ihrem Kind dabei hilft, in der Nacht wieder in den Schlaf zu kommen, kann sehr, sehr unterschiedlich sein. Es sollte den Zeitpunkt, wann es von der Schläfrigkeit in den Schlaf findet, selbst bestimmen dürfen. Mit liebevoller Begleitung – so viel wie nötig und so wenig wie möglich.

Interview

# »Babys müssen sich sicher fühlen.«

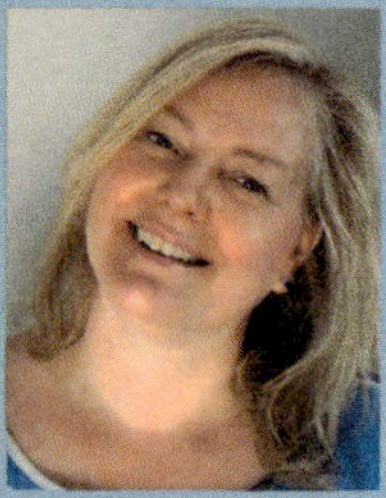

BIANCA NIERMANN

Schlafcoach

Bianca Niermann arbeitet seit 14 Jahren als Schlafcoach für Säuglinge und Kleinkinder im Alter von null bis drei Jahren und berät bundesweit Eltern. »Niermann-Schlafcoaching« ist die geschützte Bezeichnung für ihren ganzheitlichen Beratungsansatz, den sie als Ausbilderin auch weitergibt. Sie ist selbst Mutter von zwei Kindern und weiß aus eigenem Erleben, wie schwierig es für Eltern sein kann, wenn Babys wenig oder schlecht schlafen. www.bianca-niermann.de

*Gibt es eine einfache Antwort auf die Frage, wie Babys das Durchschlafen lernen?*

Das ist ein Bündel aus verschiedenen Faktoren. Nach und nach lernt ein Baby seine Gefühle und Bedürfnisse kennen, und auch seine Selbstwirksamkeit, es entwickelt also eigene Strategien, sich zu beruhigen. Es muss erst erfahren, dass jemand bei ihm ist, wenn es aufwacht, sodass es sich sicher und beachtet fühlen kann. Es muss sozusagen erst Urvertrauen entwickeln. Weint das Baby, sind die Eltern im besten Fall bei ihm und sagen: ›Ja, dir geht's gerade nicht gut, das ist ein doofes Gefühl. Aber es wird wieder alles gut. Wir sind da.‹ Oft aber fühlen Eltern einen enormen Druck, sind so verunsichert, dass sie auch ein leises Wimmern als Aufforderung sehen und sich für das Beruhigen des Kindes verantwortlich fühlen.

*Wie können wir Eltern dazu beitragen, dass unser Baby lernt, sich selbst zu beruhigen?*

Eltern setzen sich unter einen enormen Druck, sie möchten so gern aktiv handeln, etwas tun, damit es ihrem Baby wieder gut geht. Also versuchen sie ihr Kind zu schaukeln, sie singen Lieder, tragen und füttern. Zu viel auf einmal oder über alle Maßen kann dies schwierig werden. Zum einen kann es passieren, dass das Baby durch des Guten zu viel wieder richtig wach wird. Zum anderen aber braucht es zum Einschlafen den Impuls von außen und lernt nicht, wie es von selbst ohne Hilfe in den Schlaf findet.

*Aber wenn solche Maßnahmen doch wirksam sind – ist nicht das Beste für alle, was am effektivsten hilft?*

Es kommt auf die Dosis an. Wenn ein Baby mal sehr unruhig ist, einen sehr anstrengenden Tag hatte oder zahnt, dann ist alles erlaubt, was beruhigt – und sei es ein nächtlicher Spaziergang mit dem Kinderwagen. Aber Eltern neigen dazu, von solchen Lösungen sehr begeistert zu sein. Sie haben das

Gefühl, endlich die Gebrauchsanleitung für ihr Kind gefunden zu haben. Endlich können sie wirksam helfen. Aber all diese Aktivitäten sind eben nur ein Impuls und können nur kurzfristig hilfreich sein – und sie kommen von außen und gehen nicht vom Baby selbst aus.

*Wie kann denn ein Kind lernen, allein wieder einzuschlafen?*
Einschlafen bedeutet Stress für ein Baby, weil es innerlich loslassen muss und das Prinzip noch nicht versteht. Deshalb bekunden manche laut ihren Unmut darüber, und das sollten Eltern akzeptieren und dabei helfen, mit diesem Gefühl klarzukommen. Der beste Weg ist, Ruhe zu vermitteln, einfach da zu sein, ohne weitere Stimulation zu geben – es müde, aber wach ins Bett zu legen und dabei zu begleiten, selbst in den Schlaf zu finden. Das gilt fürs Einschlafen am Abend und für das Durchschlafen. Wenn ein Kind selbst einschlafen kann, findet es auch in der Nacht, wenn es aufwacht, eher ohne Hilfe zur Ruhe zurück.

*Aber was tun, wenn mein Kind in der Nacht immer wieder unruhig ist?*
Hat sich ein ungünstiges Schlafmuster eingeschlichen, sollten Eltern ein Schlafprotokoll (siehe Seite 150f.) führen. Wichtig ist es dabei, auch die Tagesaktivitäten festzuhalten. Wie regelmäßig ist der Tagesablauf? Hat das Kind Stress oder sehr viel Neues erlebt? Wie sieht der Mahlzeitenrhythmus aus? Was beruhigt das Kind am zuverlässigsten? Der Teufelskreis kann an vielen Stellen durchbrochen werden – muss aber erst einmal erkannt werden.

*Wie kann ich verhindern, dass ich mein Baby verstöre, wenn ich etwas weglasse, das ihm und mir nicht guttut, an das es sich aber bereits gewöhnt hat?*
Hier muss sorgsam langsam reduziert werden. Immer weniger, immer langsamer den Impuls geben, die Dynamik rausnehmen! Dem Kind erklären: ›Ich weiß, du möchtest jetzt wieder geschaukelt werden, wir machen das nur noch ganz, ganz langsam. Schau, du wirst auch so müde. Vertraue mir.‹ Kinder merken die Zuversicht der Eltern – genau wie sie auch eine negative Haltung spüren. Wer sein Kind als Terrorzwerg oder Busenjunkie bezeichnet, unterstellt ihm damit, es wolle die Eltern ärgern oder hätte einen bestimmten Charakter. Das Kind fühlt sich abgelehnt, kann aber noch keine Strategien dagegen entwickeln. Hier ist Entlastung wichtig und eine andere Sichtweise. Ich versuche Eltern dann zu stärken und auch die eigenen belastenden Gefühle auszusprechen, damit eine Lösung gefunden werden kann.

*Welchen Rat geben Sie Eltern mit?*
Schon Babys haben, ganz wie wir Erwachsenen, unterschiedliche Schlafbedürfnisse. Es ist wichtig, diese Schlafbedürfnisse zu erkennen und auf die Signale des Kindes zu achten. Zeigen Sie Ihrem Kind, dass es geschützt ist und mit einem sicheren Gefühl der Verbundenheit in die Nacht gehen kann. Und suchen Sie Hilfe und Unterstützung, wenn Sie nicht weiterwissen. Hebammen und Kinderärzte kennen vor Ort meist Anlaufstellen, bei denen es fundierten Rat gibt.

### Armes Häschen, bist du krank?

# Baby – es geht dir nicht gut

**Endlich schläft das Kleine eigentlich ganz gut - normalerweise. Doch dann ist plötzlich wieder alles anders: Entwicklungsschübe und Ausnahmesituationen bringen das zarte Gleichgewicht durcheinander - und wieder gibt es unterbrochene oder gar schlaflose Nächte. Wie unterstützen wir Eltern unser Baby in solch anspruchsvollen Zeiten?**

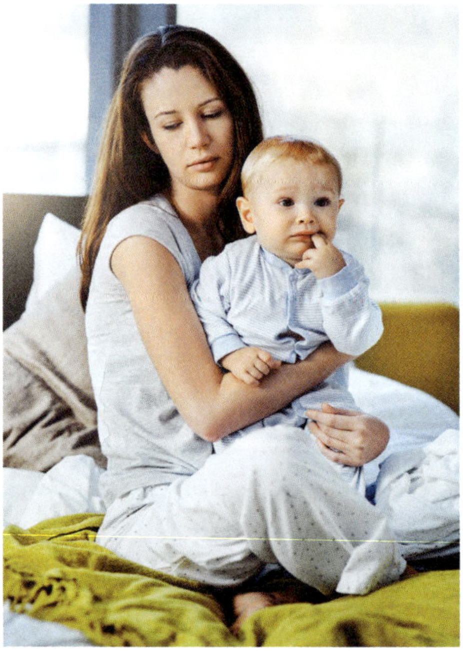

Er schreit. Laut. Ein Blick auf die Uhr. Das kann doch nicht sein – schon wieder wach? Ich nehme meinen fünf Monate alten Sohn hoch und versuche, ihn zu beruhigen. Vergeblich. Er will zwar kurz gestillt werden, aber er bleibt wach und weinerlich. Eigentlich ist er so ein zufriedenes Baby, das gern und viel schläft – im Gegensatz zu seiner großen Schwester. Immerhin – ich kenne von ihr die »Wundermittel«, die immer geholfen haben, und versuche es mit singen, herumtragen, streicheln, ablenken. Nichts wirkt. Er ist wach – und sehr unglücklich. Irgendwann schlafen wir beide vor Erschöpfung in meinem Bett ein. Am nächsten Morgen geht es weiter: Mein kleiner Junge, sonst immer so freundlich, weint viel, wirkt unruhig. Den ganzen Tag über ist er unruhig, er kommt kaum zur Ruhe – und auch sonst niemand in der Familie. In der Nacht wird es wieder schlimm. Und meine Sorge wächst. Was ist nur los mit meinem Schlummerbaby?

In seinen ersten Lebensmonaten dachte ich, ich hätte diesmal das große

Los in der Babyschlaf-Lotterie gezogen. Ein genügsames Buddha-Baby, das am Tag umstandslos einnickte, in der Nacht nur ganz kurz zum Stillen halbwach wurde und danach sofort wieder wegdöste. Solange er satt war, war er freundlich, vergnügt und tiefenentspannt – ein Traumbaby.

## So kenne ich dich gar nicht!

Doch dann kam diese Nacht. Und danach wurde alles anders – nun entpuppte sich auch das zweite Kind als anspruchsvoller Schläfer. Ab nun galt: War der kleine Mann wach, war er wach. Und alles andere als vergnügt. Auch nach zwei Wochen blieb es dabei. Wir waren alle unglücklich. Eltern und Kinder – denn auch die Zweijährige wachte durch das Weinen des Brüderchens mit auf. (Mehr zum Thema Geschwister auf S. 128ff.). So konnte es nicht bleiben.

War mein Kind vielleicht krank? Hatten wir vielleicht irgendetwas falsch gemacht? Ich machte einen Termin in der Kinderarztpraxis und ließ den Kleinen untersuchen. Der Kinderarzt beruhigte mich: Alles gesund. Es sei ein Entwicklungsschub. Und vieles würde sich auch wieder ändern. Er sollte Recht behalten. Und ich sollte später lernen, dass mein Sohn, wenn er wirklich krank ist, nicht nur ein wenig, sondern sehr unleidlich ist.

## Entwicklungsschübe und Schlafverhalten

Das Schlafmuster von Babys ändert sich mit ihrer Entwicklung (siehe S. 77ff.) und das ist für Eltern gar nicht so einfach. Gerade dann, wenn es bisher kaum Probleme gab, ist die Verunsicherung groß. Ist das Kind nur unruhig, weil es sich körperlich oder geistig gerade weiterentwickelt und etwas Neues lernt? Ist es kurz davor, krabbeln zu können, ein erstes Wort zu sprechen und zu verstehen, dass Mama da ist, auch wenn es sie nicht sehen kann?

Immer, wenn sich ein großer Entwicklungsschub ankündigt, steht die Welt des Babys Kopf. Es kennt sich sozusagen gerade bei sich selbst nicht mehr aus.

Gerade wenn Babys mobiler werden und ihre Erlebnisse aktiver verarbeiten, schlafen sie anders. Sie träumen lebhafter – schmatzen im Traum, versuchen auch im Schlaf zu robben und schieben den Po eifrig nach oben, um in den Vierfüßlerstand zu kommen. Je mobiler das Kleine wird, desto mehr hat es zu verarbeiten. Wachstum allein macht nicht müde, im Gegenteil: Mit jeder Stunde Schlaf, die Babys mehr schlafen als gewohnt, steigt die Wahrscheinlichkeit eines Wachs-

*Die Welt des Babys steht Kopf.*

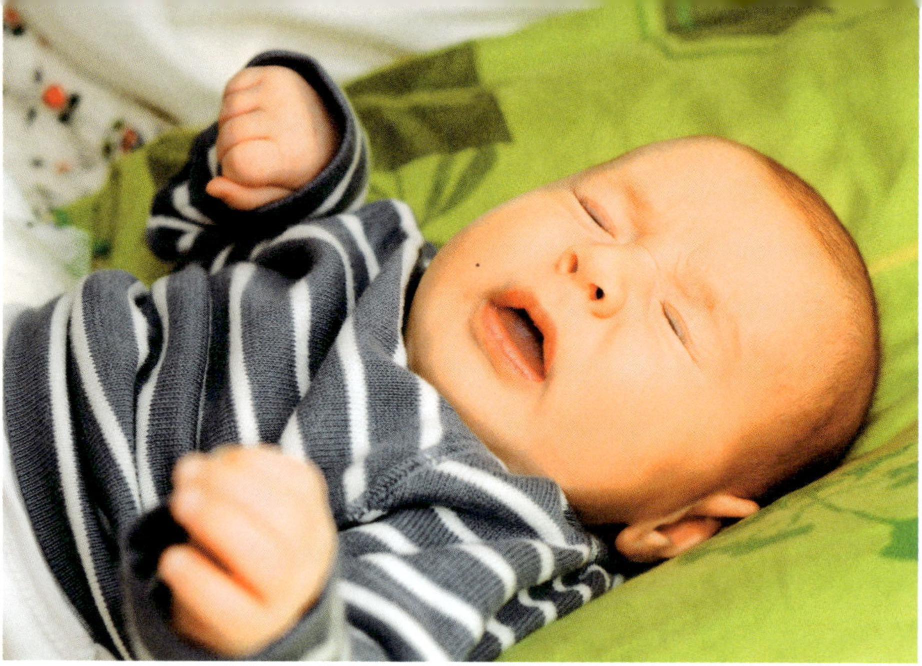

tumsschubes um 20 Prozent, so eine Studie der Emory University in Atlanta (USA). (8)

Es sind eher die motorischen Veränderungen, die schlaflose Nächte bereiten. Und davon gibt es zu Beginn des zweiten Lebenshalbjahres besonders viele. Babys werden nun körperlich immer aktiver, grob- wie feinmotorisch, sie können Dinge greifen und begreifen dadurch auch ihre Welt jeden Tag ein wenig mehr. Und so viele neue Sinneseindrücke, Geräusche, Gerüche strömen auf das Kleine ein. All das nehmen sie mit immer wacheren Sinnen auf – und all das will verarbeitet werden. Und das wiederum geschieht zu einem großen Teil auch im Schlaf. Gerade vor einem nächsten Entwicklungssprung sind die Kleinen oft sehr unruhig. Sie scheinen zu spüren, dass sich ihre Welt wieder einmal sehr verändert.

### Entwicklungsschritte in den ersten zwei Jahren

Es gibt keine Blaupause, wie sich Kinder entwickeln. Jedes hat sein eigenes Tempo – die folgende Tabelle vermittelt nur einen groben Überblick. Jedes Kind entwickelt sich anders. Genau wie jeder einzelne Schritt von Kind zu Kind unterschiedlich ist, ist auch das Schlafverhalten ganz verschieden. Auffällig ist: Gerade dann, wenn große Veränderungen anstehen, verändert sich bei einigen Babys auch das Schlafverhalten. Das mag viele Gründe haben: So viel neue Eindrücke verunsichern und das Kleine sucht mehr Nähe. Oder es ist einfach so erschöpft, dass es nun wieder leichter in den Schlaf findet.

Die Tabelle zeigt: In den ersten zwei Lebensjahren lernen kleine Menschen enorm viel. Nach der Geburt können sie noch nicht einmal ihr Köpfchen heben – und keine zwei Jahre später können sie bereits laufen, sprechen und ihren eigenen Willen deutlich zum Ausdruck bringen. Klar, dass sie bei all diesen Entwicklungsaufgaben, die sie meistern müssen, viel Schlaf brauchen – er ist notwendig, um all das Erlebte, Erfahrene zu verarbeiten.

| Monat | Körperliche Fähigkeiten | Geistige Fähigkeiten | Soziale Fähigkeiten | Schlafverhalten |
|---|---|---|---|---|
| 1. Monat | • Reflexe bestimmen die Bewegungen.<br>• Der Kopf kann noch nicht gehalten werden.<br>• Oft noch gekrümmte Haltung wie im Mutterleib. | • Das Baby kann 20 bis 25 cm weit sehen.<br>• Es reagiert auf Geräusche und die Stimmen seiner Eltern.<br>• Es versucht Gesichtsausdrücke nachzuahmen.<br>• Es kann schreien und kehlige Laute von sich geben. | • Das Baby sucht Nähe und Bindung zu Mama und Papa.<br>• Hautkontakt ist jetzt besonders wichtig.<br>• Es spürt Geborgenheit. | • Neugeborene haben einen besonders hohen Anteil an REM-Schlaf.<br>• In den ersten Wochen kann das Baby seine Motorik noch nicht lenken und wacht durch eigene Bewegungen auf.<br>• Der winzige Magen kann noch nicht viel auf einmal verdauen, auch dadurch wird der Säugling oft wach. |
| 2. Monat | • In Bauchlage kann das Baby sich kurz abstützen, den Kopf kurz halten und etwas drehen.<br>• Das Strampeln wird bewusster.<br>• Erste Greifversuche. | • Es verfolgt mit Augen und Kopf aufmerksam einen Gegenstand.<br>• Es formt erste Laute wie »Ä« und »U«. | • Das erste bewusste Lächeln.<br>• Das Baby wird aktiver, nimmt an seiner Umgebung teil.<br>• Es mag erste Fingerspiele und Lieder. | • In den ersten drei Monaten schläft das Baby im Schnitt 14 bis 18 Stunden.<br>• Der Schlaf verteilt sich auf zahlreiche „Häppchen".<br>• Es muss sich noch an den Tag- und Nachtwechsel gewöhnen. |
| 3. Monat | • Es kann den Kopf jetzt länger in der Bauchlage halten und übt den Unterarmstütz.<br>• Erstes gezieltes Greifen und Festhalten. Loslassen kann es aber noch nicht von alleine. | • Das Baby verfolgt alles mit seinen Blicken.<br>• Kräftiges Schreien und Ausprobieren von Geräuschen.<br>• Es zeigt, ob es hungrig oder zufrieden ist, kann stimmhaft lachen. | • Das Baby reagiert immer stärker auf seine Umgebung<br>• Es nimmt immer interessierter teil. | • Das Kind findet langsam einen Rhythmus und lernt seine Müdigkeitszeichen besser kennen.<br>• Manchmal wird Einschlafen nun schwieriger. |
| 4. Monat | • Das Baby beherrscht den Unterarmstütz und kann den Kopf länger halten und gezielt greifen.<br>• Einige können sich aus der Rückenlage auf den Bauch rollen. | • Die Welt will mit allen Sinnen entdeckt werden.<br>• Das Baby fängt an, alles in den Mund zu stecken.<br>• Es übt sich an verschiedenen Tönen. | • Das Baby fordert deutlich Aufmerksamkeit.<br>• Es kann nun nicht nur Freude, sondern auch Wut deutlich zeigen. | • Das Kind wird immer wacher. Es hält weniger kurze Nickerchen, sondern hält tagsüber eher zwei bis drei Schläfchen. Es ist nun auch mehre Stunden am Stück wach.<br>• In der Nacht möchte es nun mehr Aufmerksamkeit und würde gern spielen. |
| 5. Monat | • Das Baby stützt sich auf Knie und Ellbogen ab und wippt dabei.<br>• Das Drehen wird perfektioniert.<br>• Hat das Baby begriffen, wie es geht, beginnt es sich durch Rollen fortzubewegen. | • Zusammenhänge werden langsam verstanden: Werfe ich einen Gegenstand runter, hebt Mama ihn auf.<br>• Drücke ich die Quietscheente, macht sie ein Geräusch. | • Das Baby kann bekannte von unbekannten Gesichtern unterscheiden, das erste Fremdeln beginnt.<br>• Lieblingsspiel: etwas auf den Boden werfen und aufheben lassen. | • Das Kind begreift den Unterschied zwischen Tag und Nacht.<br>• Einige Kinder suchen gerade in der Nacht viel Nähe.<br>• Feste Rituale werden immer wichtiger. |

| Monat | Körperliche Fähigkeiten | Geistige Fähigkeiten | Soziale Fähigkeiten | Schlafverhalten |
|---|---|---|---|---|
| 6. Monat | • Das Baby hebt nun auch in der Rückenlage den Kopf.<br>• Es übt Wippen und Landen in der Sitzhaltung.<br>• Manche bewegen sich gezielt durch Rollen vorwärts.<br>• Es lernt nun auch, mit nur einer Hand zu greifen. | • Das Baby beginnt erste Worte zu verstehen. Auf die Frage »Wo ist die Katze?« schaut es zum Haustier.<br>• Es versteht, dass es aktiv handeln und so etwas bewirken kann. | • Das Baby streckt die Arme aus, damit man es hochnimmt.<br>• Es zeigt deutlich, was möchte. | • Einige Babys schlafen nun gelegentlich auch mehrere Stunden in der Nacht.<br>• Nächtliche Mahlzeiten sind noch üblich. |
| 7.–10. Monat | • Das Baby beginnt zu robben. Nach dem Robben fängt es an, sich auf alle Viere aufzurichten und hin und her zu wippen. Aus dieser Bewegung wird Krabbeln.<br>• Manche Babys überspringen das Robben, andere das Krabbeln.<br>• Das Baby lernt, sich hinzusetzen und im freien Sitz zu halten. Erst jetzt sollte es auch in die sitzende Position gebracht werden!<br>• Es lernt den Scherengriff mit Daumen und Zeigefinger. | • Das Baby erforscht Gegenstände immer mehr mit den Händen und nicht nur mit dem Mund.<br>• Ab neun Monaten reift das Kurzzeitgedächtnis – ein wichtiger Entwicklungsschritt. Das Baby erinnert sich nun, dass ein Gegenstand da war, auch wenn er nicht mehr im Blickfeld ist.<br>• Es ahmt das Sprechen der Eltern nach und beginnt die ersten Silbenketten zu bilden. | • Das Baby liebt es, andere Gesichter anzuschauen und auch zu betasten.<br>• Um den 8. Monat herum fremdelt das Baby besonders stark.<br>• Es lässt sich von den Gefühlen seiner Eltern anstecken und übernimmt Gesichtsausdrücke.<br>• Es ist hin und her gerissen zwischen der Neugier, die Welt zu entdecken, und der Trennungsangst. | • Das Baby schläft nun 13 bis 14 Stunden pro Tag, davon etwa elf Stunden – mit Unterbrechungen – in der Nacht, zwei bis drei Stunden am Tag.<br>• Einige Kinder suchen nun die nächtliche Nähe nicht mehr so sehr, eventuell schlafen sie in der Nacht auch im eigenen Bett gut.<br>• Einschlafstillen ist nicht mehr nötig. Zur Nacht noch stillen, dann müde, aber wach ins Bett legen funktioniert nun. Die »Nuckel-Einschlaf-Assoziation« kann ein Schnuller übernehmen oder ganz verschwinden. |
| 10.–12. Monat | • Das Krabbeln wird perfektioniert. Es ist aber auch normal, wenn Babys erst mit 10 Monaten Krabbeln lernen.<br>• Das Baby beginnt, sich in den Stand zu ziehen und erste Schritte um einen Tisch herum zu machen.<br>• Einige Babys machen mit 11 oder 12 Monaten ihre ersten Schritte allein, doch es ist ganz normal, wenn sich ein Baby mit dem Laufen Zeit bis zum 20. Monat lässt.<br>• Das Baby perfektioniert den Pinzettengriff mit den Fingerkuppen von Daumen und Zeigefinger. | • Das kausale Verständnis entsteht ab neun Monaten: Das Baby kennt nun das Prinzip von Ursache und Wirkung.<br>• Es sagt zum ersten Mal »Mama« oder »Papa«.<br>• Es versteht einfache Aufforderungen. | • Das Baby ahmt Gesten nach und klatscht in seine Hände und schüttelt den Kopf, wenn es etwas nicht möchte.<br>• Wenn man ihm einen Spiegel hinhält, bietet es dem Spiegelbild Spielsachen an oder sucht hinter dem Spiegel nach dem Baby, das es anblickt. | • Viele Kinder werden langsam abgestillt. In der Nacht wirkt Milch aber noch sehr beruhigend. Nötig ist eine nächtliche Milchmahlzeit nun nicht mehr.<br>• Einige Kinder haben nun Albträume oder einen Nachtschreck. |

| Monat | Körperliche Fähigkeiten | Geistige Fähigkeiten | Soziale Fähigkeiten | Schlafverhalten |
|---|---|---|---|---|
| 12.–18. Monat | • Die meisten Kinder lernen zwischen dem 13. und 14. Monat das freie Laufen.<br>• Die Streubreite ist jedoch sehr groß.<br>• Das Laufenlernen beginnt mit dem Hochziehen in den Stand und den ersten unterstützten Schritten.<br>• Das Laufen wird perfektioniert: Der tapsige breitbeinige Gang wird schnell sicherer.<br>• Das Kind lernt, sich kontrolliert aus dem Stehen wieder hinzusetzen und wieder aufzustehen oder sich zu bücken und etwas aufzuheben.<br>• Die meisten Kinder lernen erst jetzt, Dinge gezielt loszulassen, die sie vorher gegriffen haben.<br>• Das Kind lernt, alleine einen Löffel und eine Tasse zu halten und auch zum Mund zu führen. | • Zwischen dem 15. und 18. Monat fangen Kinder an, Dinge zu stapeln. Bauklötze sind nun ein beliebtes Spiel – ebenso wie das Kuckuck-Spiel.<br>• Das Interesse am Sprechen der anderen wird größer, das Kind lernt die ersten Wörter sprechen, der passive Wortschatz ist deutlich größer als der aktive. Und: Das Sprechenlernen erfolgt in Schüben.<br>• Das Kind kann auf Körperteile zeigen, wenn sie genannt werden.<br>• Mit einer Kombination aus Gesten und ersten Wörtern kann das Kind bereits ausdrücken, wenn es etwas haben möchte oder nicht machen möchte.<br>• Zwischen dem 15. und 18. bildet das Kind die ersten Zwei-Wort-Sätze. | • Das Kind beginnt, beim Spielen andere nachzuahmen.<br>• Die ersten Trotzreaktionen treten auf und steigern sich in den nächsten Monaten.<br>• Das Kind interessiert sich immer mehr für andere Kinder, aber noch spielen Kinder nebeneinanderher statt miteinander.<br>• Immer häufiger wird das Verhalten und das Spiel anderer nachgeahmt. | • Der Tagesschlaf erfolgt nun meist am Stück in Form eines Mittagsschlafs. Das Kind schläft im Schnitt 13 Stunden.<br>• Einschlafen wird manchmal wieder schwieriger – die Welt ist doch so aufregend! Nur ja nichts verpassen ...<br>• Auf Müdigkeitssignale achten – einige Kinder sind am Abend früher müde und finden deswegen nicht in den Schlaf.<br>• Zieht das Kind nun in ein eigenes Zimmer? |
| 19.–24. Monat | • Das Laufen wird immer sicherer und schneller.<br>• Das Kind kann sich alleine hinsetzen und aufstehen.<br>• Das Kind übt die ersten Schritte rückwärts und seitwärts.<br>• Mit etwa 18 Monaten gelingt das Steigen von Treppen immer sicher.<br>• Die meisten entwickeln das erste Gefühl für die Blasen- und Darmentleerung.<br>• Das Interesse am Malen wächst, einige Kinder können nun erste Striche zeichnen.<br>• Die Feinmotorik wird immer besser. | • Das Kind versteht nun auch schon längere Sätze und Aufforderungen.<br>• Am Ende des zweiten Lebensjahrs können Kinder in der Regel etwa 50 Wörter sprechen – die Bandbreite in der Sprachentwicklung ist jedoch groß.<br>• Die Aufmerksamkeitsspanne wächst, das Kind verfolgt gern kleine Geschichten in Büchern und benennt Gegenstände und Tiere.<br>• Das Kind entwickelt eine Vorstellung von sich selbst als eigenständige Person und drückt dies auch aus. | • Der eigene Vorname wird zum ersten Mal gebraucht. Das Kind spricht von sich in der dritten Person.<br>• Ab eineinhalb Jahren beginnen Kinder, sich im Spiegel selbst zu erkennen.<br>• Das Kind begreift sich immer mehr als eigene Person.<br>• Es beginnt kleine Rollenspiele, füttert die Puppe oder den Teddy.<br>• Das Kind begreift die Welt mit allen Sinnen, möchte vieles fühlen, riechen und anfassen. Es begreift, dass Dinge feste Plätze haben. Es möchte im Haushalt »mithelfen«. | • Das Schlafmuster verfestigt sich, der Nachtschlaf wird tiefer.<br>• Einige Kinder träumen sehr intensiv.<br>• Das Nicht-Schlafen-Wollen wird manchmal ein größeres Problem als das Nicht-Schlafen-Können.<br>• So eigenständig das Kleinkind tagsüber sein möchte, gerade in der Nacht hat es oft ein starkes Nähebedürfnis.<br>• Feste Strukturen und Rituale geben Sicherheit. |

# Unwohlsein und unruhige Nächte: Wenn alles anders ist, sind Ausnahmen erlaubt

Doch nicht nur Entwicklungsschritte können Babys Schlaf beeinträchtigen, sondern natürlich auch Unwohlsein, Beschwerden bis hin zu Krankheiten – auch davon wird wohl kaum ein Baby verschont bleiben.

Ab dem sechsten Monat bildet sich beim Baby der »Nestschutz« zurück – also die angeborenen Abwehrkräfte gegen Infektionen. Im Mutterleib ist das Ungeborene noch über die Blutversorgung mit mütterlichen Antikörpern gegen viele Krankheiten gefeit, weitere Abwehrstoffe erhalten gestillte Babys mit der Muttermilch. Das eigene Immunsystem des Babys entwickelt sich im Laufe der Zeit, dazu muss es eigenständig Erkrankungen bekämpfen – oder den Schutz durch Impfungen erhalten.

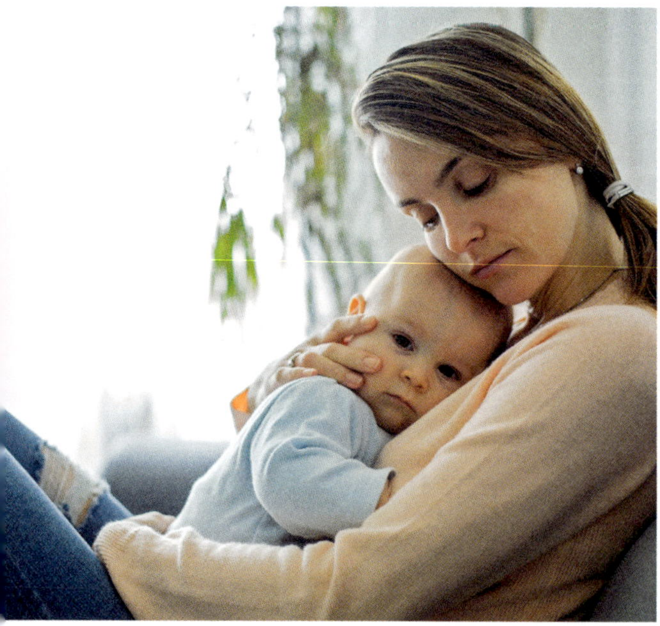

Das bedeutet natürlich auch, dass Ihr Baby nun mit ersten – meist harmlosen – Infekten kämpfen muss. Doch das sorgt meist für viel Unruhe – und die Schlafgewohnheiten geraten dabei wieder durcheinander. Das ist normal – sorgen Sie sich deswegen nicht. Ist die Krankheit überstanden, werden sich die Routinen wieder aufnehmen lassen. Denn: Kranksein ist ein Ausnahmezustand. Das wissen und kennen wir alle von uns selbst. Doch bei unseren Kindern versetzt uns Unwohlsein oder gar Kranksein oft in Panik. Was hat das Kleine? Was fehlt ihm? Ist es schlimm? Sollen wir zum Arzt gehen? Was braucht unser Baby jetzt? Auch hier muss jede junge Familie Wege für sich finden. Gut ist es dabei, wenn Sie sich selbst in eine solche Situation versetzen: Wie fühlen Sie sich, wenn Sie leichtes Fieber haben und Kopfweh? Möchten Sie dann gern umsorgt werden oder lieber einfach für sich sein?

Und so empfindet auch jedes Baby ein Stück weit anders und braucht seinen ganz individuellen Umgang.

### Mama, Papa – mir geht es gar nicht gut – was ist das?

Grundsätzlich sind kranke Babys und Kleinkinder meist müde. Manche aber kommen durch das körperliche Unwohlsein nicht zur Ruhe. Haben sie einen Schnupfen, fällt ihnen beispielsweise das Atmen schwer. Und vor allem: Das Gefühl, dass irgendetwas nicht stimmt, ist noch eine ganz neue Erfahrung – daher werden sie weinerlich, finden schwer in den Schlaf, wachen häufiger auf als sonst. Dass sie sich sehr unwohl fühlen, zeigen Babys auf sehr unterschiedliche Weise. Einige sind besonders weinerlich, andere anhänglicher – je besser Sie Ihr Kind kennen, umso mehr spüren Sie: Hier stimmt etwas nicht.

Zunächst tippen viele Eltern auf eine Phase, einen möglichen Entwicklungsschub. Bekommt das Kleine Zähne? Hat es Fieber – fühlt es sich warm an? Sehr wahrscheinlich hat es dann einen Infekt. Ist das Baby kränklich, tut ihm und den Eltern vor allem Ruhe gut. Vielleicht können Oma und Opa ein wenig entlasten? Gerade ein sehr unruhiges, nähebedürftiges Baby beansprucht seine Eltern oft weit über deren Grenzen. Zum Schlafmangel kommt bei den Erwachsenen natürlich auch die Sorge: Ist es wirklich nur ein kleiner Infekt – oder sollten wir zum Arzt gehen?

Kranksein gehört zu Babyzeit und Kindheit dazu.

## ACHTUNG NOTFALL

**Wenden Sie sich bei diesen Anzeichen immer an den Kinderarzt:**

- Bei Fieber über 38 Grad
- Wenn das Baby ungewöhnlich viel spuckt oder sich immer wieder im Schwall erbricht.
- Bei auffälligem Hautausschlag
- Bei hartnäckigem Husten oder Schnupfen
- Wenn das Kind matt, erschöpft oder teilnahmeslos ist.
- Wenn es auffällig viele nasse Windeln oder Durchfall hat oder auffällig trockene Windeln.

**Alarmzeichen – sofort in die Klinik!**

- Ein Säugling trinkt gar nicht, die Fontanelle ist eingefallen.
- Das Baby wirkt apathisch, hat Fieber über 40 Grad.
- Es atmet hörbar angestrengt.
- Es weint schrill und panisch.
- Es besteht der Verdacht, dass es von einem Insekt in den Mund oder Rachenraum gestochen wurde oder etwas Giftiges geschluckt haben könnte.
- Im Zweifelsfall/Notfall: Unter den kostenlosen, bundesweiten Notfall-Rufnummern 116 und 117 kann man sich telefonisch beraten und auch einen Arzt ins Haus kommen lassen.
- Zögern Sie bei Verletzungen oder großer Sorge nicht, die Notrufnummer 112 zu wählen - hier finden Sie bei aktuten und bedrohlicher Erkrankungen oder Unfällen sofort notärztliche Hilfe!

# Erste Hilfe für kranke Kinder und ihre Eltern

Wie Babys auf Krankheiten, Blähungen oder Zahnen reagieren ist sehr unterschiedlich – einige sind verzweifelt, andere wütend, die nächsten einfach nur ausgesprochen unglücklich. Was sie alle eint: Das tiefe Vertrauen darin, dass es in Mamas und Papas Macht steht, ihnen zu helfen. Leider können wir den Kindern die Erfahrung von Schmerz und Unwohlsein nicht abnehmen. Aber wir können es ihnen leichter machen und ihr Vertrauen stärken, dass sich auch schwierige Situationen bewältigen lassen.

Sie dürfen Ihr krankes Baby ruhig »verwöhnen«.

Im Folgenden finden Sie die häufigsten Gründe, die Babys den Schlaf rauben – und wie wir Abhilfe schaffen können:

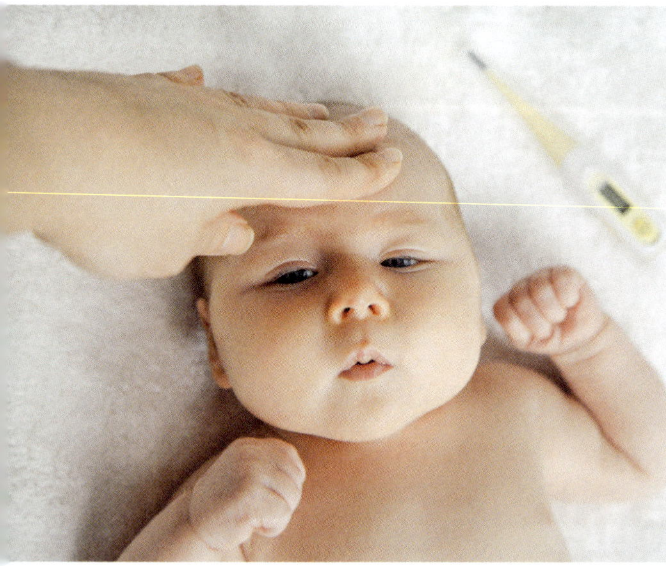

## Unklare Unruhe und Unwohlsein

Das Baby hat erhöhte Temperatur oder ist einfach quengelig und scheint sich nicht wohlzufühlen? Die beste Medizin dagegen produzieren Mütter selbst. Denn solange (noch) gestillt wird, brauchen Babys bei leichter Krankheit nur Muttermilch. Sie ist das am leichtesten verdauliche Nahrungsmittel, und der Gehalt an Immunzellen steigt, wenn das Baby krank ist – denn der mütterliche Körper produziert tatsächlich das, was der Säugling jetzt braucht. Manche Stillbabys haben nun einen großen Saugbedarf, andere wirklich viel Durst. Manche sind eher schlapp und trinken wenig. Trinkt das Baby viel, produziert Mamas Körper die dünnflüssige Muttermilch, die Durst löscht; trinkt es wenig, aber ausreichend, erhält es eine nahrhaftere Milch. Es ist nicht nötig, zusätzlich Flüssigkeit zu geben, wenn das Kind noch gestillt wird.

Und wenn Sie bereits Beikost eingeführt haben? Keine Sorge, wenn Ihr Kind nur wenig Appetit hat. Das ist normal. Bieten Sie ihm ruhig Lieblingsbrei an. Sobald Ihr Baby wieder gesund ist, wird es wieder besser essen.

Für das Baby ist diese Erfahrung des Unwohlseins und des Krankseins noch ganz neu – und gar nicht schön. Es gibt Kinder, die eher hoch fiebern und Infekte tatsächlich rasch »wegschlafen«. Andere hingegen sind sehr unruhig, wachen auf, weil sie die

Schmerzen nicht verstehen und eventuell mehr Durst oder Hunger haben. Krankheit ist ein Ausnahmezustand! Verwöhnen Sie Ihr Baby, lassen Sie es nun wenig allein.

## Zahnschmerzen

Das Baby ist weinerlich, kaut auf seinen Händchen, speichelt mehr als gewöhnlich, hat möglicherweise einen wunden Po? Dann bricht wahrscheinlich in Kürze ein Zahn durch. Im Alter zwischen drei und 15 Monaten zeigen sich die ersten Schneidezähne im Unterkiefer. Auch wenn es bei einigen Kindern lange dauert – die meisten Babys zahnen zum ersten Mal mit etwa sechs Monaten. Das ist der Anfang – mit etwa zweieinhalb Jahren haben Kinder dann alle zwanzig Milchzähne. Nicht alle Kinder leiden darunter – andere umso mehr. Manche der kleinen Beißerchen kommen gleich gruppenweise – vor allem die Backenzähne. Das ist für Kinder eine besondere Herausforderung, denn oft haben sie dabei starke Schmerzen und manchmal auch Fieber.

**Hilfreich sind bei Beschwerden:** Beißringe mit kühlendem Gel, Zahnungsgel aus der Apotheke gegen Spannungsgefühl zum direkten Auftragen auf dem Zahnfleisch. Das Kauen auf einem mit kühlem Kamillentee getränkten Waschlappen, eine sanfte Massage der Zahnleiste, viel trinken lassen.

**Ungünstig sind:** kühle Lebensmittel oder hartes Brot zum Kauen (Erstickungsgefahr), Bernsteinketten (Verletzungsgefahr). Ist das Kind besonders unruhig und kann wegen der Schmerzen gar nicht schlafen, kann in Absprache mit dem Kinderarzt auch ein Schmerzmittel gegeben werden.

> *Lassen Sie Ihr krankes Baby nicht allein.*

## Schnupfen

Bei verstopfter Nase können Babys besonders schlecht schlafen, denn das Atmen fällt ihnen ungewohnt schwer. Wichtig ist es daher, ihnen Erleichterung zu schaffen. Babys mit Rotznase mögen es, wenn man sie zum Duschen mit ins Bad nimmt. Lässt man Fenster und Türen geschlossen und braust ausgiebig mit heißem Wasser, ist reichlich Dampf im Badezimmer. Das Kleine inhaliert die feuchte Luft, die Schwellung im Nasen-Rachenraum geht etwas zurück, das Baby kann wieder besser atmen.

Klassische Inhalatoren oder Dampfbäder sind für die Kleinsten wegen der Verbrühungsgefahr nicht geeignet.

**Ein Tipp für die kalte Jahreszeit:** In dem Zimmer, in dem das Kind schläft, eine Schüssel mit Wasser auf die Heizung stellen oder angefeuchtete Tücher darauf legen, damit die Raumluft nicht so trocken wird. Denn beim Hinlegen schwellen die Atemwege des Kindes weiter zu, das Schnupfensekret staut sich. Leichter wird der Schlaf daher, wenn das Baby mit leicht hoch gelagertem Oberkörper schläft.

Und natürlich helfen Hautkontakt und Nähe – am besten, Mutter oder Vater sitzen halb aufrecht auf dem Sofa und legen sich in dieser Position das Baby auf die Brust, so kann der Schleim besser abfließen. Ein dickes Kissen in den eigenen Rücken schieben, dann wird es nicht so schnell ungemütlich. Auf diese Weise kommt das Baby zur Ruhe und kann besser atmen. Ein erkältetes Baby wird viel Nähe einfordern – und nachts oft aufwachen. Vielleicht sprechen Sie sich als Eltern ab und machen eine Art Schichtdienst? Allein sollte das Kleine jetzt nicht schlafen – aber auch Sie werden es instinktiv in Ihrer Nähe haben wollen.

*Kleine Massagen tun gut.*

### Blähungen/Bauchschmerzen

Zu hastig getrunken? Zu viel Luft im Bäuchlein? Es ist gar nicht schön, wenn der kleine Bauch drückt. Was bei verschluckter Luft hilft: der Fliegergriff, also das Baby bäuchlings auf den Unterarm legen, mit der Handfläche den Kopf stützen, die eigene Armbeuge liegt zwischen den Beinen des Kindes.

Außerdem: eine leichte Bauchmassage mit kreisenden Bewegungen, eine Wärmflasche (nicht zu heiß!), ein angewärmtes Kirschkernkissen.

Mit dem Fläschchen gefütterte Kinder schlucken mehr Luft als Stillkinder, weil das Trinken mit dem Flaschensauger leichter geht, und brauchen deshalb eher ein »Bäuerchen«: Streichen Sie nach dem Trinken die Luft mit kreisenden Bewegungen auf dem Rücken gut aus.

**»Koliken« – eine Regulationsstörung**

Einige Babys schreien besonders viel. (Mehr zu diesem Thema siehe S. 42f.)

Früher ging man davon aus, dass diese Säuglinge so viel weinen, weil sie Luft im Bauch haben und sprach daher von Dreimonatskoliken bei Neugeborenen. Heute ist bekannt, dass dies gar nicht die Ursache ist, sondern dass diese Kinder noch nicht gelernt haben sich selbst zu beruhigen. Kinderärzte sprechen daher von einer »Regulationsstörung«. Hilfreich kann hier alles sein, was das Baby entspannt – auch eine sanfte Bauchmassage. Da Kinder in den ersten zwei Jahren noch gar nicht signalisieren können, welche Schmerzen sie wirklich quälen, sollten beim Verdacht auf Bauchweh keine Tees oder Mittel zum Entblähen ohne ärztliche Rücksprache gegeben werden.

### Zu früh geboren - eine besondere Herausforderung

Die Medizin ist heute so weit entwickelt, dass Kinder schon etwa ab der 28. Schwangerschaftswoche eine fast hundertprozentige Überlebenschance haben. Allerdings ist Schlaf für Frühchen-Eltern ein Gesundheitsproblem ganz anderer Art.

*Miriam, Mutter eines siebenmonatigen Sohnes, der fünf Wochen vor dem errechneten Entbindungstermin auf die Welt kam, musste ihr Baby wecken: »Linus macht es mir leicht, er schläft abends zwischen acht und zehn Uhr beim Stillen ein und schlummert dann bis zum nächsten Morgen um acht, mit ein oder zwei ganz kurzen Trinkpausen. Doch so friedlich waren die Nächte nicht immer. Die ersten Tage seines Lebens hat er im Wärmebettchen auf der*

*Frühchenstation des Krankenhauses verbracht. Weil er noch so unreif war, hatte er eine Trinkschwäche, um ein Haar hätte er eine Magensonde gebraucht, weil er zu wenig Milch abbekam. Und als wir dann zu Hause waren, war es deshalb ganz wichtig, dass ich ihn spätestens alle drei bis vier Stunden gestillt habe, nachts haben wir uns den Wecker gestellt. Wir haben uns Sorgen gemacht, weil er so zart war, lagen oft wach und schauten auf die Uhr, wann es wieder so weit ist mit dem Anlegen. Sogar beim Füttern ist er eingeschlafen. Wir haben ein penibles Protokoll geführt, wie oft und wie viel er trank, und als wir zu Hause waren, hat ihn die Hebamme alle zwei Tage gewogen.*

*Diese anstrengende Zeit hat aber nicht allzu lang gedauert. Nach sechs Wochen hatte er beim Gewicht aufgeholt, trank gut und kam von selbst alle drei bis vier Stunden. Zwei Wochen später wurden die Nächte dann noch mal unruhig, weil er Luft im Bauch hatte und wir ihn oft lang im Fliegergriff durch die Wohnung tragen mussten. Aber seitdem er etwa fünf Monate alt ist, schläft er gut durch. Tagsüber ist er dafür allerdings umso wacher und hält mich ganz schön auf Trab.«*

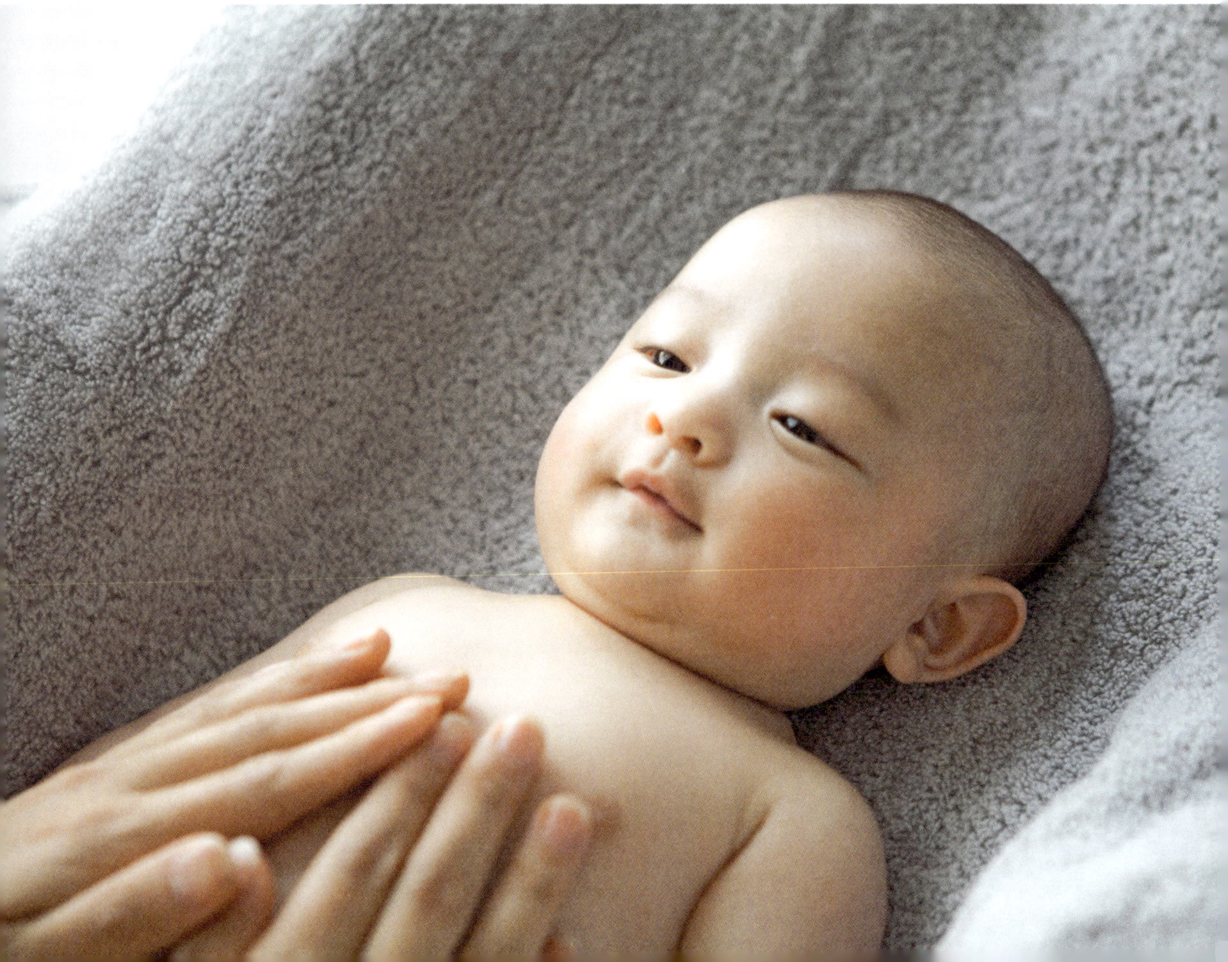

Interview

# »Entwicklung ist nur mit Veränderung möglich.«

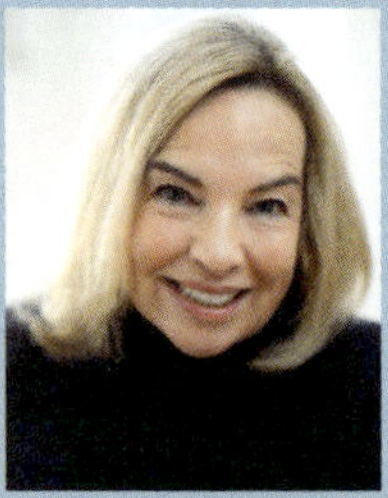

DR. MED. DAGMAR BRANDI

Kinderärztin

Dr. med. Dagmar Brandi ist Fachärztin für Kinder- und Jugendmedizin mit dem Schwerpunkt Entwicklungsdiagnostik sowie tiefenpsychologisch fundierte Psychotherapeutin. Die Mutter von drei Kindern mit eigener Praxis ist eine der Gründerinnen des gemeinnützigen Vereins »Von Anfang an e.V.«. Ziel ist die frühzeitige Förderung der Eltern-Kind-Bindung. Eltern mit Kindern von null bis drei Jahren finden in der Beratungsstelle in Hamburg fundierte Unterstützung von Expertinnen und Experten. www.vonanfang.de

*Gerade wenn ein Kind sein Schlafverhalten scheinbar von einem auf den anderen Tag verändert, verunsichert das die Eltern natürlich besonders – was raten Sie Eltern in solch einer Situation?*

Besorgte Eltern suchen häufig den Grund für Verhaltensveränderungen ihres Kindes in Krankheiten. In den meisten Fällen steckt aber hinter einem neuen Verhalten etwas Positives. Ich erkläre Eltern oft, dass ein veränderter Schlaf ein Zeichen für die fortschreitende Entwicklung ihres Kindes ist. Veränderung baut auf eine vorher erworbene Fähigkeit auf. Eltern freuen sich zwar über die Fortschritte ihres Kindes, häufig geht diesen aber eine Krise im Verhalten voraus. Kennen Eltern diese Zusammenhänge, können sie sich auf neue Herausforderungen vorbeugend einstellen.

*Können plötzliche Schlafprobleme auch ein Hinweis auf eine Erkrankung sein?*

Durchaus! Ein rasch ansteigendes Fieber oder Infektionen, Atemwegserkrankungen, Verdauungsbeschwerden, Schmerzen – das alles kann, aber muss sich nicht auf den Appetit und das Schlafen auswirken. Auch hier gilt: Beobachten Sie Ihr Kind gut, achten Sie auf Ihr Bauchgefühl und stellen Sie es gegebenenfalls einem Kinderarzt vor.

*Wann ist ein Besuch bei einem Kinderarzt wichtig?*

Im ersten Lebensjahr sollte immer eine kinderärztliche Untersuchung erfolgen, um Schlimmes auszuschließen. Ein Arztbesuch kann auch die Sicherheit und die Gelassenheit der Eltern verbessern.

*Würden Sie zu Hausmitteln raten?*

Hausmittel sind super, wenn sie vom Kinderarzt befürwortet und genehmigt sind. Aber eine Eigenmedikation ist nicht ohne ärztlichen Rat zu empfehlen. Das betrifft auch pflanzliche Mittel, Fiebermittel und ätherische Öle. Viele von den Präparaten, die Älteren guttun, sind für Babys noch ungeeignet. Medikamente jeder Art sollten im ersten Lebensjahr nur nach Absprache gegeben werden.

*Ein kränkelndes Baby ist müde, findet aber schwer in den Schlaf. Gibt es dafür eine Erklärung?*
Eigentlich ist ein kränkliches Kind sehr ruhig und schläft viel. Wenn es schwer zur Ruhe findet, hilft nur Geduld. Die Eltern sollten überlegen: Wie lange liegt der letzte Schlaf zurück? Geschichten erzählen, singen oder vielleicht ein Spaziergang könnten hilfreich sein. Kranke Kinder benötigen mehr Ruhe und Kuscheln, weil sie jetzt liebesbedürftiger sind. Eine Trennung fällt ihnen schwerer. Bei größerer Unruhe eines Kindes sollte man daran denken, dass Fiebermedikamente unruhig machen können. Auch Schmerzen können das Einschlafen erschweren.

*Was ist besonders wichtig, wenn ein Baby kränkelt und unruhig ist?*
Ein Baby ist sich seiner Krankheit natürlich nicht bewusst, sondern fühlt sich anders als sonst, vielleicht hat es Schmerzen und es spürt, dass es in seiner Aktivität eingeschränkt ist. Auch ein gesundes Baby hat viel damit zu tun, immer wieder in sein Gleichgewicht zu kommen, eine Krankheit ist dann erst recht anstrengend.

*Gerade Eltern fühlen sich mit kranken Babys oft überfordert. Was raten Sie da?*
Ein krankes Baby klebt oftmals sehr an der Mama. Es erlebt immer wieder frustrierende Momente, wenn sie sich nicht ständig kümmert. Aber gerade jetzt braucht es besonders feinfühlige Eltern, weil es weniger ausgeglichen und belastbar ist als sonst. Für beide Eltern ist das anstrengend – für die Hauptbezugsperson, oft die Mutter, deswegen, weil sie kaum Luft zum Atmen hat, für das andere Elternteil, weil es das Gefühl hat, wenig entlasten zu können. Wer völlig überfordert ist, sollte sich Hilfe holen. Vielleicht können Großeltern oder gute Freunde helfen. Eine Krankheit geht ja auch wieder vorbei.

*Wie können Eltern ihr Baby bei der Genesung unterstützen und für ruhige Nächte sorgen?*
Eine zuversichtliche Haltung und Ruhe der Eltern hilft Kindern beim Gesundwerden. Je friedlicher Eltern die Tage gestalten und je mehr die Kinder mit den Eltern kuscheln, umso ruhiger werden meist die Nächte. Es hilft, alle Termine abzusagen, sich auf das Baby zu konzentrieren und selbst möglichst viel Ruhe zu finden: mit Spaziergängen – die tun auch dem Kind gut – und wenig Reizen.

*Was tun, wenn gerade ein Tages- und Nachtrhythmus gefunden wurde, der nun aber gestört wird?*
Eher banale Krankheiten sind nicht immer ein Grund für nächtliche Unruhe. Gerade bei den Zähnen wissen wir immer noch viel zu wenig darüber, ob sie so schmerzen, dass die Kinder aufwachen. Sicher gibt es Krankheiten wie Husten oder Ohrenschmerzen, die den Schlaf erschweren. Falls die Familie dadurch aus dem gewohnten Alltagstakt kommt, kann man sich hinterher behutsam wieder auf Spur bringen: täglich Mahlzeiten und Ähnliches um zehn Minuten verschieben, bis man wieder im alten Rhythmus ist. Diese sanfte Umstellung kann durchaus zehn bis vierzehn Tage dauern, Geduld lohnt sich.

### Mit Näglein besteckt

# Schlaflernprogramme

**Endlich mal schlafen – was wäre das schön. Ein Patentrezept für ruhige Nächte? Klingt verlockend, und vielleicht wirkt es ja sogar. Doch helfen Schlafprogramme wirklich? Was bedeuten diese Trainings und was machen sie mit unserem Baby und unserer Beziehung zu ihm?**

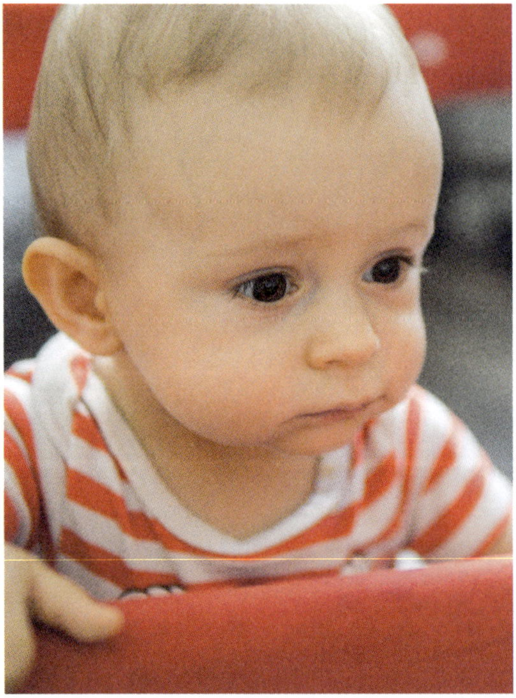

Ich. Kann. Nicht. Mehr. Zitternd sitze ich auf dem Bett und möchte nur noch weinen. Bin so unendlich müde. Sobald ich nur sitze, nicke ich ein. Ich bin fahrig, unkonzentriert. Und das Baby – dem geht es doch auch nicht gut. Es ist pure Verzweiflung. Ein Gefühl, das viele Eltern irgendwann ereilt. Manche erst, wenn Kita-Eingewöhnung und Rückkehr in den Job anstehen, etwa gegen Ende des ersten Lebensjahres, und man sich fragt: Wie soll ich den Alltag überstehen, im Büro, im Laden, im Labor, wenn ich vor chronischer Übermüdung kaum meinen eigenen Namen weiß? Manche trifft es schon früher, wenn sie den dritten Abend schaukelnd mit Baby auf einem Hüpfball verbracht haben oder die fünfte Nacht in Folge im Stundentakt geweckt wurden und oft nur noch schusslig, ungeduldig und so, so müde sind.

Wenn es doch nur einen Ausknopf gäbe. Oder eine einfache Gebrauchsanleitung zu ruhigen Nächten. Ein Blick ins Internet und da scheint es sie zu geben: Die »Zaubermittel«, diese wundersamen Methoden, die versprechen, dass das Baby schlafen »lernt«. Schlafprogramme – immer wieder neue werden angepriesen. »So schläft ihr Kind in wenigen Tagen« – das verheißen in Social Media-Netzwerken einige Gruppen. Und verzweifelte Eltern lesen sich dort Tipps durch und eigene Bedenken werden immer kleiner. Ob solche Gruppen oder standardisierte Trainingsprogramme, sie alle versprechen: Wir lösen euer Problem. Ihr müsst euch nur ganz genau nach unserem starren Schema richten und in wenigen Nächten wird alles super perfekt sein. Es ist zwar hart für euch und das Kind, denn ihr müsst euer Baby nach dem Abendritual wach ins Bett legen. Jeden Abend lasst ihr es ein wenig länger allein, bis es das Einschlafen aus eigener Kraft beherrscht. Ja, ihr müsst dafür Tränen und Protest in Kauf nehmen – aber dann wird alles gut und das Kind kann nun wunderbar schlafen. Immer. In ihrer Verzweiflung ignorieren Eltern oft eine leise Stimme, die warnt, dass der Preis eines solchen »Zaubers« vielleicht zu hoch sein könnte.

## Schnelle Hilfe – leider schwierig

*So erging es auch Katja, Mutter von drei Kindern, heute vier, acht und zwölf Jahre alt: »Mein ältester Sohn war eigentlich kein Schreibaby, aber einfach ständig wach. Egal was ich tat, er kam und kam nicht zur Ruhe. Ich gab ihm sein Abendfläschchen und dann ging es los. Erst nur Wimmern, das sich aber zu Gebrüll steigerte. Als er sechs Monate alt war, kam er in der Nacht noch immer jede Stunde und schrie, mal mehr, mal weniger laut. Keiner von uns kam zur Ruhe, am schlimmsten war es für meinen Mann, der ja morgens ins Büro musste. Er zog schließlich ins Arbeitszimmer und der Kleine und ich blieben allein. Aber irgendwann konnte ich einfach nicht mehr – denn wirklich schlafen konnte ich im Kinderbett mit dem Kleinen an der Seite ja auch nicht. Und dann das Gefühl, irgendwie versagt zu haben, es einfach nicht hinzubekommen mit dem Kleinen …*

*Der Kinderarzt riet mir schließlich zu einem Schlaflernprogramm. Das sei am Anfang hart, aber effektiv. Ich befolgte den Rat. Genau fünf Nächte lang. Ich legte meinen Sohn in sein Bett, beruhigte ihn kurz – und dann ging ich hinaus. Und blieb jeden Abend etwas länger dort, so wie es das Programm vorschrieb. Jede Nacht schrie und weinte er bitterlich. Hart war es wirklich, für ihn wie für mich. Vier Nächte lang saß ich vor dem Kinderzimmer und hielt mir die Ohren zu, während mir die Tränen herunterliefen. Es tat weh, dass mein Kleiner so verzweifelt war, aber ich wollte ja sein Bestes. Und auch das Beste für uns als Familie.*

*In der fünften Nacht dachte ich, ich hätte es geschafft. Es war mucksmäuschenstill! Ich legte mich in mein Bett und schlief zum ersten Mal seit Monaten endlich mehrere Stunden am Stück.*

*Als ich am Morgen aufwachte, hörte ich ihn nur leise quengeln. Als ich dann in sein Zimmer ging, lag mein Mann mit im Babybett – ein Mann von 1,75 m hatte sich ganz klein zusammengerollt und lag mit dem Baby auf der knapp 1,40 m langen Matratze. Er hatte das bitterliche Weinen nicht mehr ausgehalten. So gesehen hat das Programm für uns geklappt – aber nicht so, wie sich der Kinderarzt es vorgestellt hatte. Sondern weil wir für uns als Familie der Lösung nähergekommen waren. In den ersten zwei Jahren haben wir die Nächte mal gemeinsam, mal abwechselnd mit unserem Sohn verbracht. Dann bestand er darauf, allein zu schlafen.«*

## Augen zu nach Schlaflernprogramm – das steckt dahinter

Schlaflernprogramme basieren auf Konditionierung und verhaltenstherapeutischen Prinzipien. Sie gehen auf den Bostoner Kinderarzt Dr. Richard Ferber zurück, deshalb werden sie gelegentlich auch als »Ferbern« bezeichnet.

Ursprünglich hatte der amerikanische Mediziner seine Methode als Nothilfe und letzten Ausweg entwickelt. Denn immer wieder beobachtete er in seiner Praxis, dass Eltern durch den ständigen Kampf um den Schlaf des Kindes (und ihrem eigenen) so gestresst waren, dass sie Aggressionen gegen ihr Kind entwickelten. Im schlimmsten Fall wird es für ein hilfloses Baby akut gefährlich, wenn Mutter oder Vater sich nicht mehr unter Kontrolle haben: Ein Schütteltrauma kann zu schwerwiegenden Langzeitbehinderungen führen oder sogar tödlich enden. Dagegen wirkt ein Schlaftraining, bei dem Eltern das Kind von Abend zu Abend einige Minuten länger allein lassen, damit es eigene Beruhigungsstrategien entwickelt, nahezu harmlos.

*Nur als letzter Ausweg gedacht*

Allerdings wurde aus dem letzten Ausweg bald eine Art Lifestyle-Methode. Schon Ferber selbst empfahl seine Methode in seinem Bestseller »Solve your child's sleep problems« (9) auch als praktisches Mittel für Eltern, die endlich mal wieder einen ruhigen Abend für sich selbst haben wollten. In Deutschland wurde seine Methode von Annette Kast-Zahn und Hartmut Morgenroth aufgegriffen, ihr Buch »Jedes Kind kann schlafen lernen« war ein Bestseller. Heute haben beide Autoren einiges überarbeitet, raten etwa dazu, die umstrittenen Methoden erst bei älteren Kindern anzuwenden – aber der Erfolg dieser Bücher zeigt vor allem: Verzweifelte Eltern wünschen sich ein Patentrezept, wie Schlafenlernen gelingt. Leider gibt es das nicht.

# Training ist nicht gleich Training – verschiedene Ansätze

Alle Schlaflernprogramme folgen im Kern derselben Methode, sind im Detail aber durchaus unterschiedlich. Der Original-Ferber-Plan sieht vor, dass Eltern ihr Kind peu à peu immer länger am Stück und schließlich bis zu 30 Minuten schreien lassen, bis sie das Zimmer wieder betreten. Dort versichern sie ihrem Kind, dass alles in Ordnung ist (»Ich bin da, du kannst das schaffen.«), verlassen den Raum aber gleich danach wieder und warten das nächste Intervall ab. Dagegen ist beispielsweise die sogenannte »Freiburger Sanduhr-Methode« eine vergleichsweise sanfte Variante: Die maximale Zeit, in der das Kind sich selbst überlassen wird, beträgt neun Minuten, der Einsatz wird erst nach dem zwölften Lebensmonat empfohlen.

Sanfte und harte Methoden

*Eine Expertenmeinung dazu: Die Unterschiede zwischen den einzelnen Methoden sind wichtig. Prof. Michael Schulte-Markwort, ärztlicher Direktor der Klinik für Kinder- und Jugendpsychiatrie am Hamburger Universitätsklinikum Eppendorf, spricht sich nicht generell gegen Schlaflernprogramme aus, wichtig sei, wie es dem Kind dabei gehe. »Es ist solange nichts dagegen einzuwenden, wie das Kind nicht überrumpelt oder gar gequält wird«, erklärt er. »Eine kurze Trennung ist tolerabel, und Eltern merken ja schnell, ob ihr Kind emotional bereit oder überfordert ist.«* (10)

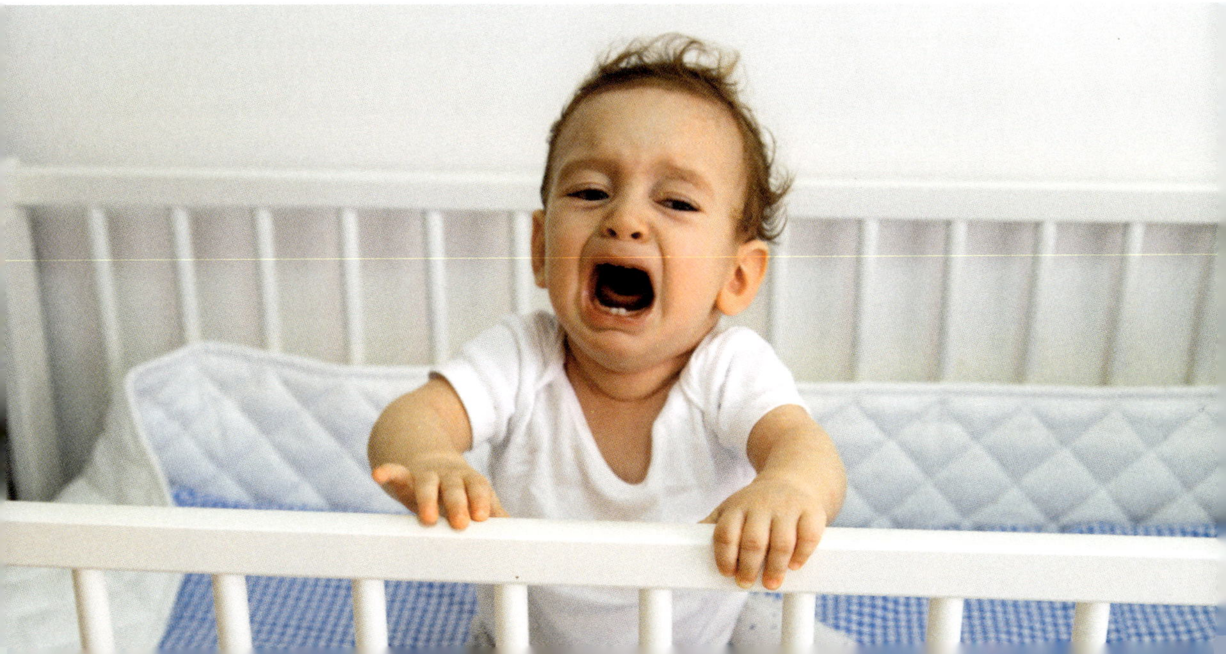

# Was gegen Schlaftraining spricht

Andere Experten sehen diesen Weg des »Schlafenlernens« noch kritischer, etwa der Kinderarzt Herbert Renz-Polster. Für ihn stehen die Methoden in einer unseligen Erziehungstradition, bei der es mehr um Zucht, Ordnung und Disziplin geht statt um Nähe, Bindung und Feinfühligkeit. (11)

Im Folgenden finden Sie die wichtigsten Argumente gegen kontrolliertes Schreien-lassen:

### Eltern werden unberechenbar

Tagsüber kommen Mama und Papa sofort, wenn ich mich melde – und ausgerechnet nachts lassen sie mich allein, noch dazu im Dunkeln? Babys können nicht verstehen, warum die Menschen, auf die sie sich doch eigentlich verlassen, so unberechenbar auf ihre Bedürfnisse reagieren. Außerdem haben Kinder noch bis ins dritte Lebensjahr hinein keine Vorstellung von Zeit – deshalb ist es auch nicht tröstlich, wenn ein Erwachsener in festgelegten Abständen nach ihnen sieht, dann aber wieder aus dem Zimmer geht.

### Babys lernen nicht - sie resignieren

Furcht und Verzweiflung lähmen buchstäblich – das weiß man etwa aus Waisenhäusern früherer Jahrzehnte, in denen Babys und Kleinkinder keine oder keine verlässlichen liebevollen Bezugspersonen hatten, und deshalb in den Schlafsälen oft eine gespenstische Ruhe herrschte. Das hat nichts mit einem positiven Lernvorgang zu tun, sondern eher im Gegenteil mit einer depressiven Reaktion: Wenn Kinder, ob bewusst oder in einer Situation des Mangels, darauf konditioniert werden, dass ihr Schreien nichts bewirkt, dann geben sie es schlicht auf.

### Hormonelle Regelkreise werden negativ programmiert

Das so genannte »kontrollierte Schreien« ist Teil der meisten Schlaflernprogramme. Das Baby weint, ein Elternteil geht kurz zu ihm, streichelt es, hebt es aber nicht aus dem Bett – und lässt das Kind wieder allein. Aus der Hirnforschung weiß man, was dabei passiert: Wenn das Baby allein gelassen wird, springt die Amygdala, der Gefahrendetektor im Hirn an, das Stresshormon Cortisol wird produziert. Bekommt das Baby Trost, sinkt der Cortisolspiegel aber wieder – verantwortlich ist der für Selbstregulation zuständige Vagusnerv im Hirnstamm. Passiert das nicht, wird das kindliche Gehirn von Stresshormonen überschwemmt, die auf Dauer seine empfindlichen Strukturen schädigen können. Langzeitschäden wie Angststörungen und Suchterkrankungen im Erwachsenenalter können eine Folge davon sein.

Kurze Lösung – langfristige Folgen

## Sanfte Alternativen zum Schlaflernprogramm – das können Sie stattdessen ausprobieren

- Babymassagen zur Entspannung – am besten einen Kurs besuchen oder nach Lehrbuch/Lehrvideo.

- Mit dem Baby auf dem Bauch ein Nickerchen machen – so kommen alle zur Ruhe, auch wenn der innere Stresspegel hoch ist. Mehr Ruhe am Tag führt auch zu ruhigeren Abenden.

- Werden Sie sich über die eigenen Ziele klar. Zum Beispiel: Ich will nicht mehr jede Stunde nachts aufstehen – aber drei, vier Mal, damit könnte ich leben. Oder: Mein Baby darf in meinem Bett schlafen, aber wenn es an meinem Ohr zupft und mir dabei weh tut, nehme ich seine Hand weg – ich bin kein Spielzeug, das soll es lernen – und auch, dass das eine Grenzüberschreitung ist. Dabei sollten Sie sich klar sein: Wer seinem Kind ein liebgewordenes Ritual wegnimmt, muss ihm dafür etwas anderes anbieten.

  Am schonendsten und effektivsten sind kleine Schritte. Zum Beispiel: Beim langwierigen abendlichen Händchenhalten zieht sich Mama einen lustigen Spiel-Handschuh an – irgendwann reicht der Handschuh aus, ohne dass Mamas Hand drinstecken muss.

*Kleine Schritte – große Wirkung*

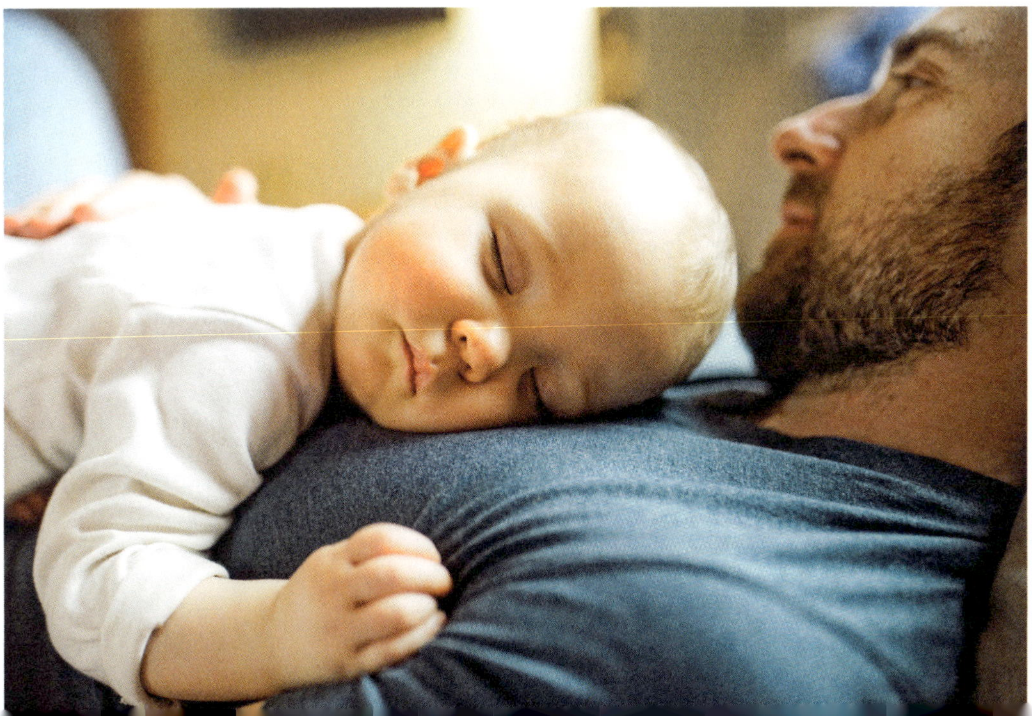

Interview

# »Das Vertrauen stärken – nicht zerstören.«

*Viele Eltern sind so verzweifelt, dass sie zu Schlaflernprogammen greifen. Die Therapeutinnen Gundula Göbel und Anette Weber kennen die Sorgen der Eltern aus ihrer langjährigen Praxis.*

*Eltern verzweifeln und haben das Gefühl, die Schlafschwierigkeiten ihres Babys seien nicht mehr normal. Ab wann spricht man tatsächlich von einer Schlafstörung?*

Anette Weber: Wenn ein Baby nicht in den Tiefschlaf kommt, würde ich das als Schlafstörung bezeichnen. Denn das ist der Ausdruck einer inneren Not und Verunsicherung. Eltern berichten häufig, dass ihr Kind sehr lange zum Einschlafen braucht und dann nach kurzer Zeit wieder aufwacht, oft schon nach 20 Minuten. Oder dass es durch Geräusche oder die kleinsten Bewegungen der Eltern sofort aufschreckt. Aber sehr häufig erwarten die Eltern auch einfach zu viel von ihrem Kind. Schlafen lernen ist schwieriger als laufen lernen. Beides braucht Zeit und viele wohlwollende begleitete Erfahrungen. Beim Laufenlernen sehen wir, dass das Baby oft noch hinfällt – und ähnlich ist es beim Schlafenlernen. Es wird eventuell Rückfälle geben – aber mit Zeit und liebevoller Unterstützung lernt das Kind selbst.

*Was genau lässt Eltern verzweifeln?*

Gundula Göbel: Vor allem die eigene Hilflosigkeit, wenn das Baby nicht aufhört zu schreien. Und auch der Druck von außen, der eigene Anspruch an sich als Mutter. Durch diese Gefühle wird auch die Bindung zum Baby, die noch wächst und verletzlich ist, für einen Moment kaum noch gespürt.

*Wie geraten Eltern und Kind in einen scheinbar nicht lösbaren Teufelskreis der Verzweiflung?*

Annette Weber: Eltern und Babys sind so eng miteinander verbunden, dass die Erwachsenen kaum zwischen dem eigenen Gefühl und dem des anderen unterscheiden können. Dieser Prozess ist ganz normal und auch die Grundlage für Empathie und Feinfühligkeit. Er macht es aber für Eltern auch so schwer, ruhig zu bleiben, wenn ihr Kind aufgeregt oder verzweifelt ist. Und sich abzugrenzen. Und das wiederum wirkt zurück: Wenn die Kinder spüren, dass es den Eltern schlecht geht, fühlen sie sich zusätzlich bedroht. So ziehen sich beide Seiten gegenseitig nach unten, und es entsteht ein Automatismus, aus dem sie ohne Hilfe kaum wieder herausfinden.

*Manche Kinderärzte oder auch wohlmeinende Großeltern, Freunde, Geschwister empfehlen in so einer Situation ein Schlaflernprogramm. Was halten Sie davon?*

Annette Weber: Nach meiner Erfahrung greifen Eltern aus purer Verzweiflung zu diesen Methoden, weil sie nicht mehr weiterwissen und tagtäglich und in jeder Nacht die Not des eigenen Kindes erleben. Für mich ist diese Methode sehr problematisch, weil das Kind und häufig auch die Eltern sich dabei in großer emotionaler Not erleben. Das Baby wird wiederholt allein gelassen und dann wieder mit Kontakt versorgt. Das, was es im jeweiligen Moment erlebt, ist für es existenziell überwältigend – ob es zwei Minuten dauert oder 20.

Gundula Göbel: Solche strikten Methoden können Kinder für ihr ganzes Leben negativ prägen, davon bin ich überzeugt. In meiner Praxis erlebe ich Jugendliche, deren Eigenmotivation sich nicht entfalten konnte. Die der Überzeugung sind: Ich werde ohnehin nicht gehört, ich kann nichts bewirken. Bei Konflikten und Stress ziehen sie sich zurück oder erleben eine Art innerer Starre und Emotionslosigkeit. Das sind extrem häufig Jugendliche, deren Schreien als Babys nicht angemessen beantwortet wurde. Dabei sind Eltern genau dafür da: angemessene Begleitung, Trost und Unterstützung für das Bedürfnis nach Sicherheit und Selbständigkeit im eigenen Tempo und nach den eigenen Möglichkeiten.

*Was raten Sie Eltern, die so ein Programm angefangen haben?*

Gundula Göbel: Sofort beenden, damit die Eltern und auch das Baby aus dem Stressmodus herauskommen. Das Baby streicheln, ihm erzählen, dass der Versuch nicht gut war und sie es nun gemeinsam anders machen werden. Der erste Schritt ist immer, sich als Eltern wieder auf Anfang zu spulen und einen wertschätzenden und bindungsstärkenden Weg zu gehen. Denn wie wir als Baby getröstet werden, prägt uns ein Leben lang.

*Was aber können Eltern tun, damit sie das Schlafproblem lösen?*

Anette Weber: Sich Unterstützung holen, um wieder in eine bessere innere Verfassung zu gelangen. Nur wer gut für sich selbst sorgen kann, eigene Bedürfnisse wahrnimmt, kann auch einem Kind helfen, sich selbst zu regulieren. Hilfreich ist es, sich nicht nur mit den Sorgen um den Schlaf des Kindes zu befassen, sondern auch mit den eigenen Ängsten und Sehnsüchten. Ist das geklärt, entwickelt sich der Weg zum guten Schlaf ganz natürlich. Eltern kommen in eine gute Verbindung zu sich und zu dem, was ihr Baby an Unterstützung und Freiraum braucht. Kein perfektes Happy End, aber ein guter und sicherer Weg!

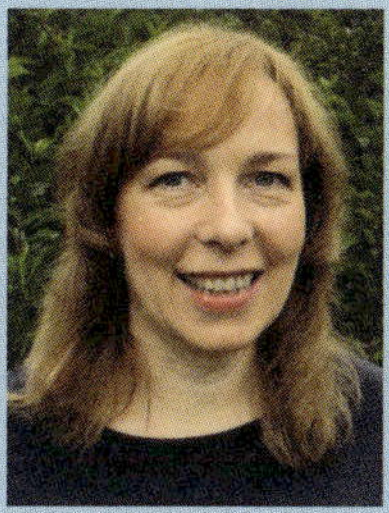

ANETTE WEBER

Praxis für Bindungsförderung, Körperpsychotherapeutin, spezialisiert im Bereich der Eltern-Kind-Bindung, Traumatherapeutin. www.anetteweber.de

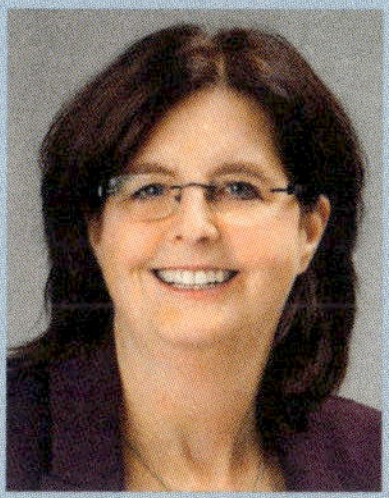

GUNDULA GÖBEL

Kinder-und Jugendlichen-Psychotherapeutin mit Schwerpunkt Bindungsstärkung im Baby-, Kinder- und Jugendalter. EMDR-Traumatherapeutin, Paar- und Familientherapeutin. www.gundula-goebel.de

Mit Rosen bedacht

# Und wie geht es den Eltern?

**Junge Eltern brauchen Nerven wie Drahtseile. Doch dazu bräuchten Sie genügend Erholung. Fakt ist aber auch, dass junge Eltern zu wenig Schlaf bekommen. Aber wie sehr die Müdigkeit auf die Stimmung schlägt, das hat mit vielen Faktoren zu tun. Und: Auch unter schwierigen Voraussetzungen kann es gelingen, für ausreichend Erholung zu sorgen.**

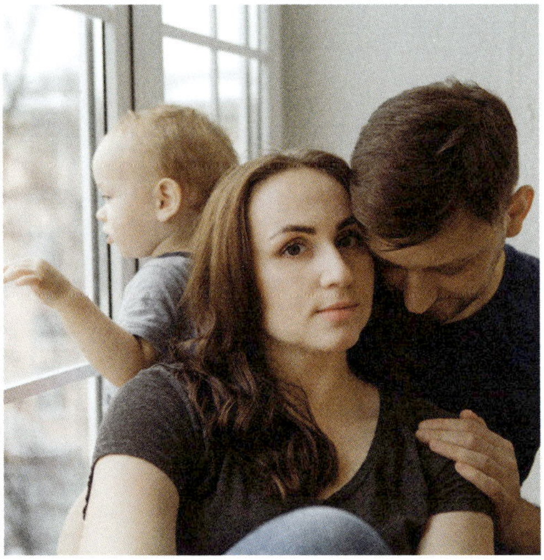

Was sind das für Menschen: Helden? Bei der repräsentativen YouGov-Umfrage von 2018 im Auftrag der Zeitschrift »ELTERN« erklärten tatsächlich nur zwölf Prozent der befragten Eltern, dass sie aktuell unter Schlafmangel leiden – aber immerhin 35 Prozent gaben an, dass ihnen zu wenig Schlaf nicht zu schaffen macht. Geübte Wenigschläfer, die in Napoleon-Manier mit vier, fünf Stunden pro Nacht auskommen? Oder hatten sie nur gerade einen guten Tag, überschwemmt von Liebe und Hormonen, als sie befragt wurden? Jede Wette: Auch dieses Drittel kennt das Gefühl, unendlich müde zu sein. Und auf Dauer kann der Schlafmangel zum Problem werden. Für die ganze Familie.

*Stefanie erinnert sich noch sehr gut. Ihr Sohn war im ersten Lebensjahr jede Nacht fünf bis sechs Mal wach. »Ich war so gereizt, wütend und musste oft weinen. Ich vergaß sogar, nach dem Stillen mein T-Shirt runterzuziehen – und mein Handy fand ich im Kühlschrank.« Heute kann sie darüber lachen. »Ich wusste, dass das Problem nicht nur der Schlaf des Kleinen war – der war fit und holte sich tagsüber, was er brauchte. Ich ging auf dem Zahnfleisch, denn ich musste ja funktionieren.«*

# Eine Stunde weniger – pro Nacht

Erwachsene benötigen im Schnitt sechs bis acht Stunden Schlaf pro Nacht und laut einer Studie des Robert-Koch-Instituts kommen auch 81,6 Prozent der Deutschen in der Regel auf diese Ruhezeit. Aber eben nicht alle. Und schon gar nicht alle Eltern kleiner Kinder.

Am härtesten trifft es Mütter. Frauen schlafen generell etwas anders als Männer, vor allem aber bekommen sie in der Babyzeit oft zu wenig ab von den erholsamen Tiefschlafphasen, die eigentlich Teil jedes Schlafzyklus' sind. Das hat auch seinen Sinn. Denn sobald das mütterliche Hirn die Information »Baby macht laute Geräusche« erhält, signalisiert es: »Aufwachen, Kind braucht mich.« Das Phänomen hat sogar einen Namen: ›Ammenschlaf‹, nach den Frauen, die früher dafür bezahlt wurden, die Neugeborenen wohlhabender Bürgersfamilien zu stillen. Diese Frauen mussten ja auch springen, wenn ihr Arbeitgeber rief.

> Als Mutter immer auf Empfang gepolt

Schuld an diesem Schlafmuster sind – man ahnt es – die Hormone. Nach der Geburt schüttet der mütterliche Körper verstärkt Prolaktin und Oxytocin aus, eine Kombination, die den Organismus auf Fürsorge und Bindungsbereitschaft programmiert. Dazu kommt: Mütter und Väter sind darauf konditioniert, auf Reize ihres Kindes empfindlich zu reagieren, und nehmen deshalb auch leisere Geräusche wahr, die im Schlaf sonst herausgefiltert werden. Allerdings tun sie das nicht gleichberechtigt, egal, wie engagiert ein Vater im Wachzustand sein mag. Werden Frauen Mütter, ändert sich laut Schlafforschern ihr Schlafverhalten – in der Schwangerschaft schlafen viele schon schlechter, ist das Baby dann da, haben sie weniger Schlaf und wachen öfter auf. Das überrascht jetzt weniger. Das gefühlt Ungerechte: Bei Vätern ändert sich der Schlaf nicht wesentlich. Sie schlafen tiefer als die Frau an ihrer Seite und hören auch das Weinen ihres Kindes später. (12) Männer schlafen tatsächlich tiefer.

Und ja – das kann Mütter auch wütend machen. Auch wenn es nicht mit Absicht geschieht, ist es ein bisschen wie beim Mikado-Spielen: Wer sich zuerst bewegt, hat verloren. Nach einer Studie der Universität Warwick (Großbritannien) schliefen Mütter im Durchschnitt in den ersten drei Lebensmonaten ihrer Babys eine Stunde weniger in der Nacht als vor der Geburt, Väter 15 Minuten weniger.

Mit den ersten Wochen und Monaten ist die Ungerechtigkeit noch nicht vorbei. Nach der Geburt des ersten Kindes dauert es bis zu sechs Jahren, bis Eltern wieder so viel Ruhe bekommen wie vorher, so die Studie der britischen Forscher, die mit Hilfe von Daten deutscher Eltern erstellt wurde. (13) Die gute Nachricht für Eltern: Wenig Schlaf bedeutet nicht unbedingt schlechten Schlaf. Denn Menschen gleichen den Mangel nicht über die Dauer, sondern über die Qualität aus.

### … und dennoch nicht zu wenig?

Der Spruch »Ich hab geschlafen wie ein Baby« kommt nicht ganz von ungefähr. Damit ist nämlich nicht unbedingt gemeint, dass man besonders lange schläft, sondern tief, erholsam und sorglos.

Zum Glück: Auch kurzer Schlaf kann erholsam sein.

*Verena, Mutter zweier Kinder, hat sich ihr Haustier zum Vorbild genommen: »In den ersten Lebensmonaten meiner Tochter kam ich mir manchmal vor wie meine eigene Katze. Die schläft auch nicht am Stück, schon gar nicht nachts. Dafür hat sie wie alle Artgenossen eine Fähigkeit, die ich plötzlich auch drauf hatte: Jede Gelegenheit für ein Nickerchen nutzen und in Nullkommanix weg sein. Vor allem habe ich mir den Rat aus meiner Babygruppe zu Herzen genommen: Wenn dein Kind tagsüber zu Hause schläft, einfach dazulegen und ausnutzen. Ich hätte nicht gedacht, dass diese Druckbetankung so gut funktioniert.«*

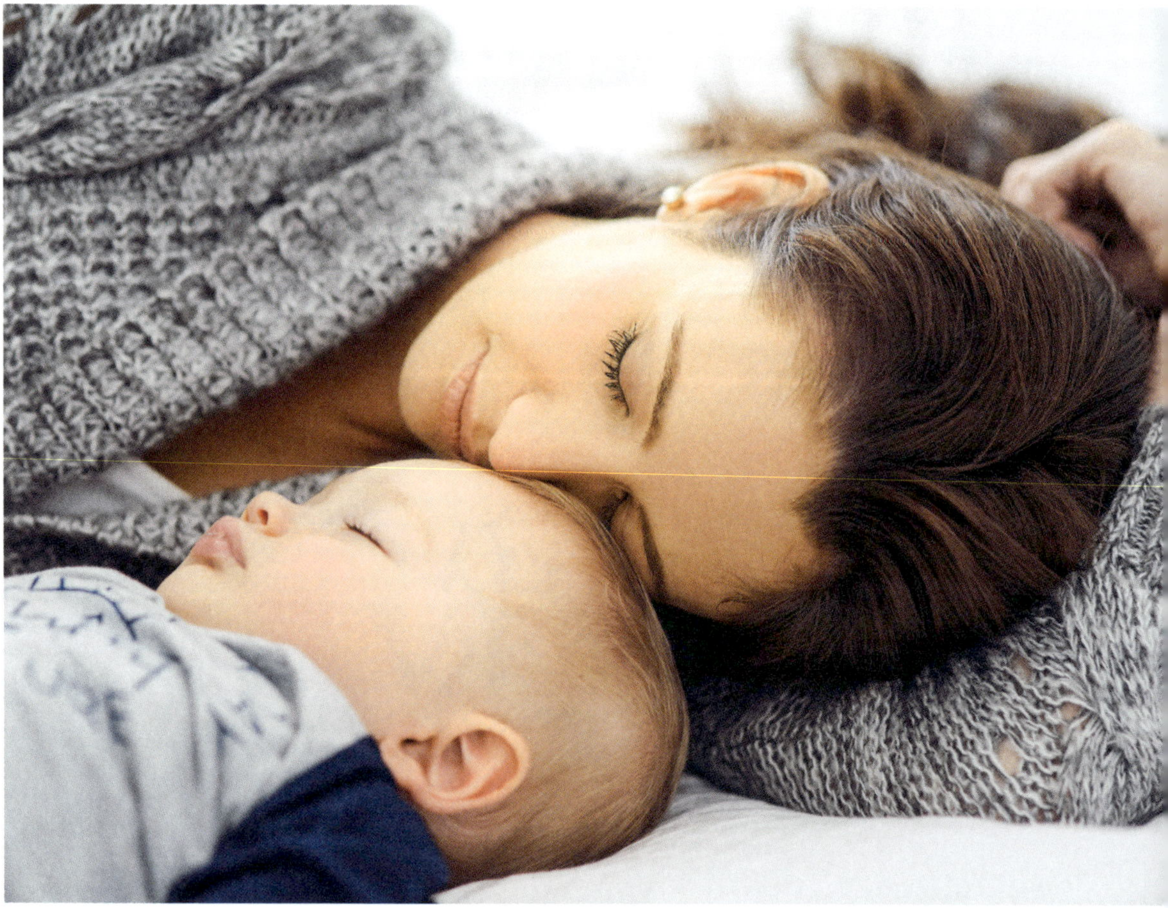

# Eigene Grenzen erkennen

Zu wenig Schlaf, immer wieder unterbrochene Nächte – auf die Dauer zehrt das enorm. »Schlaf, wenn das Baby schläft« – ein gut gemeinter Rat, doch: Ein kurzes Nickerchen ist oft einfach nicht drin. Klar lässt sich der Hausputz aufschieben – aber kommt eigene Berufsarbeit dazu, die Kita-Hol- und Bringzeiten eines großen Geschwisterkindes oder andere tägliche Pflichten und unaufschiebbare Termine, schrumpfen die Slots für ein Nickerchen schnell zusammen.

Schlafen Mütter – und Väter – auf Dauer jedoch zu wenig, sorgt das für gesundheitliche Probleme (siehe Interview mit. Schlafforscher Hans-Günter Weeß, S. 104f.). Ständig müde sein geht an die Substanz und befeuert oft den Negativ-Kreislauf – je dringender sich Eltern wünschen, ihr Baby möge doch endlich einschlafen, umso härter wird das tägliche Duell mit dem Sandmännchen.

## Achtung: Erschöpfungsfalle

Wer sich dauerhaft erschöpft und todmüde fühlt, kann weder für sich noch für sein Baby gut sorgen. Wenn Sie sich jetzt Hilfe und Unterstützung holen, sind Sie keine schlechte Mutter, im Gegenteil: Sie tun etwas für Ihr Kind, weil Sie etwas für sich tun. Manchmal ist der zu kurze oder zu abgehackte Schlaf auch nicht der einzige Grund für die lähmende Müdigkeit. In der Schwangerschaft und in der Stillzeit besteht erhöhter Eisenbedarf, der häufig allein durch die Ernährung nicht gedeckt ist. Ein ärztlicher Check kann also nicht schaden.

Nicht nur Schlafmangel kann zu Erschöpfung führen. Viele Mütter fühlen sich vom Baby so gefordert, dass sie zu wenig und unregelmäßig essen. Der Körper braucht aber auch nach der Schwangerschaft noch Monate, bis die alte Form zurück ist und dazu gehört auch weiterhin eine ausgewogene Ernährung. Und das Stillen zehrt zusätzlich an den Energiereserven. Also: Essen Sie gut und vielseitig – auch das beugt Erschöpfung vor. Überforderung bedeutet immer auch psychische Belastung. Seien Sie hellhörig: Gefühle von lähmender Müdigkeit und Antriebslosigkeit in den Monaten nach der Geburt können auch Zeichen für eine postnatale, also nachgeburtliche, Depression sein. Davon ist immerhin jede zehnte Mutter betroffen, und auch einige Väter.

*Sorgen Sie auch gut für sich selbst.*

### Wenn das Reservelämpchen leuchtet
## Warnsignale für Erschöpfung

- Sind Sie vergesslicher als sonst oder werden Sie schneller wütend?
- Fühlen Sie sich häufig den Tränen nah?
- Fällt Ihnen das Aufstehen schwerer als sonst?
- Schlafen Sie in Ruhepositionen sofort ein – sogar im Sitzen?
- Können Sie sich kaum konzentrieren – auch nicht auf Gespräche?
- Haben Sie wenig Appetit?
- Haben Sie das Gefühl permanenter Überanstrengung?
- Können Sie sich nicht über Ihr Baby freuen?

# Postnatale Depression und Babyblues – Anzeichen erkennen

Aus psychologischer Sicht sind Frauen während der Schwangerschaft, der Geburt und kurz danach verletzlicher und empfindsamer als sonst. Es ist nicht unüblich, mehr zu grübeln und sehr dünnhäutig zu sein, sondern sehr menschlich. Auch der sogenannte »Babyblues« ist meist kein Grund zur Sorge: Laut verschiedenen Fachstudien verspüren bis zu 80 Prozent aller Mütter in den Tagen und Wochen nach der Geburt gelegentlich starke Traurigkeit ohne fassbaren Grund und haben dabei oft extrem nah am Wasser gebaut. Dahinter steckt die hormonelle Umstellung des Körpers, der sich von »schwanger« auf »nicht schwanger« zurückpegelt – das passiert unbemerkt und sorgt doch für psychisches Ungleichgewicht.

*Zeit der Tränen*

Doch bei manchen Müttern bleibt diese tiefe Traurigkeit. Etwa zehn bis 15 Prozent der Mütter entwickeln eine echte Depression. Sie vertrauen ihren eigenen Gefühlen nicht und können dementsprechend nur sehr schwer eine gute Beziehung zu ihrem Kind aufbauen. Diese psychische Erkrankung kann nicht nur direkt nach der Geburt auftreten, sondern jederzeit im ersten Lebensjahr des Kindes.

Das ist nicht nur für die Mutter ein schlimmer Zustand, sondern auch für das Baby nachteilig. Denn wenn seine Gefühle nicht gespiegelt werden, fehlt ihm eine ganze wichtige Erfahrung fürs weitere Leben: gesehen zu werden, geliebt zu werden, wichtig zu sein.

Menschen, die eine Neigung zu Depressionen haben, sind durch die tiefgreifenden Veränderungen der Schwangerschaft und Geburt eher gefährdet, erneut zu erkranken. Außerdem können schwierige Familiensituationen wie Trennung, Geldsorgen, Einsamkeit oder andere schwere Krankheiten eine Depression auslösen. Auch eine traumatische Geburt kann eine Ursache sein.

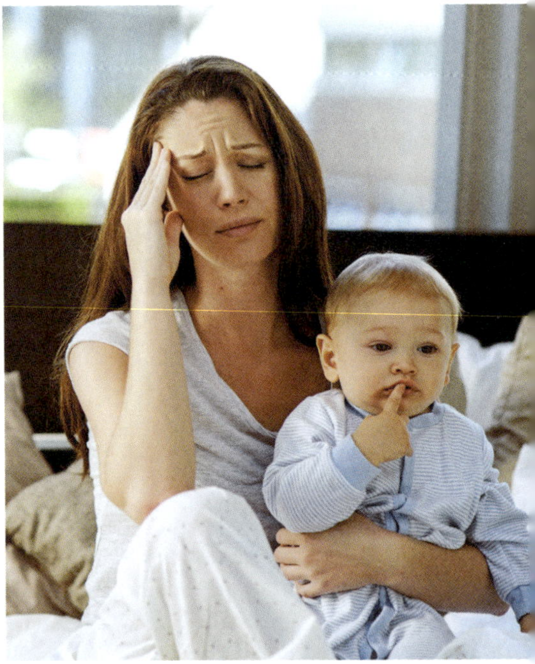

## Nur müde, oder deprimiert? Zeichen von Depression

- Teilnahms- und Interesselosigkeit, keine Freude am Baby, kein Interesse sich um sich selbst zu kümmern
- Selbstvernachlässigung, Vernachlässigung des Kindes
- Abneigung gegen Berührung und Zärtlichkeit, Schmerzen, mangelnde Lust, verminderter sexueller Genuss
- Starke Stimmungsschwankungen
- Große Unsicherheit, starke Selbstzweifel und Schuldgefühle
- Konzentrationsprobleme, zwanghaftes Grübeln
- Gestörtes Essgefühl: Appetitlosigkeit oder übermäßig gesteigerter Appetit
- Reizbarkeit, Aggression, ständige Unzufriedenheit, unkontrollierte Wutausbrüche
- Kein Interesse mehr an sozialen Beziehungen
- Ängste, Panikattacken: Extreme Sorge um das Kind, das Gefühl des Kontrollverlustes, Panikattacken, die von körperlichen Symptomen wie Kreislaufproblemen, Schwindel, Schweißausbrüchen oder Atemnot begleitet werden.
- Zwangsgedanken: Wiederkehrende quälende und destruktive Gedanken oder drängende Impulse, z. B. sich selbst und/oder dem Kind etwas anzutun.

Wer diese Anzeichen (14) bei sich selbst bemerkt oder von Freunden oder Angehörigen darauf hingewiesen wird – ist nicht nur müde. **Depressionen sind eine Erkrankung, bei der es Hilfe gibt! Darum ist fachliche Unterstützung jetzt wichtig!** Als erster Ansprechpartner empfehlen sich Frauenarzt/Frauenärztin oder sozialpädiatrische Zentren. Weitere Informationen finden Sie auf der offiziellen Website der deutschen Selbsthilfe-Organisation zur Postnatalen Depression und Psychose: Schatten & Licht e.V., www.schatten-und-licht.de.

## SOS: So tanken müde Eltern auf

Bei Ihnen ist eigentlich alles im Lot? Sie haben zwar Tagträume vom Ausschlafen, freuen sich aber sonst über Ihr Baby, fiebern seinem ersten Lächeln entgegen, sind entzückt über die Laute, die es macht, und wundern sich manchmal, wie es sich buchstäblich über Nacht verändert und entwickelt? Dann machen Sie sich keine Sorgen, wenn Sie manchmal etwas glasig in den Spiegel starren. Denken Sie immer dran: Es ist nicht für immer, es sind nur ein paar anstrengende Monate.

Doch für diese Zeit brachen Sie ein paar ganz legale und garantiert nicht gesundheitsschädliche Dopingmittel. Die meisten kosten nicht mal was. Ein paar Ideen:

### SOS-Idee Nr. 1: Erwartungen herunterschrauben

Niemand ist perfekt. Sie wollen die besten Eltern, die liebevollsten Ehegatten, die tollsten Freunde und daneben auch noch gute Söhne und Töchter für die eigenen Eltern sein, und das immer und

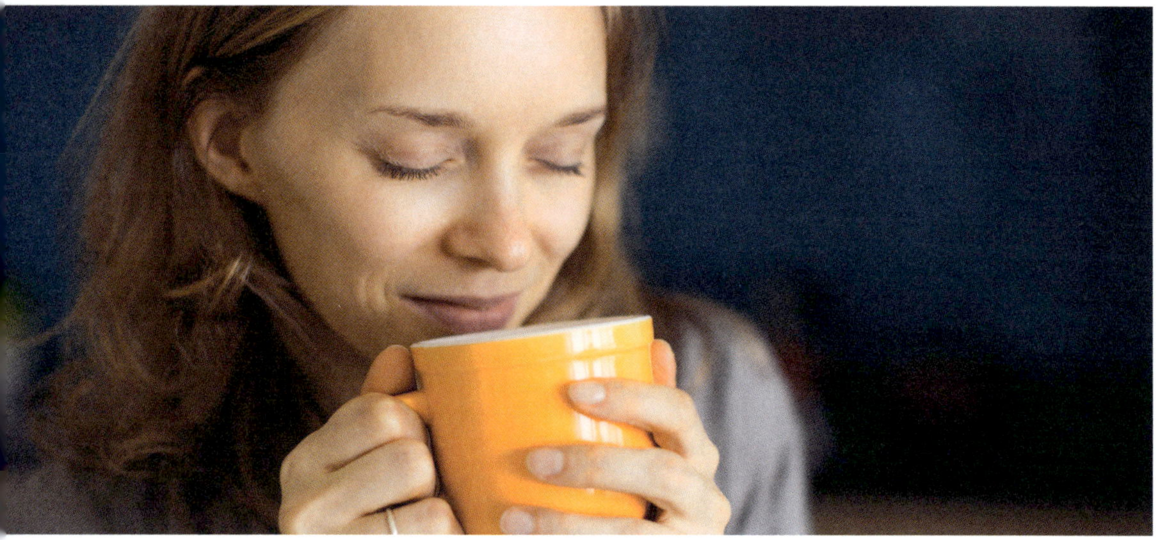

alles gleichzeitig? Vergessen Sie's – das ist schlicht nicht zu schaffen. Jedenfalls nicht neben Wäsche, Instagram-Account und Kontaktpflege mit Kollegen. Mut zur Lücke bringt Sie weiter, nicht nur im Haushalt – wer braucht schon geputzte Fenster? Und Kommunikation, egal ob mit der Kollegin, den Eltern oder der besten Freundin. »Du, ich muss gerade einen Gang runterschalten – wenn ich mich für eine Weile seltener melde oder weniger aufmerksam bin, dann hat das nichts mit dir zu tun und ändert sich auch wieder.« Und die beste Freundin hat auch in einem halben Jahr noch ein offenes Ohr für Sie – und freut sich umso mehr, dann wieder mal was von Ihnen zu hören.

### SOS-Idee Nr. 2: Schlaf auf die To-Do-Liste!

Teilen Sie sich als Eltern im Alltag das Schlafritual am Abend, wenn möglich, auf. Tagsüber Nickerchen fest einplanen und alles weglassen, was geht – nur nicht das, was Ihnen Energie gibt. Aber setzen Sie auch dabei Prioritäten: Für den einen ist es eher die Yogasession zwischendurch, für den anderen die Stunde mit einem spannenden Roman auf dem Sofa.

### SOS-Idee Nr. 3: Entspannung

Nicht nur für das Baby, auch für Sie gilt: Äußere Struktur hilft, emotional ausgeglichener zu sein. Denn für angespannte Eltern ist es viel schwieriger, ihr Baby in den Schlaf zu bringen. Nutzen Sie kleine Ruhepausen – etwa die Stillzeit oder das Liegen im Bett neben dem Baby – ohne Schuldgefühl zur eigenen Entspannung. Nicht viel Zeit? Für einen Powernap reichen auch 15 bis 20 Minuten.

Profi-Tipp: Rücklings aufs Bett legen, eine Hand mit der Handfläche nach oben über den Bettrand hinaus strecken und darin einen schweren, aber nicht zerbrechlichen Gegenstand halten, z. B. einen Schlüsselbund. In dem Moment, in dem der Körper in den Tiefschlaf umschaltet, entspannt sich die Muskulatur, der Schlüsselbund fällt zu Boden, Sie wachen wieder auf. Reicht aus, um Hirn und Körper zwischendurch zu regenerieren und fördert Konzentrationsfähigkeit und Laune enorm.

### SOS-Idee Nr. 4: Berührung – und mehr…

Pst – schon mal nach einem Orgasmus in Sekundenschnelle wohlig entspannt eingeschlafen? Müden und gestressten Eltern tut genau das gut, was auch das Baby sucht: Nähe und Berührung. Nur eben in der erwachsenen Variante. Kuscheln, küssen, und wenn beide es wollen, auch Sex. Muss ja nicht die klassische Nummer sein, wenn die Mutter nach der Geburt noch nicht wieder in Stimmung ist oder eine größere Verletzung davongetragen hat – Ihnen fällt sicher auch eine schöne Alternative ein ….

Übrigens: Sie müssen das Liebesleben nicht notwendigerweise einstellen, solange ein Baby in Ihrem Zimmer schläft. Hebamme Clara Eidt sagt dazu: »Jüngere Babys werden von Sex nicht beunruhigt – denn sie können geistig gar nicht einordnen, was passiert. Und sie waren ja auch in der Schwangerschaft nah dran.« Trotzdem gehemmt? Wie wär's mal mit dem Sofa oder einer Matratze im Wohnzimmer?

### SOS-Idee Nr. 5: Struktur für alle

Gerade wenn das Baby sehr unruhig ist, fällt das eigene Einschlafen schwer. Was auch den Großen hilft: ein fester Rhythmus und Abschalt-Rituale. Das kann eine Fantasiereise sein (vielleicht angeleitet von einer entsprechenden App oder per CD), ein Glas heiße Milch mit Honig. Stellen Sie sich auch eine Thermoskanne mit warmem Tee ans Bett, dann können Sie sich nachts selbst kurz etwas Gutes tun, nachdem Sie aufgestanden sind und Ihr Kind versorgt haben.

### SOS-Idee Nr. 6: Nachtanken nicht vergessen

Gegen Müdigkeit ist kein Kraut gewachsen – aber eine Bohne. Kaffee in Maßen ist auch für Stillende erlaubt, am besten direkt nach dem Füttern. Sonst hat das Baby selbst Koffein in der Blutbahn – und dass es dann schlecht schlafen kann, versteht sich. Mehr als ein bis zwei Tassen am Tag (gilt auch für schwarzen Tee) sollten in der Stillzeit jedoch nicht getrunken werden. Wichtig ist auch, regelmäßig zu essen und zu trinken, vor allem stärkende und warme Lebensmittel wie Hühnerbouillon. Den Kreislauf bringen Sie am besten mit kalt-heißen Wechselduschen in Gang. Kompressen mit kalt-feuchten Teebeuteln erfrischen die Augen und helfen gegen geschwollene Lider.

### SOS-Idee Nr. 7: Bettenwechsel

Vielleicht ist das Familienbett für Ihr Baby ideal. Vielleicht auch für Partner oder Partnerin. Aber auch für Sie? Beide dürfen sich ohne schlechtes Gewissen ab und an eine ruhige Nacht im Nachbarraum für sich allein gönnen – gibt's dort ein Bett und stimmt auch die Schlaftemperatur, umso besser.

Kleine Energie-Kicks

### SOS-Idee Nr. 8: Ab an die frische Luft

Sonnenlicht und frische Luft sind gerade für übermüdete Menschen – auch für die ganz Kleinen – wunderbar. Denn Sonne bringt den Körper dazu, das »Glückshormon« Serotonin zu bilden, sowohl bei Großen als auch bei Kleinen. Und Bewegung macht zusätzlich munter.

Interview

# »Müde sein kann krank machen.«

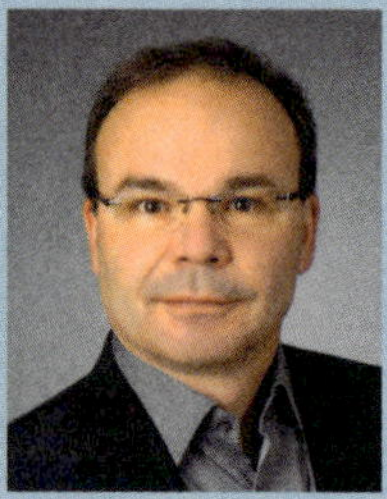

DR. HANS-GÜNTER WEESS

Schlafforscher

Dr. Hans-Günter Weeß beschäftigt sich seit mehr als 20 Jahren klinisch und wissenschaftlich mit Schlaf und seinen Störungen. Er ist Vorstandsmitglied der Deutschen Gesellschaft für Schlafforschung und Schlafmedizin (DGSM) und Leiter des Interdisziplinären Schlafzentrums des Pfalzklinikums in Klingenmünster sowie Autor des Buches: »Schlaf wirkt Wunder«, Droemer 2018.

*Wer wach sein will, muss viel schlafen – doch was tun, wenn genau das gerade für junge Eltern nicht möglich ist? Hans-Günter Weeß ist Schlafforscher – was ist sein Rat?*

*Mütter kommen kaum zur Ruhe, wenn ihr Kind schlecht schläft. Können Sie erklären, was daran für Frauen besonders belastend ist?*
Schlaf gehört zu den elementaren Grundbedürfnissen des Menschen. Aber Mütter sind auch nachts meist in einer Art dauerhaftem Stand-by-Modus – gerade bei einem Säugling oder wenn das Kind krank ist. Dieser hellhörige Schlaf ist zwar fürsorglich gegenüber dem Kind, aber auf Dauer für die Gesundheit der Mutter nicht gut.

*Wie genau wirkt sich ständiger Schlafmangel bei Erwachsenen aus?*
Zuerst einmal führt er zu Müdigkeit am Tag, Stimmungsschwankungen und Unausgeglichenheit. Die langfristigen Konsequenzen sind gravierender: Das Immunsystem wird geschwächt, die Gefahr für Herzkreislauferkrankungen wächst. Schlaf ist eine Art Regenerations- und Reparaturprogramm für den Körper und die Psyche. Er wird genauso benötigt wie Nahrung und Flüssigkeit. Wer verlernt, wie man richtig loslässt, kann schließlich selbst Schlafstörungen entwickeln.

*Die dann aber meist verschwinden, wenn das Kind allein schläft?*
Nein, nicht unbedingt. Manchmal verselbständigt sich ein schlechter elterlicher Schlaf, denn es gibt immer Gründe, wachsam zu sein, auch nach der Babyzeit. Klettert das Kind aus dem Bett? Hat es nicht eben gehustet? Später kommen vielleicht weitere Kinder und andere Sorgen

dazu: Schon ein Uhr nachts, und die 17-Jährige ist immer noch nicht aus dem Club zurück!

*Was raten Sie Eltern?*

Wenn Menschen immer müde sind, dann können sie auch ihre Elternrolle nur schwer ausfüllen. Denn Schlafentzug lässt nicht nur die Konzentration sinken, auch die schlechte Laune steigt. Aber eine gute Eltern-Kind-Beziehung kann nicht nur darauf gebaut sein, dass Eltern sich aufopfern, Kinder sollen auch verstehen lernen: Mama und Papa haben Bedürfnisse, und die sind auch wichtig. Kommen die Eltern nicht zur Ruhe, spricht auch aus Sicht der Schlafforschung nichts dagegen, dass ein Baby im eigenen Zimmer schläft.

*Also ein Baby spätestens zum Ende des ersten Lebensjahres ausquartieren?*

Man sollte dem Kind auf jeden Fall die Möglichkeit bieten, schnell alleine zu schlafen. Zahlreiche Studien zeigen, dass nicht nur Eltern, sondern auch die Kinder weniger und schlechter schlafen, wenn lange alle gemeinsam übernachten. Denn in einem gemeinsamen Schlafzimmer oder Bett weckt man sich eher gegenseitig, und der Schlaf ist insgesamt weniger erholsam.

*Was können Eltern gegen das Schlafdefizit tun?*

Das Wichtigste ist, genügend Nachtschlaf zu bekommen. Für den durchschnittlichen Erwachsenen sind das im Schnitt sieben Stunden. Wenn es möglich ist, auch immer mal ausschlafen – nur wer keinen Wecker stellt, merkt, wie viel Schlaf wirklich benötigt wird. Für Eltern kleiner Kinder ist das sicher schwierig, aber hier gilt genau wie bei der Nachtschicht: Man kann sich den Schlaf auch einmal aufteilen.

*Kann denn der Schlaf in der Nacht nachgeholt werden?*

Nein, man kann weder vor- noch nachschlafen. Aber kleine Schlafpausen am Tag können für Entlastung sorgen. Für Nickerchen am Tag gilt: Am besten nicht mehr als zehn bis 20 Minuten und nicht nach 15 Uhr. Wer am Tag zu lange oder zu spät schläft, fühlt sich eher schlapp und kommt in der Nacht nicht zur Ruhe. Auch ein kurzer Spaziergang an der frischen Luft oder etwas Gymnastik aktivieren das Herz-Kreislauf-System, und man fühlt sich direkt wacher.

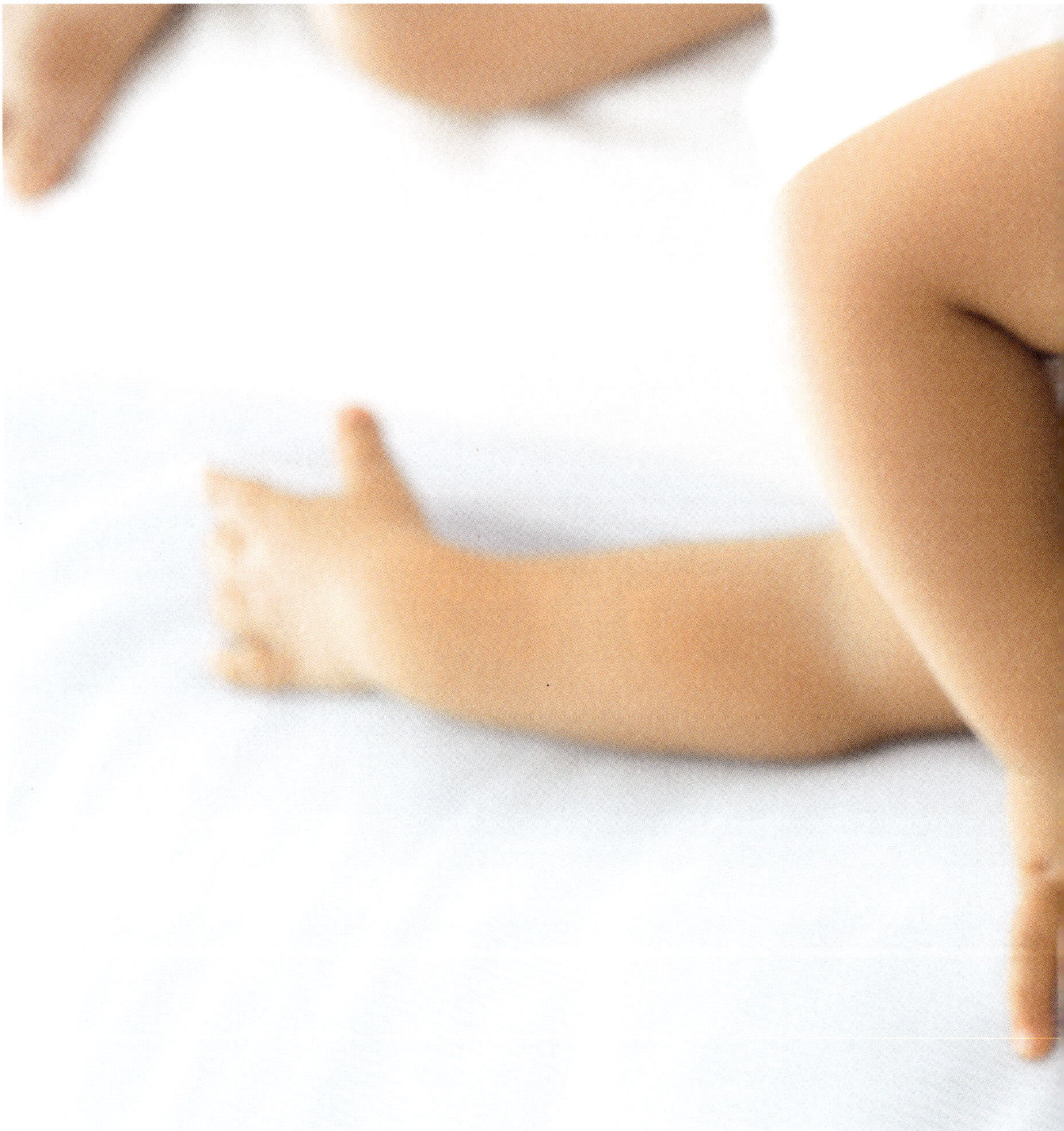

# 3 AUSKLANG –
## wie geht es weiter mit dem Schlaf?

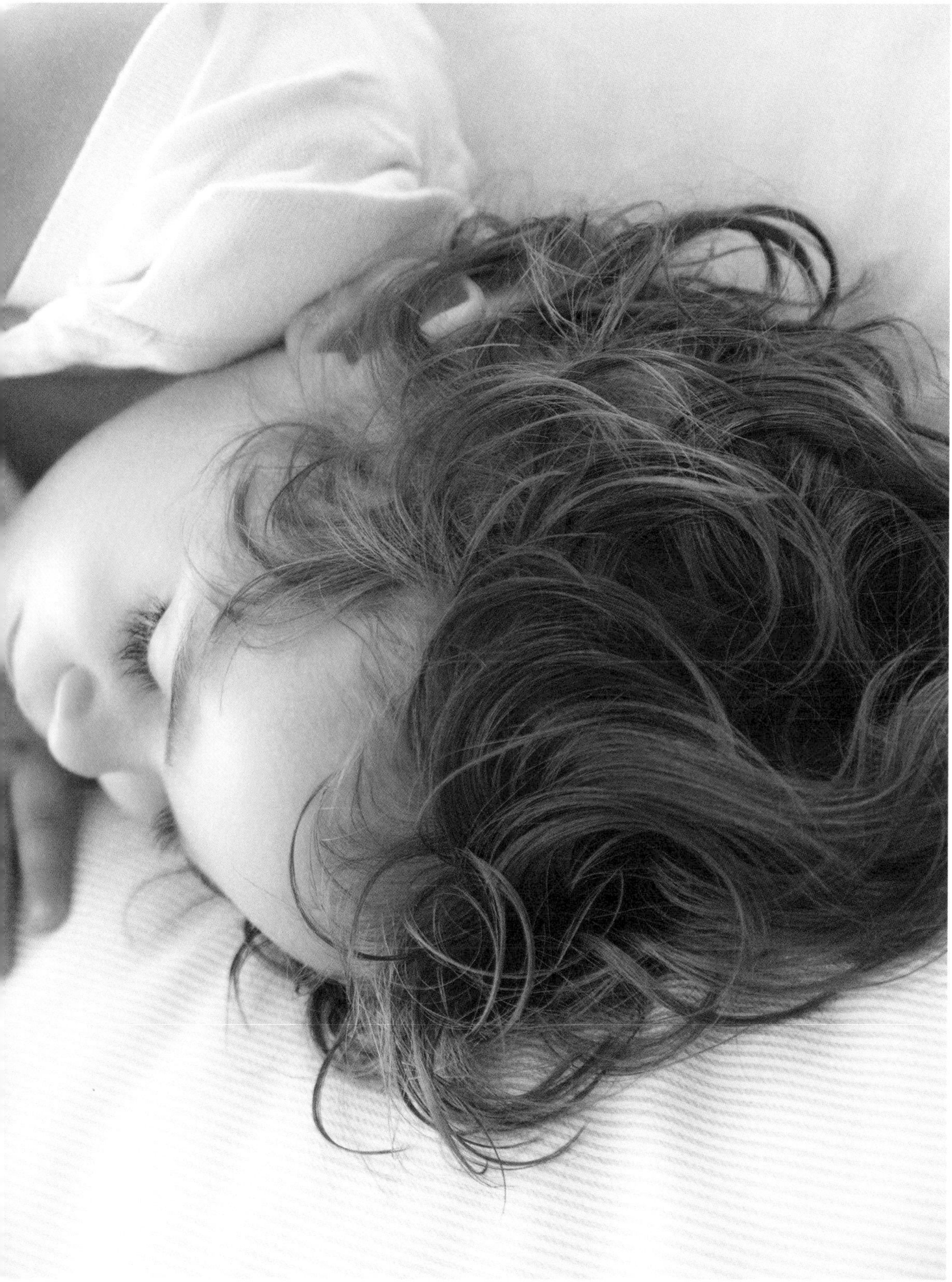

Sandmann, lieber Sandmann …

# Schlaf im Kleinkindalter

**Gratulation – der erste Geburtstag! Ihr Baby ist nun ein Kleinkind und erobert mit Riesenschritten die Welt. Vieles wird anders, wenn der Mini-Weltentdecker mobiler wird, laufen und sprechen kann. Auch das Schlafen. Aber wird es nun einfacher, wenn es so viel zu erforschen gibt? Wie wirkt sich das auf den Schlaf aus? Und was hilft Eltern und Kind in der Kleinkindphase?**

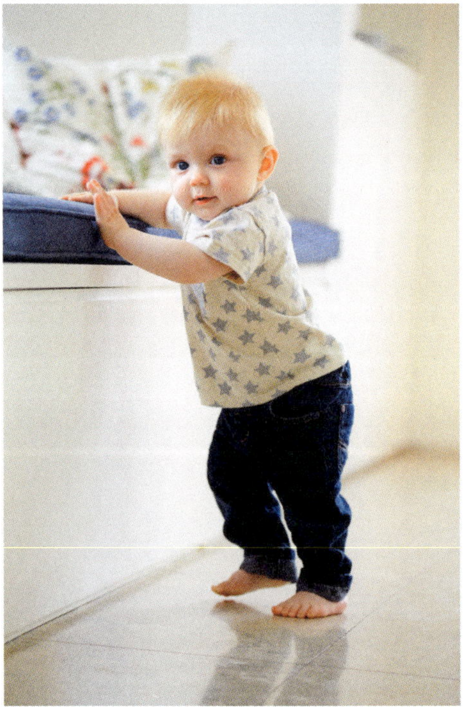

Auf dem Kuchen brennt eine kleine Kerze. Mein Töchterchen steht auf ihren eigenen Beinen am Wohnzimmertisch und beobachtet das flackernde Flämmchen mit großen Augen. »Da!«, sagt sie und zeigt darauf. Beim Auspusten müssen wir ihr noch helfen. Aber aus meinem winzigen Baby ist ein kleines Mädchen geworden, das schon ein wenig Gebäck knabbern kann, ein paar Worte spricht und anfängt, ihre Umgebung auf zwei Beinen zu erforschen – wenn auch noch mit wackeligen Schritten.

Unglaublich, was mein Kind in diesem Jahr alles gelernt hat. Wie groß sie geworden ist! Während die Kleine eifrig mit dem bunten Papier spielt – das war eindeutig das tollste Geschenk – denke ich an die letzten Monate und ihre Herausforderungen. Nur ja nichts verpassen, meine Tochter ist so neugierig, das war sie von Anfang an. Jetzt entdeckt sie täglich neue Dinge. Auch schon in ihren ersten Wochen mochte sie nichts verpassen – und wollte nicht schlafen. Sie war so wach – und wir Eltern waren so müde. Heute weiß ich: Das ist typisch für sie. Und darum braucht sie am Abend ganz wenig Programm und viel Ruhe. Je langweiliger es ist, desto eher findet sie in den Schlaf. Wir legen sie wach in ihr Bettchen, streicheln sie. Ein Kuss und ein Streicheln der Wange – meist schlummert sie dann ein. Manchmal erzählt sie sich auch etwas. Einige Wörter kann ich schon verstehen. Hase, Mama, Papa ...

Mittlerweile schläft sie deutlich besser. Ich leider nicht. Denn ich bin wieder schwanger und kämpfe mit Übelkeit. Aber ich freue mich wenigstens auf ein paar Monate bis zum Geschwisterchen, in denen es ruhiger wird. Eine Hoffnung, die leider vergeblich ist: Denn gut ein halbes Jahr nach ihrem ersten Geburtstag fällt meiner Kleinen das Einschlafen wieder schwer.

Nur eine Phase? Im Rückblick würde ich sagen: Wir hatten dem kleinen Mädchen sehr viel auf einmal zugemutet. Im gleichen Monat, in dem wir sie bei ihrer Tagesmutter eingewöhnten, zogen wir um. Und in der neuen Wohnung hatte das Kind endlich ein eigenes Zimmer. Wir würden uns nicht mehr gegenseitig stören, Vater, Mutter und Kind. Abgestillt hatte sie sich auch gerade selbst – es schien alles zu passen.

*Jeder Tag ein großer Schritt*

Als die Nächte wieder schwierig zu werden drohten, entschieden wir uns für einen Rückschritt. Jedenfalls fühlte es sich so an. Einer von uns Eltern schlief nun auf einer Matratze im neuen Kinderzimmer neben dem Kinderbett. Das sollte sich übrigens auch aus einem anderen Grund als Segen herausstellen: Nur so fanden wir heraus, dass unsere kleine Forscherin schon längst so mobil war, dass sie eigenständig über das Gitter klettern konnte. Sie fiel weich – auf mich. Aber ich konnte in der Nacht wieder nicht so schnell zur Ruhe kommen. Da hätte ziemlich viel passieren können. Am nächsten Morgen bauten wir das Bett um, nun konnte sie allein aufstehen. Wieder ein neuer Schritt.

## Ich bin schon groß – Meilensteine brauchen Rückversicherung

Das zweite Lebensjahr ist ein Jahr der großen Meilensteine: Immer neue Eindrücke kommen auf das Kleinkind zu. Es probiert neue Lebensmittel und nimmt am Familientisch Platz. Es lernt laufen, sprechen und nimmt die Welt immer neugieriger und interessierter wahr. Es entwickelt immer mehr Selbstwirksamkeit, kann sich allein mit Spielzeug und mit Büchern beschäftigen.

Und mit dem Abstillen – wenn es jetzt erst erfolgt –ändert sich auch das Abendritual. Gemeinsam Bilderbücher anschauen wird immer interessanter, und je mehr das Kind versteht, desto mehr mag es abends in einer ruhigen Kuschelstunde nochmal den Tag Revue passieren lassen. Und viele Familien entwickeln auch ihre ganz eigenen, persönlichen Gewohnheiten.

*Rüdiger: »Seit ihrem ersten Geburtstag lesen wir mit jedem unserer Kinder abends eine Gute-Nacht-Geschichte. Und nach dem Abendessen tanzen wir gemeinsam durchs Wohnzimmer: selten zu Kinderliedern, häufiger zu Philip Poisel und Coldplay.«*

*Inke: »Nach dem Abstillen mit zwölf Monaten schliefen unsere Kinder nur in meinem Arm ein, was auf die Dauer anstrengend wurde. Im Laufe ihres zweiten Lebensjahres habe ich dafür gesorgt, dass diese Verbindung lockerer wurde. Am Ende saß ich zum Einschlafen einfach bei ihnen im Kinderzimmer und las selbst etwas, während sie Bücher anschauten. Wenn sie mich ansprachen, war ich immer für sie da und ging auf sie ein, aber ich zog mich auch schnell wieder zurück. Und ich gab kleine Rückmeldungen wie »Alles gut bei euch?«, sodass sie keine Bittsteller wurden, sondern merkten: Ich bin gern hier bei euch, ihr könnt euch auf mich verlassen, aber wir brauchen nicht mehr diesen ständigen, engen Körperkontakt, damit ihr euch sicher fühlt.«*

Ganz nah und doch bitte weit weg

## Erste Schritte in die Unabhängigkeit

- »Alleine!« Ihr Kind möchte immer eigenständiger werden. Manche Kinder entdecken ihren Willen nun sehr ausgeprägt. Ein wichtiger Entwicklungsschritt.
- »Nicht die Mama!« Lehnt ein Kind ein Elternteil phasenweise scheinbar ab, tut das weh. Es ist aber in der Regel ein Zeichen, dass es sicher gebunden ist und sich ablöst.
- »Kuscheln!« Das Elternteil, das weniger beim Kind ist, ist meist spannender. Im zweiten Lebensjahr nehmen viele Väter Elternzeit. Da wird dann Mama aufregender.
- »Nicht weg!« Kleinkinder spüren, wenn Veränderungen anstehen. Mama geht wieder arbeiten, ein Umzug oder die Eingewöhnung in die Kita steht an? Viele suchen nun wieder sehr viel Nähe, sind sehr sensibel und suchen das Bekannte.
- »Gute Nacht« Im zweiten Lebensjahr lernt das Kind seine Lieben als eigenständige Menschen wahrzunehmen – und die können weg gehen! Gerade am Abend, in der Nacht möchten sich Kleinkinder, die am Tag am liebsten ganz unabhängig sind, versichern, dass Mama und Papa wirklich kommen und da sind. Dieses »Klammern« kann sehr neu sein und macht vielleicht neue Abendrituale nötig.

# Wo schlafen wir heute? Flexible Angewohnheiten

Mama ist da, auch wenn ich sie nicht sehe – das begreifen Kinder nun immer mehr. Je sicherer und geborgener Kinder sich fühlen, desto besser können sie sich zeitweise entfernen. Einjährige fangen an, sich selbst bewusster wahrzunehmen, und möchten sich auch abgrenzen. Der Beginn des zweiten Lebensjahres ist ein guter Zeitpunkt, das elastische Band der Nähe ein bisschen mehr zu dehnen.

Wie Kinder diesen Übergang erleben, ist sehr unterschiedlich. Es gibt Kandidaten, die schlafen mit neun Monaten widerspruchslos im eigenen Bettchen im Kinderzimmer ein. Einige kommen aber ein halbes Jahr später, sobald sie eigenständig laufen können, Nacht für Nacht ins Elternschlafzimmer und verbringen dort die restlichen Stunden bis zum Aufwachen. Andere sind nur zufrieden, wenn sie ihre Nachtruhe im Elternbett beginnen können, lassen sich dann aber im Halbschlaf unproblematisch ins eigene Zimmer bringen, damit die Großen ihren Platz einnehmen können.

Dieses häufige Wechselbad aus Nähe und Distanz funktioniert am besten, wenn sich alle Beteiligten in Geduld üben. Manche Familien deponieren eine Matratze neben dem eigenen Bett, damit das Kind, wenn es möchte, bei ihnen schlafen kann – aber ohne, dass sie sich verbiegen müssen wie die Artisten im chinesischen Nationalzirkus. Andere verwandeln die ganze Wohnung in eine Pop-Up-Schlaflandschaft: Mit einer Erwachsenenmatratze im Kinderzimmer, auf die bei Bedarf ein Elternteil umziehen kann, und einem Schlafsofa im Wohnzimmer, das verschiedenen Konstellationen dient. Oder sie überspringen die Kinderbett-Phase ganz und schaffen schon für das Kleinkind ein Jugendbett an, in dem sie selbst auch noch Platz haben. Nicht jedes Kind braucht wirklich Mama und Papa ganz nah bei sich. Es gibt auch Kinder, denen kleine Tricks helfen, damit sie sich nachts nicht einsam fühlen. Zum Beispiel ein Nachtlicht oder eine geöffnete Tür. Das kleine Licht beruhigt und die geöffnete Tür macht es möglich, dass das Kind die Eltern gut hört – es fühlt sich enger gebunden und nicht allein. Vielleicht dauert es wirklich länger, bis auf so kleine Tricks wie Licht und Tür ganz verzichtet werden kann – aber solche Hilfsmittel sind nicht nur erlaubt – sie sind auch nicht mit mehr Stress für die Eltern verbunden.

*Ein Nachtlicht wirkt manchmal schon Wunder.*

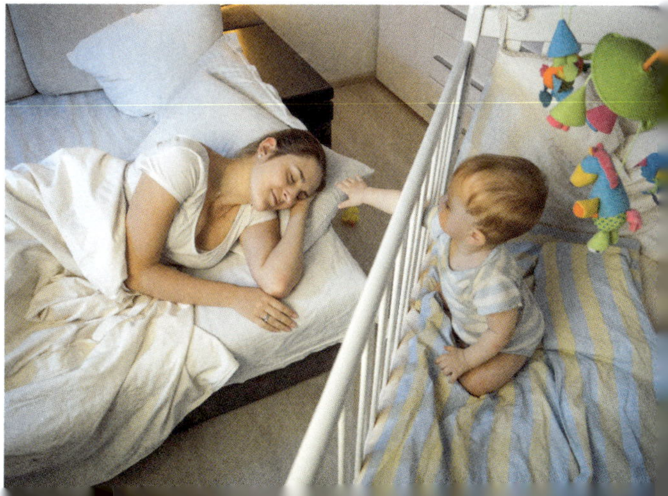

# Ruhe trotz Veränderungen

Nicht nur in Kopf und Körper eines Kleinkindes passiert jetzt eine Menge, sondern auch äußere Veränderungen stehen an – häufig sogar zahlreicher als im ersten Lebensjahr. Von Job-Rückkehr bis Kita-Eingewöhnung: Alles, was den gewohnten Rhythmus eines Kleinkindes herausfordert, kann auch für unruhige Nächte sorgen. Kein Grund zur Beunruhigung – wir Großen schlafen ja auch oft schlechter, wenn sich wichtige Dinge in unserem Leben ändern. Aber wir können es unseren Kindern leichter machen, und auch uns selbst.

*Auszeiten als Paar fest einplanen.*

## Umzug: Fremd im neuen Zimmer

17 Prozent aller Deutschen wechseln innerhalb eines Jahres den Wohnsitz, und darunter sind junge Familien überproportional vertreten. (1) Denn die Zwei-Zimmer-Altbau-Paarwohnung im Trendviertel reicht auf Dauer nicht für eine Familie, schon gar nicht, wenn es nicht bei einem Kind bleiben soll. Damit dem Kind der Übergang nicht so schwerfällt und es auch im neuen Zimmer bald zur Ruhe kommt, raten Experten auf Folgendes zu achten:

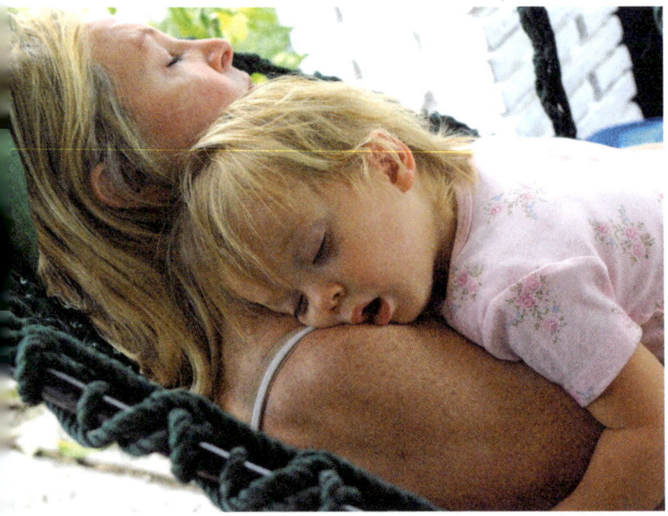

**Gesunde Umgebung:** Muss in der neuen Wohnung oder dem neuen Haus gestrichen werden, beginnen Sie immer mit den Schlafräumen, zuerst mit dem Kinderzimmer. Heizen und lüften Sie die Räume häufig, dann ist auch das Kinderschlafzimmer nach ein paar Wochen einzugsbereit, im Sommer rascher als im Winter.

**Struktur und Ordnung:** Sie haben viele Umzugskisten? Dann beschriften Sie sie nicht nur mit dem jeweiligen Bestimmungsort, sondern auch nach Prioritätsstufe – das Kinderzimmer hat alleroberste Wichtigkeit. Denn wenn es gleich am nächsten Tag heimelig eingerichtet ist und mindestens ein vertrautes Bettchen mit der gewohnten Decke und dem Schmusetier auf das Kleinkind wartet, geht die Eingewöhnung schneller. Noch schöner, wenn sich die Eltern auf Matratzen für die erste Nacht dazulegen und gemeinsam eine Einweihungs-Übernachtungsparty feiern.

**Bei Oma ist's am besten:** Lassen Sie am Umzugstag nach Möglichkeit Ihr Kind von einer vertrauten Person bei ihr zu Hause betreuen, denn eine Wohnung, die ein- und ausgeräumt wird, ist nicht nur stressig, sondern kann auch nie kindersicher sein.

### Zurück im Job: Rituale bewahren

Mindestens ein Elternteil, noch immer häufiger der Vater, ist spätestens in dieser Lebensphase wieder im normalen Arbeitsalltag angekommen – manchmal nach einer Phase, in der das Kind ihn besonders intensiv erlebt hat. Denn viele Väter nehmen ihre Elternzeit-Monate gegen Ende des ersten Lebensjahres. Sie tun Ihrem Kind viel Gutes, wenn Sie gemeinsame Rituale rund ums Zubettgehen beibehalten, damit die Umstellung nicht zu abrupt ist. Denn dann wird es auch eher weiterhin gut schlafen.

### Urlaub: Erst Niedersachsen, dann Neuseeland

Während die Ferien mit einem kleinen Baby häufig noch nicht so weit wegführen, schmieden Familien mit Kleinkindern oft wieder größere Pläne. Bedenken Sie dabei aber auch den Schlafrhythmus und die Gewohnheiten Ihres Kindes: Wird es zum Beispiel gerade morgens schon um fünf wach, braucht aber gegen zehn wieder sein Schläfchen am Vormittag, dann bedeutet ein Hotel mit Langschläferfrühstück vielleicht mehr Stress als Entspannung, während man in einer Ferienwohnung flexibler ist. Und mit einem unruhigen, nachtaktiven Kleinkind im Zwei-Mann-Zelt macht man sich nicht unbedingt Freunde auf dem Stamm-Campingplatz und wird sich dementsprechend auch selbst wenig erholen.

Legen Sie Fahrtzeiten so, dass Ihr Kleinkind einen möglichst großen Teil davon verschläft, weil es zur Startzeit ohnehin müde ist – so klappen Autoreisen meist am besten. Bevor Sie große und kostspielige Trips planen, probieren Sie unbedingt einmal bei einem Kurzausflug übers Wochenende aus, wie Ihr Kind mit dem Schlaf in ungewohnter Umgebung zurechtkommt: Tut es sich generell mit Veränderungen schwer, sollten Sie die Reise Ihres Lebens besser noch ein bisschen aufschieben, damit später alle etwas davon haben.

> Das Kind sollte den Babysitter kennen.

### Oma, Opa, Babysitter

Endlich abgestillt – jetzt haben Sie wieder mehr Zeit füreinander als Paar, und diese Auszeiten haben Sie sich auch verdient. Sei es ein Jour fixe in der Woche, um gemeinsam in die Sauna oder zum Italiener zu gehen, oder, für Fortgeschrittene, auch mal ein Wochenende ohne Kind. Aber gewöhnen Sie Ihr Kind langsam und behutsam daran, dass nicht immer Sie zum Einschlafen an seiner Seite sind: Die vertraute Oma oder die Studentin von nebenan, die schon im ersten Jahr alle paar Tage den Kinderwagen geschoben haben, sind hier sicher die bessere Option als eine Buchung beim Babysitterdienst. Auf jeden Fall sollte Ihr Kind den Babysitter schon gut im »Wachzustand« kennen. Denn Einschlafen ist eine verletzliche Situation, und in der braucht es Vertrauen.

Machen Sie den Babysitter mit dem gewohnten Abendritual Ihres Kindes bekannt – warme Milch, Lieblings-Schlaflied, die Tür einen Spaltbreit offen lassen, aber wundern Sie sich nicht, wenn es bei Oma oder Babysitter ganz anders läuft: Häufig ist Abwesenheit auch eine Chance, eingefahrene Rituale zu durchbrechen.

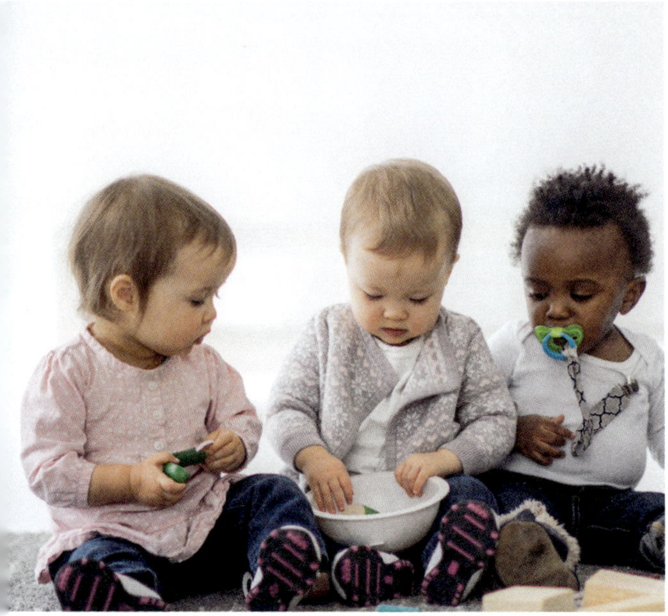

Oma musste gar nicht stundenlang die Hand halten? Vielleicht kann das auch Papa am nächsten Tag ein bisschen verkürzen.

### In der Kita: Willkommen in der Kinderbande

Zwischen dem ersten und zweiten Geburtstag beginnt für viele Kinder auch die regelmäßige Betreuung außer Haus, bei einer Tagesmutter oder in der Kita. Lassen Sie sich bei der Besichtigung auf jeden Fall zeigen, wo und wie die Kinder schlafen – und machen Sie sich keine Sorgen, ob Ihr Kleines im Matratzenlager zur Ruhe kommt, auch wenn Sie es sich nur schwer vorstellen können. Denn bei einer behutsamen Kita-Eingewöhnung, die meist über mehrere Wochen dauert und bei der die Zeiten langsam gesteigert werden, ist das Nachmittagsnickerchen im Kleinkind-Matratzenlager oft erstaunlich unproblematisch. Selbst bei schwierigen Schläfern.

Der Grund dafür ist eine Mischung aus Gruppendynamik und festem Tagesablauf. Die Kinder werden vormittags ordentlich ausgepowert, spielen mit den anderen Kindern, gehen nach draußen und toben. Nach dem Mittagessen sind sie so erledigt, dass der Schlaf ganz von alleine kommt. An diesem System – altersgerechter Rhythmus und gleichbleibende Rituale – kann man sich auch zu Hause orientieren, denn auch ohne Kindergruppe ist diese Kombination hilfreich. A propos Kita: Wer plant, sein Kind im zweiten Lebensjahr in der Krippe betreuen zu lassen, sollte es schon frühzeitig mit einem Trösterchen vertraut machen. Ein flaches Stofftier oder ein Kuscheltuch kann ein wichtiges Übergangsobjekt sein, ein Stück Heimat zum Mitnehmen. Das gilt übrigens auch, wenn das Kind woanders ohne seine Eltern schlafen soll, etwa bei Oma und Opa.

*Lotte ist die Mutter von zwei Kindern, heute sechs und acht Jahre alt.*

*»Als unsere Tochter mit 18 Monaten in die Krippe kam, wurde aus der guten Schläferin plötzlich ein Problemkind. Jeden Abend gab es Gebrüll, wenn sie Zähneputzen sollte, und Lieder und Geschichten wollte sie gar nicht mehr hören. Ich konnte mir das lange nicht erklären – war sie noch zu klein, suchte sie unsere Nähe so sehr? Warum war sie nur so munter und kam nicht zur Ruhe? Erst als wir ihren Tag dann genau betrachtet haben, fanden wir eine Lösung. Sie war einfach zu müde. Also änderten wir unseren Abend – ich zog ihr den Schlafanzug schon um 17.30 Uhr an und danach gab es Abendessen. Es gab danach noch ein kurzes Nachtritual und genau das war richtig. Sie schlief nun früher, aber wieder besser.«*

# Neue Geister im Kinderzimmer: Albträume und Nachtschreck

Einige Kinder sind Frühstarter – schon ab dem neunten Lebensmonat kämpfen manche Babys mit zwei Phänomenen, die Kinder nachts heimsuchen können: Albträume einerseits, der so genannte Nachtschreck (Pavor Nocturnus) andererseits.

## Was ist los mit meinem Kind?

Schätzungen gehen davon aus, dass etwa fünf Prozent aller Kinder zwischen zwei und sechs Jahren durch den »Nachtschreck« aus dem Schlaf gerissen werden, Jungen häufiger als Mädchen. Beim diesen »Attacken« fahren Kinder plötzlich aus dem Schlaf hoch, schreien laut und scheinbar in höchster Not, schlagen um sich und scheinen nicht mehr sie selbst zu sein. Sie reagieren nicht auf Ansprache und auch nicht auf Berührungen. Von einem auf den nächsten Moment ist dann der Schreck vorbei, das Kind wird gar nicht richtig wach, seufzt, kuschelt sich ein und schläft, als sei nichts geschehen. Am Morgen kann es sich dann an nichts erinnern. Das ist für alle eine beängstigende Erfahrung: Für Kinder nur in dem Augenblick selbst – dann ist der Schreck für sie vergessen. Für Eltern ist das ein wenig anders: Der Anblick des Kindes, das wild um sich schlägt, das sich kaum beruhigen lässt, und das eigene Gefühl der Hilflosigkeit, bleiben. Vor allem auch die Frage: Passiert das noch einmal? Viele Kinder haben tatsächlich nur ein bis zwei Mal einen Nachtschreck, andere leider öfter.

Albträume äußern sich anders: Kinder wachen davon auf, reagieren auf Ansprache und können sich oft sehr genau an den Traum erinnern. Oft sind sie sehr verstört und können schlecht wieder einschlafen. Wachen und Träumen sind keine Gegensätze – gerade in den Übergangsphasen des Schlafs verschlingen sie sich. Im Schlaf wird Erlebtes verarbeitet, Dinge, die wir gelernt haben, vertieft. Typischerweise treten Albträume eher in der zweiten Nachthälfte auf, denn dann findet die zweite REM-Phase statt, in der meist intensiv geträumt wird. (2)

*Böse Träume sind für Kinder sehr erschreckend.*

Alle Menschen träumen – auch wenn sich nicht alle an die nächtlichen Bilder erinnern können. Auch Babys haben dieses nächtliche Programm – und einige haben bereits ab dem neunten Monat Träume, die sie verstören. Auch wir Erwachsenen kennen die Wirkung von schlechten Träumen: Ist das gerade Gesehene wirklich passiert? Die unschönen Bilder und Gefühle haben sich doch so echt angefühlt!

Der Unterschied zum Nachtschreck: Ein Kind kann sich oft noch sehr gut an den Albtraum erinnern und findet danach oft nur sehr schwer wieder in den Schlaf.

# Nachtschreck oder Albtraum?

| Nachtschreck | Albtraum |
| --- | --- |
| Das Kind wacht nachts plötzlich schreiend auf, schlägt eventuell um sich, hat einen erhöhten Puls, ist nicht ansprechbar, wirkt wie in Trance, kann schlafwandeln. | Das Kind hat schlecht und sehr lebhaft geträumt, wacht aus einem Albtraum auf, kann schreien oder weinen und ist ansprechbar. |
| Der Nachtschreck kann bis zu zehn Minuten dauern, danach schläft das Kind meistens problemlos weiter. | Das Kind wacht im Bett aus dem Schlaf auf und kann sich an den Traum erinnern. Meist schläft es nicht direkt wieder ein, sondern möchte in den Arm genommen werden, braucht Zuwendung und Trost. |
| Nach dem Aufwachen kann sich das Kind an nichts erinnern. | Nach dem Aufwachen – und oft noch ein paar Tage – kann sich das Kind gut an den »schlechten Traum« erinnern. |
| Ursache für den Nachtschreck: Er hängt mit Entwicklung des zentralen Nervensystems zusammen, oft ausgelöst durch eine Überreizung und Übererregung. | Die Ursache für Albträume: nächtliche Verarbeitung von Erlebnissen, Ängsten, Eindrücken und Belastungen. |
| Tritt meistens im ersten Drittel der Nacht auf, ein bis drei Stunden nach dem Einschlafen (Non-REM-Schlafphasen). | Tritt meistens in der zweiten Nachthälfte auf (REM-Schlafphase), nie in der Tiefschlafphase. |
| Altersgruppe 2 bis 4 Jahre (einige Kinder schon ab dem 9. Lebensmonat) | Altersgruppe: 2 bis 8 Jahre (wenige schon ab dem 9. Lebensmonat, größte Häufigkeit im Alter von 3–4 Jahren) |

## Wie reagieren Eltern richtig?

Während der Nachtschreck als Phänomen tatsächlich verschwindet und bei älteren Kindern nicht mehr beobachtet wird, kommen Albträume und andere Schlafstörungen bis ins Erwachsenenalter vor.

## Ab wann besteht Grund zur Sorge?

Träume – auch die unschönen – begleiten uns unser Leben lang und gehören damit einfach dazu. Das sagt sich leicht. Aber manchmal sind häufige Albträume tatsächlich ein Warnzeichen: Sie könnten vielleicht ein Hinweis sein, dass ein Kind ein sehr negatives Erlebnis hatte, das es nicht verarbeiten kann. Kinderärzte empfehlen, sich in folgenden Fällen an die Kinderärztin, den Kinderarzt zu wenden:

- wenn das Kind nachts besonders aggressiv ist, wiederholt sich selbst oder andere verletzt,
- wenn ein solches Ereignis über einen längeren Zeitraum fast jede Nacht auftritt,
- wenn das Kind tagsüber besonders müde und schläfrig wird,
- wenn das Kind oder andere Familienmitglieder stark beeinträchtigt werden.

Auch wenn es für Eltern beängstigend wirkt, dass ihr Kind so verstört ist oder so anders wirkt: Diese so genannten »Aufwachstörungen« sind meist harmlos. Sie treten oft dann auf, wenn Kinder gerade viele Eindrücke verarbeiten oder neue Dinge in ihrem Leben passieren. In der Regel kommen die verschiedenen Aufwachstörungen bevorzugt in einer bestimmten Altersphase vor und verschwinden nach einiger Zeit von selbst wieder. Sie können sich verstärken, wenn Kinder Fieber haben, übermüdet sind oder gerade besonderen Belastungen oder Stress ausgesetzt sind.

Gegen den Nachtschreck lässt sich nicht viel ausrichten. Die beste Strategie ist: ruhig bleiben. Versuchen Sie bitte keinesfalls, Ihr schreiendes Kind wach zu rütteln. Legen Sie es besser sanft wieder hin, wenn es sich etwas beruhigt hat. Der Nachtschreck lässt sich kaum beeinflussen und wird von einer Minute auf die andere aufhören. Auch wenn es Ihnen Sorge macht, Ihr Kind so verändert zu erleben: Das Einzige, was Sie tun können, ist, ruhig in der Nähe zu bleiben, aufzupassen, dass das Kind sich nicht verletzen kann, und bei ihm sein.

Bei Albträumen dagegen können Eltern aktiv etwas tun: Kann das Kind schon ein wenig besser sprechen, kann es vom Traum erzählen. Ansonsten kennen wir Großen das Phänomen auch: Manche Träume wirken beklemmend real und genau das sind sie für die Kleinsten auch. Was Mama und Papa tun können: Die Angst ernst nehmen, das Kind liebevoll trösten und es wieder in den Schlaf begleiten.

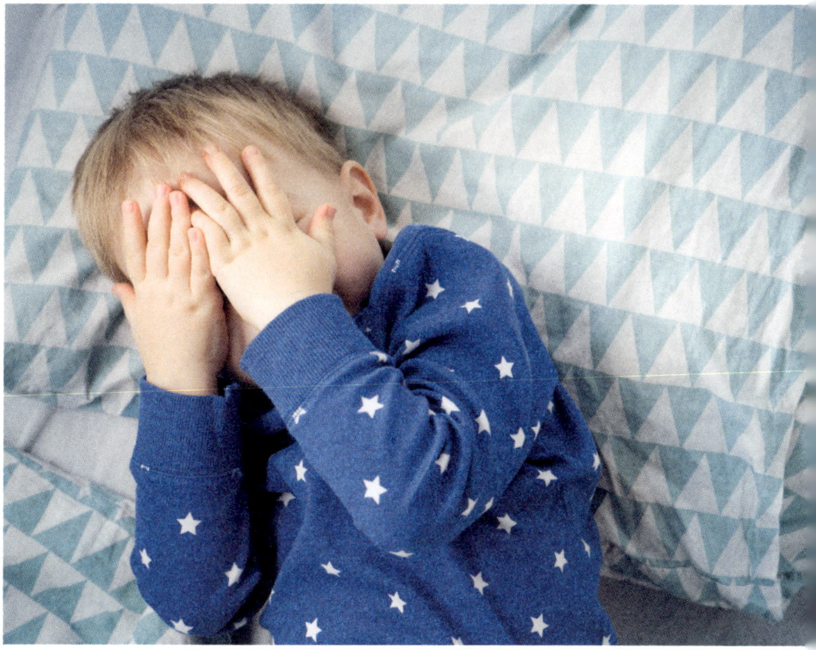

# Guten Morgen – Frühaufsteher-Kinder

Hallo Tag – da bist du ja! Ich bin schon wach! Einige Kleinkinder können wunderbar einschlafen, sie schlafen auch durch. Aber sie werden früh wach. Und dann sind sie sogar sehr wach. »Mama, Papa, auf, auf!«, wird gerufen und meistens hilft es wenig, wenn die Eltern sich schlafend stellen – der Mini hat beschlossen, dass der Tag nun anfängt. Es ist immerhin schon hell, es gibt viel zu erforschen und zu entdecken. Auch wenn der Wecker erst 5 Uhr anzeigt und das sehr frühe Aufstehen ganz sicher nicht zum Schlafzyklus eines Erwachsenen passt – das Kind ist putzmunter und möchte nun bestimmt nicht mehr schlafen.

*Kristinas Söhne, ein und drei Jahre alt, waren von Anfang an kleine Lerchen: »Eigentlich habe ich das Gefühl, ich darf nicht meckern. Sie schlafen ja alle beide durchaus durch. Aber sie werden immer früh wach. Jede Nacht endet um 5 Uhr morgens. Dann haben sie Hunger, wollen spielen und eben einfach in den Tag starten. Es hat lange gedauert, bis wir gemerkt haben – das einzige was wirklich hilft, ist sie früh ins Bett zu bringen und uns an den Zeitplan der Jungs anzupassen. Immerhin kann ich jetzt Sonnenaufgänge angucken.«*

Frühaufsteher-Kinder haben kein Schlafproblem. Aber ihre Eltern. Gerade wenn sie selbst eher der Schlaftyp »Nachteule« sind, kommt bei den Eltern der Schlaf zu kurz und der Mangel zerrt an ihren Nerven. Ein kleiner Trost: so viel später stehen auch die anderen Kinder meist nicht auf. Babys und Kleinkinder sind von Natur aus eher Frühaufsteher und starten ihren Tag meist zwischen 6 und 7 Uhr. Ihre »innere Uhr« tickt noch ein wenig anders als die von Erwachsenen.

Kinder entscheiden nicht bewusst, dass die Nacht für sie zu Ende ist. Für das Aufwachen gibt es verschiedene Gründe. Zum einen ist es das Morgenlicht. Wird es hell, signalisiert das Hirn über die Netzhaut der Augen, dass nun Zeit zum Aufstehen ist. Auch die Hormone spielen eine Rolle: denn in der zweiten Schlafhälfte wird die Produktion des Melatonins langsam eingestellt und das Weckhormon Kortisol vermehrt gebildet. Es sorgt dafür, dass der Kreislauf in Schwung gebracht wird, Blutdruck, Herzschlag und Körpertemperatur ansteigen. (3)

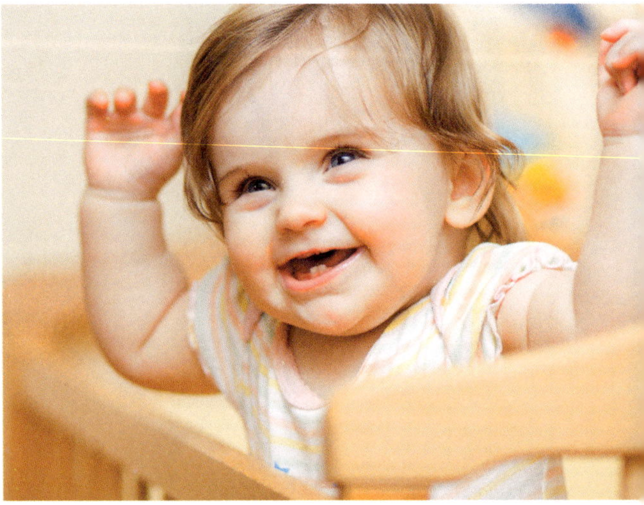

Manche Kinder werden allerdings nicht so früh wach, weil sie ausgeruht sind – sie finden in der Leichtschlafphase des Morgens nur nicht wieder in den Schlaf. Anders als ausgeruhte kleine Frühaufsteher sind sie dann gar nicht munter, sondern quengelig und schlecht gelaunt. Eigentlich hätten sie gern noch weitergeschlafen – sie wussten nur nicht, wie sie selbst wieder in den Schlaf finden sollten und haben eher ein Problem mit dem Durchschlafen als mit dem frühen Aufwachen (s. S. 64ff., »Schon wieder wach?«).

## Und wie wird die Nacht ein wenig länger?

Ist Ihr Kind am frühen Morgen wirklich ausgeruht? Auch dann können Sie versuchen, dass es wieder ein wenig länger schläft.

**Licht und Schatten:** Kitzelt ein Sonnenstrahl jeden Morgen das Kleine wach? Dann kann ein gutes Rollo oder ein lichtdichter Vorhang wieder für Dämmerlicht sorgen. Vielleicht ist es auch ein lauter Nachbar oder ein singender Vogel, der weckt? Hier könnten ein anderer Schlafplatz oder auch »White Noise« (s. S. 56) helfen.

**Wir schlafen noch:** »Hallo!«, tönt es aus dem Kinderbettchen. Mademoiselle Kleinkind möchte bespielt werden. Reagieren Sie am frühen Morgen so, wie mitten in der Nacht. Es ist noch Schlafenszeit, also keine Action, kein Spiel und kein Unterhaltungsprogramm. Ist das Kind noch ein wenig müde, schläft es weiter. Ist es trotzdem munter, schafft es vielleicht mit etwas Glück auch schon, sich selbst zu beschäftigen, es erzählt seinen Kuscheltieren etwas oder guckt sich ein Buch an.

**Lange wach:** Die Versuchung ist groß: Lässt sich die innere Uhr des Kindes nicht ein wenig verstellen? Es möglichst spät am Abend ins Bett bringen, damit der Tag später anfängt? Bloß nicht. Kleine Kinder ticken so nicht. Sind sie übermüdet, schlafen sie nicht wie Erwachsene länger, sondern im Gegenteil eher kürzer und unruhiger. Ihr Takt ist gestört und sie sind nörgelig. Gleiches gilt auch für das Ausfallenlassen des Mittagsschlafs. Dadurch wird der Schlaf nicht verlängert.

> *So früh schon wach?*

**Zeitig unter die Decke:** Einige Kinder werden am Morgen früh wach, weil sie leicht schlafen. Was aber, wenn sich ihr Nachtschlaf verändert und sie so eine weitere Tiefschlafphase bekommen? Oft gibt es dann doch noch eine weitere Runde Schlaf. Versuchen Sie die Schlafzeiten etwas vorzuziehen, zunächst 20 Minuten früher ins Bett, dann noch einmal 20 Minuten. So lässt sich die ideale Schlafenszeit finden.

**Ganz ehrlich:** Oft lässt sich nicht viel ändern. Einige Kinder sind einfach kleine Morgenmenschen. Aber je älter Ihr Kind wird, desto eher trinkt es etwas allein und spielt fröhlich, bevor es Sie weckt. Unterstützen Sie hier früh die Selbstständigkeit und stellen Sie abends im Zimmer des Kindes auslaufsichere Trinkbehälter mit Wasser und ggf. gesunde Snacks wie Reiswaffeln oder geschnittenes Obst bereit, damit Hunger oder Durst kein Grund mehr sein müssen, Sie zu wecken. Irgendwann wird Ihr Kind sicher nicht mehr ganz so früh aufstehen – spätestens dann, wenn die Schule beginnt.

Interview

# »Kleine Entdecker müssen so viel lernen.«

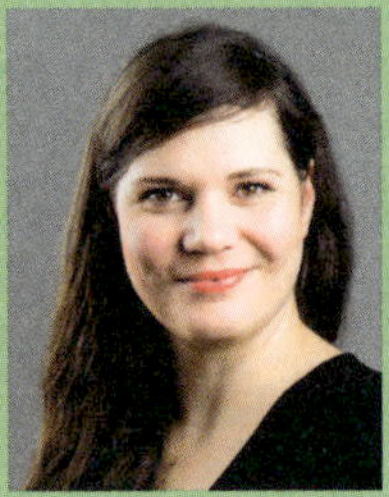

STEFANIE VON BRÜCK
Pädagogin

Stefanie von Brück ist Pädagogin, (familylab nach Jesper Juul) und berät bundesweit Eltern zum Thema Eingewöhnung und Familienleben. Sie bildet außerdem Erzieher/innen und Kita-Teams fort. Die Mutter zweier Söhne lebt und arbeitet in Leipzig. www.stefanievonbrück.de

*Wie verändert sich das Schlafverhalten im Kleinkindalter und wie können Eltern ihre Kinder in dieser Zeit unterstützen? Die Pädagogin Stefanie von Brück ist selbst Mutter und berät in ihrer täglichen Arbeit Mütter und Väter.*

*Ändert sich das Schlafverhalten von Kindern im zweiten Lebensjahr sehr?*
Ja, denn sie erlangen nicht nur ganz viele neue Fähigkeiten, auch ihr Alltag gestaltet sich oft neu. Manchen Kindern fiel schon als Baby das Schlafen schwerer, andere werden erst jetzt anspruchsvolle Schläfer. Einjährige entdecken die Welt, sie erforschen viel, lernen laufen, entdecken Sprache und Selbstwirksamkeit. Vor allem wenn Kinder in die Kita kommen oder eine wichtige Bezugsperson weniger für sie da ist – etwa, wenn Vater und Mutter beide wieder arbeiten –, dann suchen sie als Ausgleich dafür viel Nähe und engen Kontakt in der Nacht. Damit versichern sie sich, dass die Eltern da sind, und Tanken sozusagen ganz viel Mama und Papa – das gibt ihnen Kraft für die Loslass-Momente am Tag.

*Das ist aber für die Eltern, die für ihren neuen Alltag auf ausreichend Schlaf angewiesen sind, auch sehr anstrengend.*
Oft kommt viel zusammen. Die Frage ist auch: Wie gut fühlen sich die Eltern mit der neuen Situation? Nehmen wir das Beispiel Eingewöhnung in die Kita: Fällt den Eltern selbst die Trennung vom Kind tagsüber extrem schwer, spüren die Kinder diese Verunsicherung. Gerade Mütter setzen sich oft sehr unter Druck und haben viele Zweifel. Hier ist es wichtig, auf dahinterliegende Bedürfnisse zu achten. Warum bin ich unsicher? Was genau ist meine Angst? Habe ich etwa Sorge, dass mein Kind die neuen Bezugspersonen mehr liebt als mich? Manchmal schlafen die Eltern selbst wegen der eigenen Sorgen auch schlecht. Dann sollten sie darauf achten, wie sie zur Ruhe kommen.

*Was hilft denn konkret bei solchen Sorgen?*

Wenn sowohl die Mutter als auch das Kind die Nähe vermissen, dann könnte man überlegen, wo sie auch am Tag gemeinsam Zeit verbringen können – das müssen gar keine besonderen Highlights sein, auch der Alltag bringt Gemeinsamkeit mit sich. Zusammen einkaufen, kochen und aufräumen mögen Kleinkinder sehr. Für eine gute Bindung zählt nicht nur, wie viel man zusammen ist, sondern was für eine Qualität das Zusammensein hat. Also nach der Arbeit ganz bewusst mit dem Kind beschäftigen, es in Alltagshandlungen einbinden – auch wenn vieles dann länger dauert. Und genau das entspricht ja auch dem Entwicklungsbedürfnis des Kindes in dieser Phase: das Selbermachen, die Beteiligung an all dem, was die Erwachsenen tun. So unterstützen Eltern gleichzeitig auch die Selbständigkeitsentwicklung ihres Kindes.

*Neben der Suche nach mehr Nähe: Gibt es noch etwas, was den Schlaf im Kleinkindalter verändert?*

Kleinkinder entdecken immer mehr ihre Autonomie und vor allem dieses wunderbare Wort »nein« – das gibt ihnen nämlich viel Kraft. Sie entdecken immer mehr ihren eigenen Willen und drücken diesen auch sehr vehement aus. Für Eltern ist es wichtig aufzupassen, dass sich das Thema nicht zum Machtkampf entwickelt. Warum verweigert sich das Kind? Vielleicht hat es aber nun auch ein anderes Schlafbedürfnis – hat es etwa gegen Mittag zu lange geschlafen? Oder ist das Kind früher müde – gerade nach einem aufregenden Tag – und jetzt vielleicht so überreizt, dass es sich gerade deshalb gegen das Schlafen wehrt? Oder hat es Angst, etwas zu versäumen, wenn es ins Bett geht und die Erwachsenen noch auf sind?

*Ja, klar, es sollten nicht zu viele Änderungen auf einmal kommen – aber kann ich ein Kleinkind schon an das eigene Zimmer gewöhnen?*

Gemeinsames Schlafen kann guttun, gerade wenn sich der Alltag neu gestaltet – aber das muss nicht ewig so bleiben. Wenn das Neue zur Routine geworden ist, kann natürlich auch das Familienbett oder das gemeinsame Schlafzimmer überdacht werden. Es geht ja nicht nur darum, was Kinder brauchen, es geht auch um die Eltern. Ein kleines Kind wühlt manchmal heftig im Bett – und Eltern wachen dadurch öfter auf und finden zusätzlich schlechter in den Tiefschlaf. Oder sie möchten abstillen. Vielleicht möchten Eltern auch einfach mehr Privatsphäre haben und Zeit für mehr Zweisamkeit. Auch das ist natürlich okay. Wenn es nicht mehr allen guttut, das Familienbett, dann wird es Zeit für Neuerungen.

*Was möchten Sie Eltern von schwierigen Schläfern besonders ans Herz legen?*

Ihr Kind entwickelt sich jeden Tag weiter und zeigt immer mehr, was es für eine wunderbare und einzigartige kleine Persönlichkeit ist. Im zweiten Lebensjahr entdeckt es auch seine Gefühle sehr bewusst – dazu gehören auch Angst und Mut. Ein wilder Forscher oder eine wilde Forscherin kann zwar tagsüber todesmutig sein, braucht aber vielleicht in der Nacht dann mehr Nähe. Auch das ist – wie vieles – nur eine Phase. Vertrauen Sie Ihrem Kind. Sobald es genug Mama/Papa-Nähe getankt hat, wird es beziehungsgestärkt das Familienbett verlassen und leicht ein- bzw. durchschlafen.

### … und so schlaf auch du!

# Das zweite Kind kommt

**Wie schön – ein zweites, drittes oder viertes Kind! Eine richtig große Familie! Das bedeutet viel Glück, unvergleichliche Momente, aber auch neue Fragen. Eine davon lautet mit Sicherheit: Wie können Eltern Geschwistern gerecht werden? Und: Was tun, wenn ein Kind ein schlechter Schläfer ist und immer für unruhige Nacht sorgt? Oder es ganz unterschiedliche Bedürfnisse gibt?**

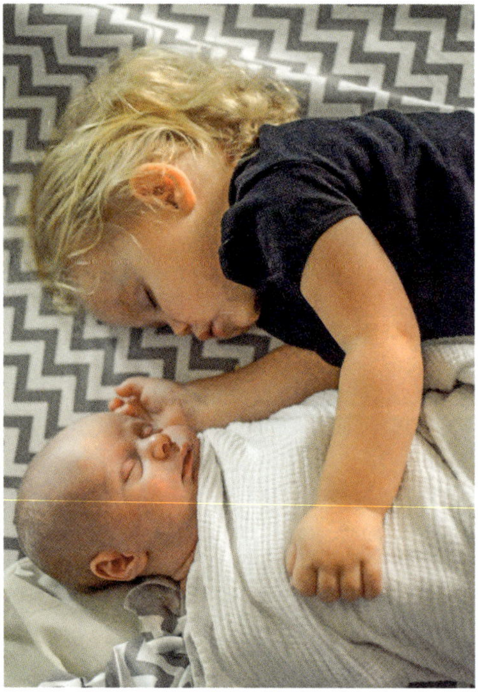

Die Sonne scheint, Eltern sitzen entspannt am Frühstückstisch auf der Terrasse und im Garten toben zwei Kinder fröhlich miteinander und lachen laut. Idylle pur. Manchmal Realität – aber häufig auch ein unerreichtes Ideal.

Denn wer selbst mit Geschwistern aufgewachsen ist, weiß natürlich, dass solche Momente nicht die Regel sind. Aber wäre es nicht schön für das Kind, immer einen Spielpartner und einen Verbündeten zu haben? Und irgendwie ist im Auto und im Herzen doch noch ein Platz frei …

Andererseits: Wer schon ein Baby hat, das oft unruhig ist und nicht mehr als zwei Stunden am Stück schläft, wird vermutlich meist noch ein wenig mit der weiteren Familienplanung warten. Und auch Eltern von Schlummerbabys möchten vielleicht erst wieder eine Jobphase einlegen, bevor sie ein zweites Kind bekommen. Aber manchmal kommt eben alles ganz anders als geplant und auch das kann schön sein, je geringer der Altersunterschied, desto enger sind Geschwister meist. Aber egal ob Wunschkind oder Zufall, ziemlich schnell gewinnt meist die Freude auf das neue Familienmitglied. Aber auch Fragen und Sorgen beschäftigen Eltern.

Natürlich sind es oft organisatorische Dinge, die geklärt werden müssen. Wer wird wie Elternzeit nehmen können? Wie wird der Alltag zu viert aussehen? Ist unsere Wohnung groß genug? Wo soll das zweite Kind schlafen – müssen wir dann schon jetzt das Erstgeborene an ein neues Zimmer gewöhnen? Wird es sich auf das neue Kind freuen oder eifersüchtig werden?

Gerade Schlaf beschäftigt viele Eltern. Sind die Nächte jetzt schon so unruhig – wie werden sie dann erst mit einem zweiten Kind, das auf einer ganz anderen Entwicklungsstufe steht? Wird auch der kleine Bruder oder die kleine Schwester so wenig schlafen oder ein ganz anderer Schlaftyp sein? Und wenn das Kind gerade gut schläft, könnte es sein, dass das dann große Kind wieder schlechtere Nächte hat? Und bedeutet der Familiennachwuchs, dass wir Eltern noch ganz lange immer wieder aufstehen müssen und ungestörter Schlaf wohl noch Jahre dauern wird?

Auch jetzt die individuelle Schlaflösung finden.

*Lena, Mutter von zwei Kindern, heute vier und sechs Jahre alt, machte sich in der Schwangerschaft viele Gedanken. »Unsere Tochter war ein unruhiges Baby. Ich hatte immer den Eindruck, sie will nichts verpassen. Sie schlief oft wenig und wurde schnell wieder wach. Als ich dann mit dem Zweiten schwanger war, machte ich mir schon Sorgen. Wie würde der Junge nur schlafen können, während ein Kleinkind Lärm machte? Oder würde die Große aufwachen, wenn der Kleine nachts weint? Reicht meine Liebe überhaupt für zwei Kinder, wenn beide an meinen Nerven zerren? Heute weiß ich, dass ich mir zu viele Sorgen gemacht habe. Denn nach und nach haben beide Kinder einen ähnlichen Rhythmus gefunden.«*

## Ein Geschwisterchen kommt – hurra oder Hilfe?

Natürlich ist ein Geschwisterchen wunderbar – wichtig ist einfach gute Vorbereitung. Für die Erwachsenen, aber auch für das Geschwisterkind. Viele Kinder sind etwa zwei bis drei Jahre alt, wenn sie große Schwester oder großer Bruder werden. Sie stecken dann mitten in der so genannten Autonomiephase, in der sie ihre eigene Selbstwirksamkeit entdecken und gleichzeitig noch ganz viel Rückendeckung von vertrauten Menschen brauchen. Da ist so ein Neuankömmling gar nicht so einfach zu verkraften – bei aller Freude. Aber auch älteren Kindern im Kita- oder Grundschulalter fällt die Umstellung vom Solisten zum älteren Geschwisterkind nicht leicht. Überlegen Sie als Eltern mal: Hat Ihr Kind schon Kontakt zu Babys gehabt? Wie wird sich sein Alltag ändern? Und: Wo wird wer schlafen?

Mit einem Kind funktioniert auch ein Doppelbett als Familienbett – beim zweiten wird das oft schwierig. Also ab mit dem Großen in das eigene Zimmer? Manchmal ist genau das eine gute Lösung. Aber wenn das große Kind bisher noch im Elternschlafzimmer die Nächte verbringt, sollte der Umzug – eventuell auch mit einem Elternteil auf der Gästematratze – schon in der Schwangerschaft stattfinden. Sonst fühlt das Größere sich abgeschoben, und das ist auch nur zu verständlich. Oft entscheiden sich Eltern aber auch für ein zweites Beistellbett im Elternschlafzimmer. Auch hier gilt wieder: Es gibt nicht richtig oder falsch, sondern jede Familie findet ihre individuelle Lösung, mit der jeder Beteiligte leben bzw. schlafen kann.

## Ganz schön viel gelernt, damals ...

Zur Vorbereitung auf das zweite Kind gehören nicht nur Überlegungen zum Schlafort. Es ist auch wichtig, noch einmal die eigenen Erfahrungen Revue passieren zu lassen. Wissen Sie noch, damals in der letzten Schwangerschaft? Auch da gab es schon Probleme mit dem elterlichen Schlaf. Übelkeit, ein drückender Bauch. In der zweiten – und erst recht in der dritten oder vierten – Schwangerschaft, wird das nicht einfacher. Denn da ist ja noch ein munteres Kind, das gern Aufmerksamkeit haben möchte. Die Schwangerschaft übt da natürlich schon ein wenig: Es heißt Prioritäten setzten. Sie können schlichtweg nicht dem Baby im Bauch und dem Kleinkind gleichzeitig gerecht werden. Beide haben unterschiedliche Bedürfnisse – und auch Sie selbst haben Bedürfnisse.

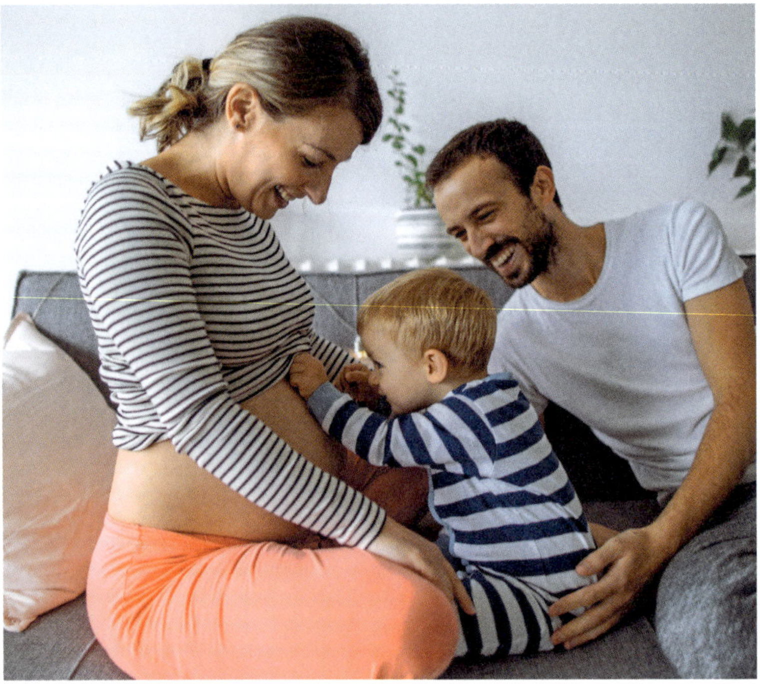

Um diese Bedürfnisse zu erkennen, hilft es auch, ein Fazit zu ziehen: Wie war das erste Babyjahr des großen Kindes?

Klar, oft passiert das schon beim Sortieren der Erstlingsbodys und beim Reinigen des Kinderwagen-Fußsacks. Aber nehmen Sie sich am besten auch einmal bewusst Zeit zu zweit für diese Fragen. Beantworten Sie sie doch jeder für sich und vergleichen Sie dann.

## Wie war das beim ersten Baby?

- Wo schlief unser Baby am liebsten?
- Wann hat es am besten geschlafen? War das in den ersten Lebensmonaten anders als später?
- Wie war das Wochenbett – was war gelungen, was trug zur Entspannung bei, was nicht?
- Wie unruhig waren die Nächte? Wann hat sich was verändert?
- Schlief unser Baby meist problemlos ein? Was brauchte es zum Einschlafen?
- Wie lange dauerte es, bis sich ein Tag-Nacht-Rhythmus entwickelt hatte?
- Wie ging es uns mit dem Schlaf? Kamen auch wir zur Ruhe? Wo gab es Probleme? Was half uns?
- Was war besonders anstrengend im ersten Babyjahr?
- Gab es Schlafprobleme?
- Was hat unser Baby beruhigt?
- Wann hat unser Baby durchgeschlafen? Oder wenigstens länger am Stück?
- Welche Einschlafrituale mochte und mag unser Kind besonders? Welche tun uns allen gut?

### Zwei unter einem Hut – oder noch mehr?

Und – was zeigt Ihnen die Auswertung der Checkliste? Oft stellen Mütter und Väter fest, dass sie sich an ganz andere Dinge erinnern.

Dann überlegen Sie: Wo liegen die Unterschiede? Gibt es etwas, worüber sich einer von Ihnen sorgt? Ist eine Antwort des anderen für Sie unerwartet?

Und jetzt überlegen Sie als Nächstes: Wie stellen Sie sich die erste Zeit mit dem weiteren Kind vor?

Diese Liste wird Ihnen ein wenig dabei helfen, sich über Ihre eigenen Erwartungen klar zu werden – denn immerhin sind Sie ja schon erfahrene Babyeltern. Aber trotzdem steht eines schon fest: Das nächste Kind wird Sie überraschen.

*Lena hatte sich vor der Geburt des zweiten Kindes viele Sorgen gemacht.*

*»Als unser Sohn geboren wurde, stellten wir fest: Wir hatten ein Schlafbärchen. Unsere Tochter hatte sich mit dem Einschlafen im ersten Lebensjahr so schwer getan. Bei ihrem Bruder war das nicht so. Allerdings war er ein absoluter Frühaufsteher und die Nacht war jeden Tag um 5 Uhr morgens vorbei. Er war zwar quietschfidel, für meinen Mann und mich war das aber nicht so einfach. Aber wir haben miteinander gelernt: Wir gehen mittlerweile alle etwas früher schlafen. Sogar unserer Tochter bekommt so eine längere Nachtruhe und meist klappt das gut.«*

Eine große Herausforderung bei Geschwistern besteht darin, allen Bedürfnissen gerecht zu werden. Denen der Kinder, aber auch denen der Eltern. Beim ersten Kind

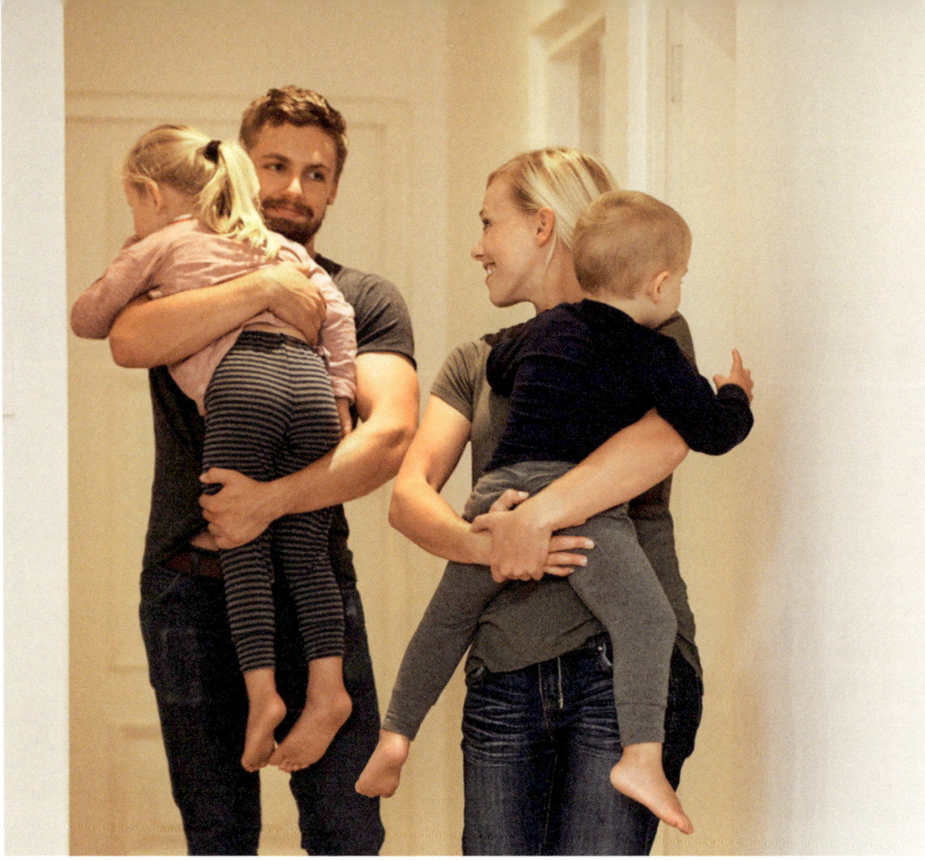

gab es eher die Möglichkeit, sich selbst Auszeiten zu schaffen – nun wird das schwieriger. Wichtig ist hier in allererster Linie das Elternteam. Wenn der Säugling Hunger hat und von Mama gestillt werden möchte, kann Papa sich um das Kleinkind kümmern. Oder er geht mit dem Baby spazieren, und das große Kind hat exklusive Kuschel- und Vorlesezeit mit der Mutter. Und in der Nacht? Auch da sind bei mehreren Kindern oft beide Eltern gefordert. Das ist keineswegs leicht – auch für die Beziehung nicht.

### Schlaf als Währung in der Beziehung?

»Du fragst, wie hast du geschlafen.
Ich sag, weniger als du.
Du sagst, weniger als gar nicht.
Aber ich hab schon die Augen zu.«

Zeilen aus dem Lied »Liebe Teil 2«, von Judith Holofernes. Wie wichtig Schlaf für alle – auch für die Erwachsenen ist – wurde bereits thematisiert (siehe S. 96ff.). Entscheidend ist, dass Schlaf nicht zum dauernden Streitthema und zur »Währung« wird. »Wenn du für mich die Geschenke für meine Mutter kaufst, dann lasse ich dich am Samstag länger schlafen ...« War Schlaf schon beim ersten Kind problematisch, so kann das beim zweiten Kind noch deutlicher werden. Vor allem dann, wenn Paare wenig darüber reden, was den Einzelnen ärgert.

Die eigenen Wünsche anzusprechen, sicherzustellen, ob die Arbeitsaufteilung auch wirklich beiden gerecht wird – das ist immer wieder wichtig. Wer sich »irgendwie durchwurstelt« und dabei das Gefühl hat, der oder die andere dürfe viel mehr schlafen, habe mehr Zeit für Freunde oder Sport, wird auf Dauer gereizt. Und das spürt die ganze Familie.

*Rüdigers Töchter sind heute drei und sechs Jahre alt. Schlafen war immer ein heikles Thema und ist es bis heute.*

*»Meine Frau und ich haben uns von Beginn an viel ausgetauscht und uns gemeinsam überlegt, was wir verändern können. Unsere Töchter sind sehr unterschiedliche Einschlaftypen. Die Große hat bis heute dabei Schwierigkeiten und sagt selbst, dass sie nicht gern schläft. Die Kleine schläft gut und schnell ein. Bei beiden Kindern ist es sehr, sehr schwer, sie nachts zu beruhigen – und sie werden noch oft nachts wach. Wir haben uns darum die Zuständigkeit für die Nächte aufgeteilt, nach Typ und Biorhythmus. Ich bin eher die Nachteule und meine Frau eher die Lerche. Ich bin bis drei Uhr in der Nacht zuständig und ab drei Uhr am Morgen meine Frau. Das ist bis heute so, denn bis heute schlafen sie nicht durch.«*

Es gibt Eltern, die mit so einer Aufteilung sehr gut zurechtkommen. Es gibt andere, für die ständige Schichten eine Belastung sind. Für einige Familien ist da ein Familienbett eine Lösung, für andere eher ein Extrazimmer, mit einem Bett für guten Solo-Schlaf.

Reden über Wünsche und Ärger

So oder so: Verlieren Sie sich nicht als Paar aus den Augen. Die ersten Jahre mit mehreren kleinen Kindern fühlen sich manchmal an wie Wahnsinn zwischen Wut und Windeln. Kleine wütende Menschen, große wütende Menschen. Aber Menschen, die sich auch unendlich viel geben können.

»Du bist so müde  
Ich sag, du mich auch  
Ich mein, ich lieb dich jetzt erst recht  
Und du mich auch.«

Judith Holofernes – Liebe 2

Alle(s) in Schlummer gewiegt …

# Wenn Kleinkinder Geschwister werden

**Ein Baby wächst in Mamas Bauch! Das finden Kinder ziemlich aufregend. Doch je kleiner sie sind, desto weniger verstehen sie wirklich, dass sich ihr Leben bald ändern wird. Die ersten Zeichen zeigen sich schon in der Schwangerschaft. Mama ist oft übel, sie kann nicht mehr so gut tragen – auch nicht ihr müdes Kleinkind. Und auch sonst verändert sich so vieles. Kein Wunder, dass da manchmal – nicht nur – der Schlaf aus dem Lot gerät beim »großen« Kind.**

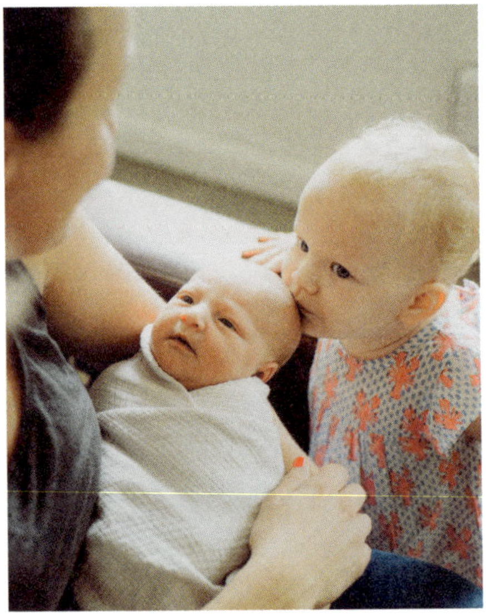

Soooo groß … das möchten alle Kleinkinder gern sein. Aber bald große Schwester oder großer Bruder? Was bedeutet das denn? Das erste Kennenlernen der Geschwister sollte vor der Geburt stattfinden. Erzählen Sie vom Geschwisterchen, dabei helfen auch Bilderbücher. Auch Zweijährige können sich schon sehr auf das neue Familienmitglied freuen. Dass sie nun schon so alt sind, dass sie beim Baby helfen können und später mit ihm spielen – das finden sie meist gut. Der Neuzugang hat es mit dem Kennenlernen etwas leichter: schon aus der Zeit in Mamas Bauch kennt er die Stimme der Schwester oder des Bruders, weiß wie das Lachen oder das Weinen des Anderen klingt und fühlt sich ihm so schon nah. Dann ist endlich der Tag, auf den alle gewartet haben: Das Baby ist da. Die Aufregung der Eltern, vielleicht die ersten Nächte ohne Mama – sehr aufregend. Kein Wunder, dass viele Kinder bei dem magischen Moment des ersten Treffens mit dem Geschwisterchen eher verhalten reagieren. Die ungewohnte Umgebung, dieser winzige Mensch. Alles ganz schön viel. Lassen Sie die Kinder sich ruhig ganz nah kommen. Der Säugling darf angefasst und im wahrsten Sinne des Wortes beschnuppert werden. Ab jetzt heißt es »wir Kinder«.

## Behutsame Umstellungen statt abrupte Veränderungen

Viele Familien ziehen in eine größere Wohnung, wenn das zweite Kind kommt. Also muss sich das Große auch noch auf eine neue Umgebung einstellen. Gut ist, wenn die Umstellungen nach und nach kommen. Aber nicht immer ist das möglich. Etwa, wenn das Geschwisterkind ein Frühchen ist, die Schwangerschaft kompliziert verläuft – oder die lang gesuchte Wohnung ganz schnell bezogen werden soll.

*Ist Platz für alle da?*

Ist der Altersunterschied gering, so schläft das Ältere oft noch im Babybett und nutzt den Kinderwagen. Der wird nun bald für das Baby benötigt? Damit könnte sich das große Kind schwertun. Je früher und behutsamer Sie es an die neue Familienlogistik gewöhnen, etwa einen Geschwister-Kinderwagen oder ein anderes Bettchen, umso besser.

Vielleicht mögen beide Kinder später auch gemeinsam in einem Raum schlafen? Am Anfang sollte das ältere Kind – wenn es möchte – auf jeden Fall auch einen Platz bei Mama und Papa bekommen. Doch nicht immer ist das einfach.

*Jule, Mutter von drei Kindern, eins, drei und acht, hat es so erlebt:*

*»Unser erster Sohn war ein Murmeltierbaby. Gefühlt verschlief er sein erstes Lebensjahr. Als sein kleiner Bruder auf die Welt kam, gab es kaum Probleme. Der Fünfjährige hatte zwar ein eigenes Zimmer, aber wenn er nachts wach wurde, ging mein Mann zu ihm oder er kuschelte sich einfach ins Bett zu uns. Doch der Neuankömmling war anspruchsvoller. Er wurde oft wach, wollte viel gestillt werden und ließ sich schnell ablenken. Einschlafen war nicht einfach. Durchschlafen erst recht nicht. Im Familienbett konnte ich auch im Halbschlaf stillen und darum war klar: Das bleibt auch beim dritten Kind so – und als unsere kleine Tochter dann geboren war, kümmerte sich unser Mittlerer, inzwischen zwei Jahre alt, liebevoll um sie. Ständig wollte er sie streicheln.*

*Das war rührend und schwierig zugleich: Kaum war sie eingeschlafen, hatte sie seine Hände im Gesicht und wurde wieder wach. Das hat mich wirklich wütend gemacht, bis mir klar wurde: Es war ein Liebesbeweis. Er wollte sie nicht wecken. Schließlich haben wir dann neue Schlafplätze eingerichtet. In der Nacht schlief ich in der Mitte, den Säugling links von mir und das Kleinkind rechts. In der Nacht konnten die beiden sich dann nicht stören und mein Sohn kuschelte sich an den Papa, wenn ich stillte. Nur wir Erwachsenen hatten sehr wenig Platz. Darum waren wir froh, dass der Dreijährige inzwischen beim großen Bruder schlafen will und beide Jungen das schön finden.«*

# Große Geschwister als Scheinriesen

Nicht nur für Kleinkinder ist die neue Rolle als Schwester oder Bruder aufregend. Nach der Geburt des zweiten Kindes schauen sich Mütter und Väter oft verblüfft an. Wann ist denn das Erstgeborene so groß geworden? Tatsächlich gibt es das Phänomen der »Baby-Illusion« – Jordy Kaufman mit ihrem Team von der Swinburne University of Technology in Australien stellte in einer Studie fest, dass rund 70 Prozent der Mütter ihr älteres Kind nach der Geburt eines Geschwisterchens plötzlich als reifer und über Nacht gewachsen wahrnahmen. Ihr jüngstes Kind schien ihnen dagegen noch kleiner und hilfloser – das jüngere Kind wurde von den Müttern rund 7,5 Zentimeter kleiner gesehen, als es tatsächlich lang war. Die Erklärung der Forscher: Der Eindruck ist ein Trick der Natur, damit das schutzbedürftigste Kind die meiste Fürsorge bekommt. (4)

*Schon groß und doch auch so klein*

Doch auch Dreijährige, Fünfjährige oder auch Zehnjährige sind noch sehr schutzbedürftige kleine Menschen. Auch wenn sie sich innig ein Geschwisterkind gewünscht haben, fällt die Umstellung schwer. Auf ihre Eltern wirken sie im Vergleich zum Mini schon so selbstständig. »Warte mal eben, erst muss ich mich um deinen kleinen Bruder kümmern« – das hören sie nun oft. Für die »kleinen Großen« ist das nicht einfach, sie möchten zwar groß sein – aber auch gern im Mittelpunkt stehen.

Je geringer der Altersabstand zwischen Geschwistern ist, desto weniger werden Eltern solche Sätze sagen. Dann ist nur die Frage, wessen Anliegen nun dringender ist, das vom brüllenden Kleinkind oder das vom brüllenden Baby? Einer von beiden wird warten müssen.

# Die Gefühle des Kindes erkennen

Manche frischgebackenen Geschwister können sich vor Begeisterung kaum bremsen. So lange schon haben sie darauf gewartet, dass das Baby endlich aus dem Bauch kommt. Sie wollen ihm ihr Zimmer zeigen, mit dem Geschwisterchen spielen und sprechen stolz von »ihrem Baby«. Doch wenn der familiäre Neuzugang dann wenig Interesse zeigt, wird die Freude merklich gedämpft. Ein schlecht schlafender Säugling lässt auch das Geschwisterkind unruhig schlummern – und so ist auch das Geschwisterkind müde und ungeduldig. Wenn es nun schnell wütend wird oder jammert, wird es oft auf Eltern treffen, die dünnhäutig und schlecht gelaunt sind – denn der Schlafmangel zerrt ja an den Nerven der ganzen Familie.

### Auf Lust folgt Frust – die Entthronung

Eigentlich hatte das große Kind sich alles anders vorgestellt. Es wollte einen Spielpartner, freute sich auf einen Verbündeten. Und nun dreht sich alles nur noch um so ein kleines schreiendes Bündel? Leider machen Omas und Opas, Onkel und Tanten es nicht einfacher, wenn sie nur den Winzling bewundern und ihm etwas schenken. Für die Erstgeborenen ist das ein ganz neues Gefühl: Sie stehen nun nicht mehr im allein im Mittelpunkt. Ein Dreijähriger ist reif genug, um zu verkraften, dass er Mama und Papa jetzt teilen muss. »Entthronungstrauma« nennen Psychoanalytiker den Seelenzustand vieler Erstgeborener, die zu früh damit fertig werden müssen, nicht mehr die unbestrittene Nummer eins im Leben der Eltern zu sein. Einige Kliniken bieten für solche Fälle Geschwisterkurse an, die verhindern sollen, dass mit dem neuen Baby die Eifersucht im Kinderzimmer einzieht.

Manche Geschwister haben sich von Anfang an eigentlich nicht unbedingt ein Brüderchen oder Schwesterchen gewünscht und sind ziemlich skeptisch, was da nun auf sie zukommt. Genau wie die Enttäuschten reagieren diese Geschwister dann mit Verhaltensweisen, die für Eltern reichlich anstrengend sein können: Sie werden aggressiv, auch gegenüber dem Kleinen, sie hauen und zerstören aus Hilflosigkeit, provozieren und sind schlecht

### Liebevolle Routine macht vieles wett

## So geht es beiden Kindern gut

Alle Aufmerksamkeit nur für das Baby? Das ist das falsche Signal. Auch das jüngere Kind kann einen gelegentlichen Bedürfnisaufschub gut verkraften – vorausgesetzt, es erlebt die Mutter als sichere Basis.

**Vorteile für das zweite Kind:** Erfahrene Eltern sind routinierter im Umgang mit einem Säugling. Der spürt: Auch wenn ich mal ein paar Minuten auf die Brust warten muss oder aus dem Schlaf geholt werde, weil das Große aus dem Kindergarten abgeholt werden soll – Mama und Papa wissen, was sie tun.

**Geteilte Aufmerksamkeit:** Junge Säuglinge brauchen vor allen Dingen Körperkontakt, dann lassen sie sich auch leichter beruhigen. Es ist zum Beispiel eine gute Möglichkeit, das Baby in der Wohnung im Tragetuch bei sich zu haben, so kann man sich gleichzeitig auch noch mit dem älteren Kind beschäftigen.

**Fähigkeit zur Selbstregulation:** Lernen Babys von Geburt an, dass die Aufmerksamkeit von Mutter und Vater geteilt ist, profitieren sie davon. Sie lernen früher mit schwierigen Lebenssituationen umzugehen. Jüngere Geschwister können die Gefühle anderer besser nachvollziehen und sind kreative Konfliktlöser.

**Gemeinsam stark – auch in der Nacht:** Nähe tut gut. Viele Geschwister brauchen gar nicht Mama und Papa im Träumeland neben sich – auch das gleichmäßige Atmen eines Geschwisterkindes im Zimmer tut gut. Gerade Zwillinge und Geschwister mit kleinem Altersunterschied teilen gern einen Raum zum Schlafen.

gelaunt. Andere werden jammerig, ziehen sich zurück oder möchten auch klein sein, können plötzlich vieles nicht mehr, vom Zähneputzen bis zum Strümpfeanziehen, und sie wollen ständig getragen werden.

*Tom musste solche Erfahrungen machen, als das zweite Kind kam. Heute sind die Jungen drei und acht Jahre alt.*

*»Unser Großer hat sich zwar kurz über den Bruder gefreut. Nach zwei Wochen allerdings fragte er meine Frau, wann denn das Brüderchen wieder zurückgebracht werden könne. Die Bücher in der Bücherei hätte er auch durch, nun reiche es ihm, Bruder zu sein. Wir spürten, dass er traurig war, und irgendwie ging es uns schon ziemlich ans Herz. Wir wussten, dass sich auch sein Leben sehr geändert hat und mehr als Verständnis konnte ich nicht bieten. Mein Vorteil: Ich bin auch großer Bruder. Und als ich meinem Sohn sagte, dass ich weiß, dass so ein Baby echt nervig sein kann, kam das sehr ehrlich rüber. Heute spielen die beiden viel – aber damals konnte ich nur sagen, dass das kleine Baby nun zur Familie gehört, wir es genauso lieb haben wie ihn. Es gab immer mal Phasen, in denen der Große noch frustriert war, aber es wurde wirklich besser.«*

So viel Neues zu verkraften.

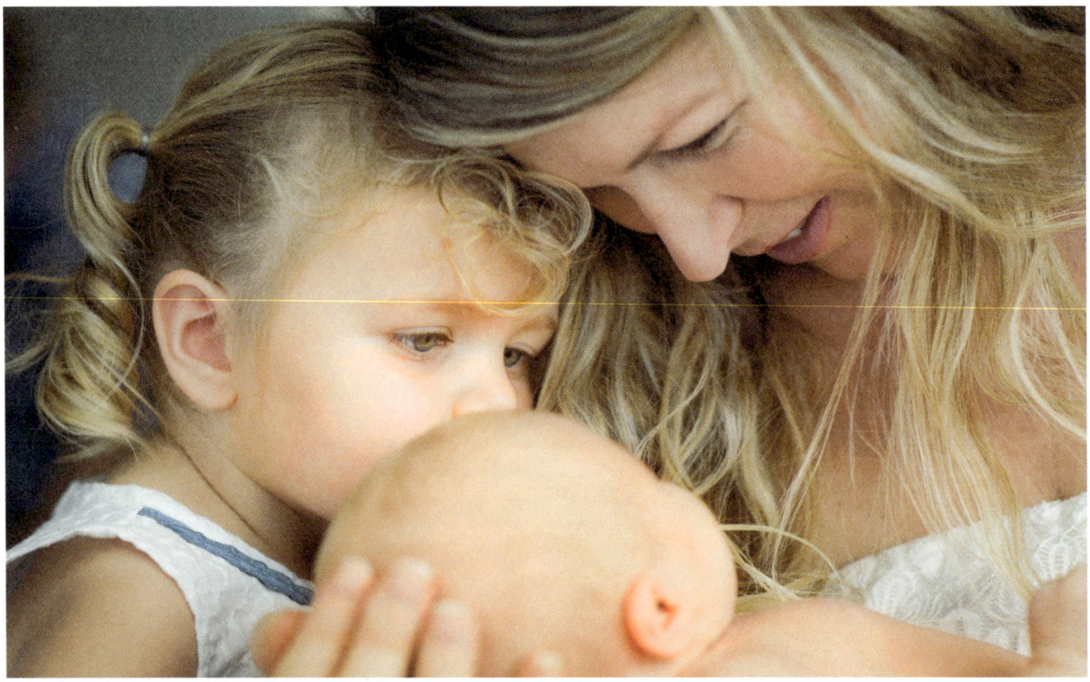

# Das große Kind verstehen lernen

Reagiert das ältere Kind mit Rückzug, wird es besonders anhänglich oder aggressiv, dann sind die Erwachsenen gefragt. Was genau steckt hinter dem Verhalten unseres großen Kindes? Ist es vielleicht übermüdet, weil es in der Nacht nicht zur Ruhe kommt? Oder ist es eifersüchtig? Gibt es andere Veränderungen in seinem Leben? Vielleicht ist auch alles gerade viel zu viel. Schenken Sie Ihrem Kind in dieser Situation bewusst Ihre Aufmerksamkeit, Zuwendung, versuchen Sie, mit ihm zu kommunizieren. Bewerten Sie sein Verhalten nicht als Ablehnung gegenüber sich oder dem Baby – die kleinen Großen sind einfach nur überfordert.

# Allen Geschwistern gerecht werden

Ob wir beide Kinder gleich lieben können? Eine Frage, die sich viele Eltern kurz vor der Geburt des zweiten Kindes stellen. Und, wie haben Sie sie für sich beantwortet? Und wie erleben Sie es jetzt, wo das zweite Kind da ist – und die neue Familiensituation sich vertrauter anfühlt? Fällt Ihnen eine ehrliche Antwort schwer?

> Kinder sind nicht gleich.

Keine Sorge, wenn dem so sein sollte, denn: Es ist tatsächlich so, Eltern lieben mehrere Kinder nicht auf die gleiche Art, zumindest nicht immer. Das ist auch gut und richtig so, denn Kinder sind nicht gleich und sie haben nicht dieselben Bedürfnisse.

### Jedes Kind ist anders

Geschwister unterscheiden sich sehr in ihrer Persönlichkeit – selbst eineiige Zwillinge. Das gilt auch beim Thema Schlafen. Es gibt Babys, die mehr oder weniger die ersten Lebensmonate nur schlummern und ab und an gestillt werden möchten. Und andere, die viel schreien, viel Kontakt brauchen und am liebsten den ganzen Tag getragen werden möchten. Natürlich lieben Eltern jedes ihrer Kinder – aber manche Tage sind herausfordernder und manche Kinder auch. An der Liebe ändert das nichts – die ist für jedes Kind anders – anders gut.

*Dani, Mutter von zwei Söhnen, sechs und zwei Jahre alt, erzählt:*

*»Unser Großer hat immer gut und gern geschlafen und zu festen Zeiten getrunken. Der Kleine dagegen schlief von Anfang an sehr schlecht. Er hatte eine schwere Geburt und brauchte sehr, sehr viel Körpernähe. Während sein Bruder den Schlafsack liebte, strampelte der Kleine ihn weg. Ihm halfen meine Hände auf seinem Gesicht und Körper, so kam er zur Ruhe. Später haben wir*

*feste Routinen eingeführt. Für den Kleinen gibt es Abendmilch, wir putzen Zähne und dann singen wir miteinander, erzählen und kuscheln zur Einschlafbegleitung gemeinsam im Schlafzimmer.*

*Das eine Kind braucht viel Nähe, das schläft dann begleitet von mir in seinem Bett ein, das andere braucht Ruhe und viel Platz – so, dass es zur Nacht für den Großen in das eigene Bett geht. Alle zusammen in einem Bett ist zum Kuscheln schön, wird aber den unterschiedlichen Schlafbedürfnissen nicht gerecht. So ist das große Bett zum Kuscheln – und dann schläft jedes Kind nach seinen Bedürfnissen ein. Damit kriegen wir mittlerweile alles ganz gut unter einen Hut.«*

Gefühle sind erlaubt.

## Was tun bei Eifersucht?

- Beziehen Sie Ihr großes Kind immer mit ein, etwa bei der Babypflege – es darf sich aber auch zurückziehen.
- Schaffen Sie für jedes Kind Zeitfenster, in denen es Ihre ungeteilte Aufmerksamkeit bekommt. Das müssen nicht immer Ausflüge oder Events sein – sondern innige Exklusivzeit mit einem Elternteil. Mal mit Mama, mal mit Papa.
- Erklären Sie Ihrem Kind, dass seine Gefühle nicht »falsch« sind, und zeigen Sie Verständnis.
- Schaffen Sie Familienregeln, die für alle gelten. Es ist nicht okay, dem anderen weh zu tun! Das gilt für alle Kinder. Auch das Baby darf nicht kneifen oder beißen. Auch für das Baby heißt es dann: »Nein!«
- Achten Sie auf den Schlaf des großen Kindes. Kommt es ausreichend zur Ruhe? Kommen alle Kinder beim Einschlafritual auf ihre Kosten? Hier kommt es natürlich sehr auf den Altersunterschied und die Bedürfnisse Ihrer Kinder an. Keines sollte auf Dauer zurückstecken müssen.

# Alte Rituale durch neue ersetzen

Kinder lieben Rituale, denn sie geben Kraft und Zeitstruktur. Das kleine Lied am Morgen, die warme Mahlzeit am Mittag und der Gute-Nacht-Kuss – das sind feste Ankerpunkte, auf die sich das Kind verlassen kann. Regelmäßige Abläufe schenken Vertrauen und helfen Kindern dabei, sich zu orientieren.

Viele dieser Taktungen übernehmen wir aus der eigenen Kindheit. Dazu gehört oft die Gestaltung großer Ereignisse und Feiertage, wie etwa Weihnachten oder Geburtstage. Aber auch alltägliche Routine ist wichtig: Wie werden Familienmahlzeiten gestaltet, wie beginnt der Tag und wie wird er am Abend beendet?

Familien mit nur einem Kind suchen sich meist ein Abendritual, das für Eltern und Kind gut passt. Eines der Elternteile kommt erst am Abend nach Hause? Dann ist das Ins-Bett-Gehen wahrscheinlich auch eine Familienaktivität. Beim Abendbrot erzählen sich zwei Erwachsene und ein Kind, wie der Tag war. Dann wird vielleicht noch eine Kinderserie angesehen? Ziemlich bewährt und ziemlich vertraut. Während sich früher Elterngenerationen bei einem solchen Ablauf abhängig von der Programmgestaltung der Fernsehsender machten, haben Familien jetzt einen klaren Vorteil: Der noch immer sehr beliebte Sandmann ist nicht nur zur festen Zeit im KIKA zu sehen, sondern kann jederzeit in der Mediathek oder in der App gestreamt werden.

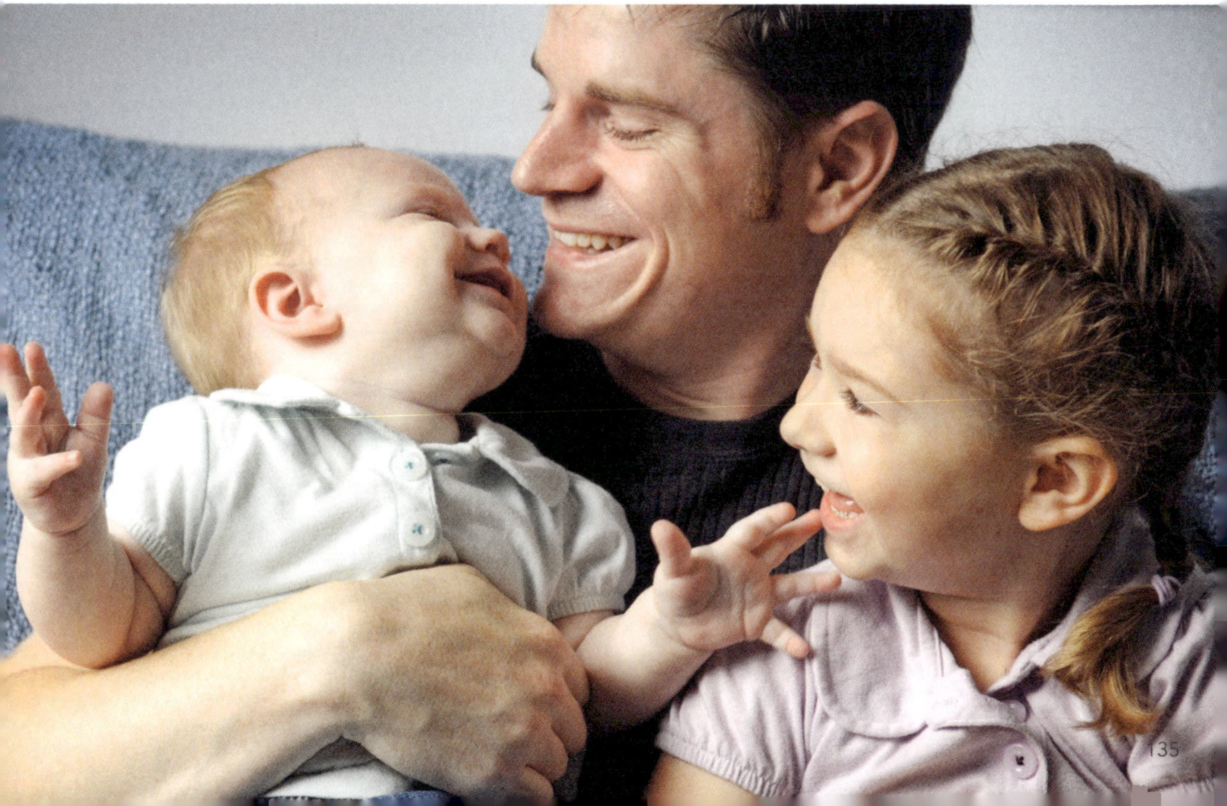

Vielleicht gibt es für das Kindergartenkind nach einem Tobetag im Freien noch ein Bad oder lieber nur eine kurze Dusche? Alle singen danach gemeinsam ein Zahnputzlied, ab in den Schlafanzug und dann wird gelesen und gekuschelt. Manche Eltern bleiben noch mit dem Kind im Zimmer, bis es eingeschlafen ist, andere geben einen Kuss, lehnen die Tür an und das Kind schläft allein ein.

## Und wie machen wir das jetzt?

Doch kann dieses Ritual mit dem neuen Familienmitglied funktionieren? Ein Baby hat ganz andere Bedürfnisse als ein Schulkind – und das Große braucht seinen Schlaf, um am nächsten Tag vielleicht sogar schon zur Schule gehen zu können. Und Kindergartenkinder lieben zwar Bücher, Babys auch, aber sicher nicht die gleichen wie die ganz Kleinen oder die Grundschulkinder. Es ist also an der Zeit, zu überlegen, was an der gewohnten Abendroutine geändert werden sollte. Und zwar so, dass sie dem kleinen und dem großen Kind gerecht wird und damit beide gut in den Schlaf finden können.

*Passen Sie die Rituale an Ihre familiären Bedürfnisse an.*

Tagesabläufe gestalten, einen Rhythmus als Familie finden und so zu einer neuen Routine finden – das hilft gerade in stressigen Zeiten. Sind bestimmte Abläufe einfach immer jeden Tag gleich, entsteht kein Kampf am Morgen und auch nicht am Abend. Natürlich muss dieser Ablauf immer wieder angepasst werden: Wird er weiterhin allen gerecht?

Wie die Abendroutine abläuft, sieht sicher in jeder Familie anders aus.

### Auch Erwachsene haben Bedürfnisse

Auch die Bedürfnisse der Erwachsenen sind wichtig. Denn gerade wenn die Kinder unterschiedliche Bettgehzeiten haben, kehrt kaum Ruhe ein. Soll die Einschlafbegleitung nun doppelt so lange dauern? Ganz sicher nicht. Auch Erwachsene brauchen Zeit für sich, für sich als Paar, zum Lesen, für Sport. Oder wenigstens um einfach auf dem Sofa zu sitzen, ohne dass ein kleiner Mensch Bedürfnisse anmeldet.

### Fragen Sie sich also immer:

Welche Rituale sind mit beiden Kindern gleichzeitig möglich? Wo kann abgekürzt werden? Was ist für Sie als Erwachsene stressig und welcher Elternteil kann welchen Part übernehmen?

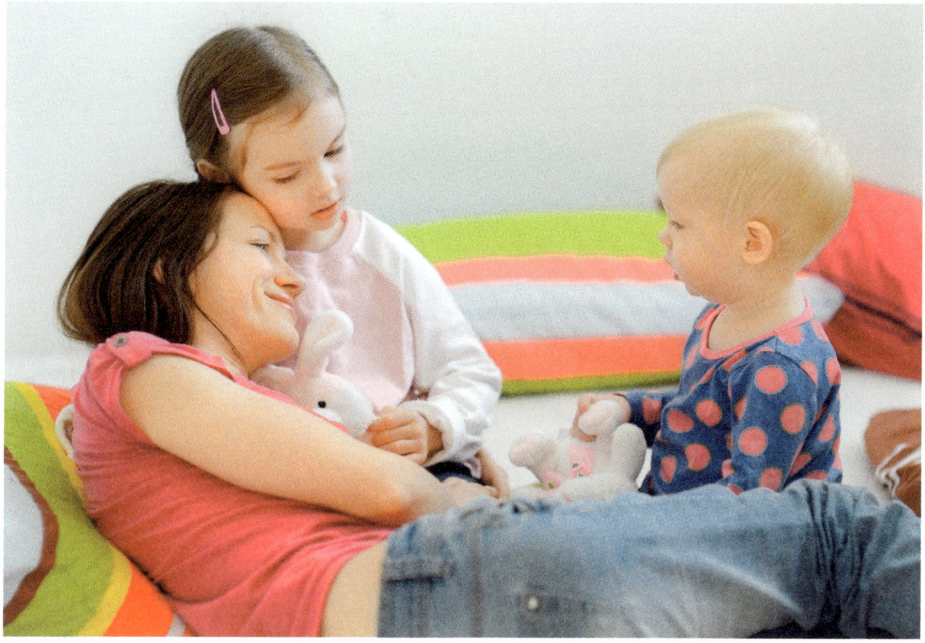

Wie groß ist der Altersunterschied zwischen den Kindern? Ist es praktischer, wenn Mama das Baby ins Bett bringt und Papa das ältere Kind? Wieviel Gemeinsamkeit tut gut? Wo gibt es Schwierigkeiten?

Bei einem sehr großen Altersunterschied wird das Schulkind vielleicht lieber noch allein in seinem Zimmer lesen. Ein Kindergartenkind und ein Baby können gemeinsam ein kurzes Buch vorgelesen bekommen und danach gibt es vielleicht für das Große ein kurzes Hörspiel oder eine erzählte Geschichte, während das Kleine das Abendfläschchen bekommt?

Tut sich das Baby schwer mit dem Einschlafen, wenn das Geschwisterkind noch wach ist? Ist der Säugling sehr unruhig und der Bruder oder die Schwester schläft dadurch nicht gut? Dann sind sicher getrennte Schlafstätten wichtig. Manchmal helfen auch unterschiedliche Einschlafzeiten. Sind die Kinder sich im Alter nah, bietet es sich allerdings an, eine feste Routine und ein festes Ritual zu gleichen Zeiten zu haben.

*Kristinas Söhne sind ein und drei Jahre alt. Beide schlafen dann schlecht, wenn sie zu spät ins Bett gehen.*

*»Unsere Söhne haben ganz feste Zeiten, um 17 Uhr gibt es Abendbrot, dann werden die Zähne geputzt, es gibt eine Geschichte und dann werden sie in ihre Betten gelegt. Um 18 Uhr schlafen beide. Dieser Rhythmus ging ganz klar von den Jungs aus. Immerhin haben sie die gleichen Zeiten. Für die Kinder passt es so und dadurch hat sich eine sehr feste Tagesstruktur etabliert. Das entlastet auch uns Eltern, denn wir können gut planen und kommen alle mehr zur Ruhe.«*

## Ideen für Familienrituale

**Am Morgen:** Licht in den Raum lassen, gemeinsam den Tag begrüßen. Das Baby bekommt seine erste Milchmahlzeit, das große Kind darf schmusen – am Wochenende besonders ausgiebig. Beliebt ist bei großen Kindern auch ein Brötchenkauf-Ritual am Samstag.

**Zeit zu zweit:** Feste Zeiten für jedes Kind einplanen. Das kann das gemeinsame Schwimmen oder Turnen sein – oder aber einfach zusammen etwas lesen oder spazieren gehen.

**Erzählzeiten:** Wie war dein Tag? Gerade wenn der Alltag eng getaktet ist, ist es schön, zumindest zu einer Mahlzeit zusammen am Tisch zu sitzen und zu hören, was die anderen erlebt haben. Klar, das Baby kann am Anfang noch nicht mitreden, aber es ist mit am Tisch, denn es geht ja um die gemeinsame Zeit. Vielleicht isst das große Kind in der Schule oder im Kindergarten warm? Dann gibt es eben ein gemeinsames Abendbrot – oder ein leichtes Abendessen.

**Abendrituale:** Der ruhige Abschluss des Tages ist auch mit mehreren Kindern wichtig. Wie passen die Zeiten der Kinder zusammen? Baden, Zähne putzen und gemeinsam Bücher angucken klappt mit einem Baby nicht so gut – aber kuscheln und Gute-Nacht-Lieder können für alle zu einem gemeinsamen Familienritual werden.

### Routine heißt nicht Pflicht

Auch wenn es feste Abläufe gibt, müssen sie nicht immer eingehalten werden. Es gibt diese Tage, an denen alle in der Familie gereizt sind. Der Zweijährige hatte heute einen heftigen Wutanfall, das Baby bekommt Backenzähne und die Nachbarin hat mal wieder geschimpft, weil im Keller noch Wäsche liegt? Der Partner muss Überstunden machen und eigentlich müssten Sie noch einkaufen, wenn Sie die Familie bekochen wollen. Solche Tage sind »Ausnahme-Tage« – Ihre strapazierten Nerven können nicht mehr.

*In Ausnahmezeiten genügt auch ein »Kurzprogramm«.*

Es sind diese Tage, an denen es eben Fertig-Pizza gibt. Tage, an denen die Müdigkeit einfach zu groß ist. Schon der Vater der modernen Bindungsforschung, Donald Winnicott, prägte den Begriff der »ausreichend guten Mutter« (5) – Eltern müssen nicht perfekt sein, das Essen nicht immer wie aus dem Ernährungswissenschaftler-Lehrbuch, und an einigen Tagen sind auch Eltern einfach nur erschöpft. Dann ist die Devise: Gut genug reicht. Dann gibt es eben nur ein kurzes Abendritual, das Kindergartenkind isst schon im Pyjama das Abendessen und alle gehen früh ins Bett.

# Ein Gespür für Müdigkeitssignale

Für Kinder ist die Routine ein gutes Gerüst, das Halt gibt, aber es sollte nicht starr oder verpflichtend sein. Auch für sie sollten Ausnahmen erlaubt sein. Das entlastet die ganze Familie. War es ein anstrengender Tag voller Action und die Kleinen sind erschöpft, dann wird früher gegessen und es geht rascher ins Bett. Ist es draußen sehr warm und sonnig, bleiben alle länger wach und machen vielleicht ein Picknick. Wichtig sind nicht Uhrzeiten, sondern Abläufe und vor allem das Achten auf Müdigkeitssignale.

*Zeig mir, wie müde du bist ...*

Nur ein Kind ist schon müde? Dann lieber beide ins Bett bringen und dem noch munteren etwas vorsingen oder kuscheln. Bleiben beide länger auf, bedeutet das eher, dass eines übermüdet ist und dann viel schwerer in den Schlaf findet. Oft kann auch das andere Kind dann nicht schlafen – und wenn beide Kinder übermüdet weinen, wird es doppelt schwierig. In so einem Fall hilft nur Entzerren – eventuell die Kinder in verschiedenen Zimmern zu Bett bringen. Oder noch einmal »Neustart« drücken, noch einmal ein Buch lesen, singen. Wichtig ist das Gespür für die Müdigkeit. Das Ziel sollte sein, dass nicht nur Sie als Eltern, sondern das Kind selbst die Zeichen für die Müdigkeit erkennt und so ein Gespür dafür entwickelt, wie es selbst einschlafen kann. Gelingt es Ihnen als Familie, die Zeichen rechtzeitig zu erkennen und Ihre Tages- und Nachtgestaltung für alle Kinder anzupassen, gibt es nicht nur einen entspannteren Alltag, sondern auch ruhigere Nächte.

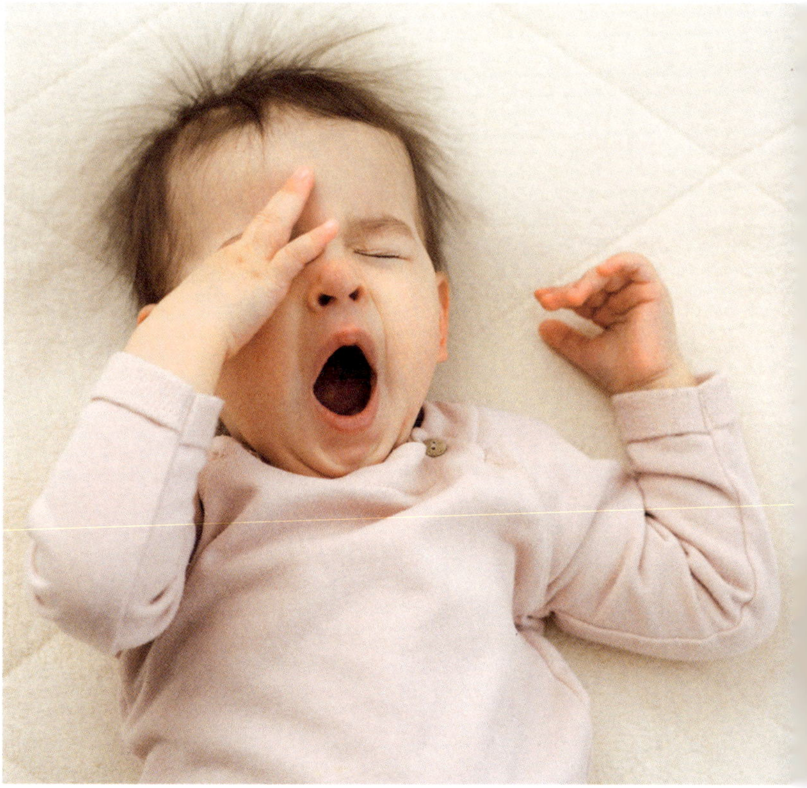

Erfahrungsbericht

# »Geschwister und Schlaf – das wird nie langweilig!«

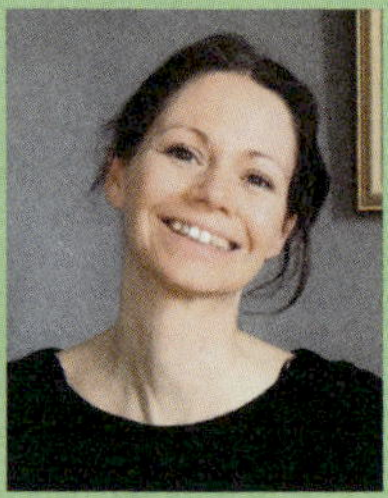

NATHALIE KLÜVER

Autorin

Nathalie Klüver Ist Autorin (»Willkommen Geschwisterchen«, »Die Kunst, keine perfekte Mutter zu sein«, »Afterwork-Familie«.) Sie hat drei Kinder und bloggt unter ganznormalemama.com

*In fast jeder Familie ist das Thema Schlaf manchmal problematisch. Nathalie Klüver ist Mutter von drei Kindern im Alter zwischen zwei und acht Jahren. Jedes ihrer drei Kinder ist ganz unterschiedlich. Wie bringt man drei Kleine gleichzeitig ins Bett?*

»Wir mussten viel lernen, wir Eltern und auch die Kinder. Jedes Kind hat uns immer wieder neue Facetten des Schlafenlernens aufgezeigt.

Zuerst die schlechte Nachricht: Auch beim dritten Kind klappt das mit dem Durchschlafen und Einschlafen nicht unbedingt gut, trotz Erfahrung. Die gute Nachricht: Man gewöhnt sich an den Schlafmangel. Ja, wirklich! Und ich weiß, dass es irgendwann besser wird, beim einen früher, beim anderen später. Dieses Wissen trägt uns Eltern durch die schweren Phasen.

Unser ältester Sohn war schon als Baby zierlich, klein und eher ruhig – auch wenn alle erwartet haben, dass er als Rotschopf ein Temperamentsbündel ist. Sein kleiner Bruder hat braune Locken, einen enormen Dickkopf und liebt Bagger, Laster und alles, was laut ist. Und er ist auch selbst nicht leise ...

Während der Große mit wenigen Monaten verlässlich durchschlief, sah der Mittlere gar nicht ein, längere Pausen einzulegen und hielt uns auf Trab. Da freut man sich beim zweiten Kind die ganze Zeit auf den Moment, wo es endlich durchschläft und das Kind scheint zu sagen: ›Ätsch, andere genetische Zusammenstellung! Da könnt ihr lange warten!‹ Tatsächlich war er dann soweit, als er in den Kindergarten kam. Das wilde Toben ließ ihn unendlich müde werden.

Kein Wunder, dass wir ganz gespannt waren, wie unser drittes Kind wird. Als unsere Tochter geboren wurde, waren die großen Brüder drei und fünf Jahre alt. Der Große kannte die Umstellung mit einem Baby schon und der Kleine kannte es eh nie anders – er musste uns immer teilen. Die beiden

Brüder haben ihr Schwesterchen immer mit einbezogen. Und sie marschiert, seitdem sie laufen kann, immer hinter ihnen her.

Auch die Jüngste hat reichlich Temperament – nicht ganz so wild wie der Mittlere, aber immerhin. Vor allem aber ist sie eine Beobachterin, die gerne dazu gehören möchte. Immer mittendrin im Geschehen – dann schlief sie in ihren ersten Lebensmonaten tief und fest. Waren beide Brüder im Kindergarten und war es leise, wurde sie unruhig. Einschlafen war einfach für sie – aber durchschlafen? Nun ja. Ich warte noch ... sie wacht noch auf, manchmal hat sie Durst, manchmal möchte sie ihrem Teddy etwas erzählen.

Jeden Abend sprechen die Kinder und ich darüber, was wir am Tag Überraschendes oder Neues gelernt haben, was wir doof und was wir gut fanden. Am schönsten sind die Tage, an denen alle Kinder sagen »Heute war alles gut«. Dann geht es gemeinsam ins Bett. Ja, wir haben tatsächlich ein Familienbett. Das für uns die beste Lösung – die sich wie bei vielen Familien von allein ergeben hat. Die Jungen teilen sich ein Kinderzimmer, aber oft wachte einer auf und kuschelte sich zu uns Eltern in das große Bett. Da wir oft zu viert aufwachten, entschieden wir uns schließlich für ein extrabreites Bett plus Beistellbettchen für das Baby. Wenn mein Mann Nachtdienst hat oder früh raus muss, macht er es sich im Gästezimmer gemütlich. Und auch ich schlafe da, wenn ich mal allein sein möchte.

Das Ins-Bett-Bringen von drei Kindern gleichzeitig ist jeden Abend eine Herausforderung. Keines der Kinder möchte allein ins Bett gebracht werden, die kleine Bande besteht auf gemeinsame Rituale und wir Erwachsenen mögen das auch sehr gern. Als Baby ließ unsere Jüngste sich ohne Probleme in den Schlaf stillen, während ich den großen Brüdern bei uns im Bett vorgelesen habe. War das Vorlesen beendet, ließ sich die Kleine ohne aufzuwachen in ihr Beistellbett legen und ich konnte mit den Großen kuscheln, bis auch die beiden schliefen.

Die Jungen in eigenen Betten? Da dauerte es viel länger, bis jeder schlief. Immer wieder wurde unsere Anwesenheit dringlich erwünscht. Heute genieße ich das Einschlafkuscheln mit allen Kindern um mich. Es ist mein abendliches Yoga, mein Entspannungsprogramm. Ich liege zwischen diesen warmen Kindern und fahre selbst einfach mal runter. Das Schulkind wandert oft auch nach der Geschichte und nach dem Schmusen in das eigene Bett. Ganz von allein.

Aber es gibt sie immer noch, die unruhigen Nächte. Die beiden Jüngeren werden noch oft wach. Möchten nach einem Albtraum getröstet werden, wühlen im großen Bett. Klar, manchmal nervt das. Aber auch hier trägt mich das Wissen, dass es irgendwann vorbei ist mit der vielen Nähe und ich es ganz gewiss vermissen werde, dieses warme, kuschelige Einschlafknäuel. Ich vertraue darauf, dass irgendwann alle drei Kinder ihr eigenes Reich bevorzugen. Es ist wie beim Trockenwerden oder Laufenlernen: Jedes Kind hat seinen eigenen Zeitpunkt dafür. Und wenn der da ist, geht es ganz einfach. Ich bin gespannt, wie es weitergehen wird, mit dem Thema Schlaf. Nur die Kleine schläft noch nicht wirklich durch und der Mittlere träumt viel und wacht oft auf. Wie das wohl wird, wenn sie alle Schulkinder oder Teenager sind? Auf jeden Fall anders ...«

# Umlernen und umgewöhnen

Einfach nur hinlegen und weinen. Das Baby macht das. Und manchmal möchten wir Eltern auch nur noch schreien. Warum tun wir uns das alles an?

Belastet der eigene Schlafmangel zu sehr ist klar: Es muss etwas anders werden. Doch wie geht das, Gewohnheiten zu verändern und eine Lösung zu finden, die den Bedürfnissen aller Familienmitglieder gerecht wird? Die ruhige Nächte und fröhliche Tage möglich macht?

Es ist nicht leicht. Aber möglich. Sie können es schaffen, alte Muster zu durchbrechen und einen eigenen Weg zum Ein- und Durchschlafen finden.

## Wegweiser für entspannten Schlaf

Am Anfang einer Änderung steht Druck. Wenn Sie und Ihr Kind im Großen und Ganzen zufrieden sind, dann muss auch nichts geändert werden. Warum auch. Oft leidet jedoch jemand. Die Eltern unter dem Schlafmangel oder auch das Kind, das nicht zur Ruhe kommt. Je länger die Nächte angespannt sind, desto größer wird der Leidensdruck. Dann sollten Sie versuchen etwas zu ändern und dabei folgendermaßen vorgehen:

**Aufmerksam sein:** Sie wissen, dass es Probleme rund um das Thema Schlaf gibt. Aber welche sind das ganz genau? Sind körperliche Beschwerden auszuschließen? Ist das Schlafverhalten schon immer problematisch, oder erst seit einem bestimmten Zeitpunkt? Sind alle in der Familie mit der Schlafsituation unzufrieden? Je aufmerksamer Sie Ihre Situation wahrnehmen, desto klarer können Sie erkennen, wie die Probleme aussehen und wo eine Lösung ansetzen sollte.

**Genau beobachten:** Schauen Sie sich ganz detailliert an, wie die Nächte und Tage ablaufen. Auf S. 151 finden Sie die Vorlage für ein Schlafprotokoll. Schreiben Sie auf, wann und wie Ihr Kind schläft, wann es wache Phasen hat und auch wie der Tag verlaufen ist. Was hat das Kind heute erlebt, wie hat es gegessen und getrunken? Was war heute schwierig? Wie lange dauerte das Einschlafen? Haben Sie dabei zu »Hilfsmitteln« gegriffen? Wie oft wurde das Kleine in der Nacht wach? Und wie ging es Ihnen dabei? Sie sollten das Protokoll mindestens zwei bis drei Wochen führen, damit Sie ein Muster erkennen.

**Eine Entscheidung treffen:** Wenn Sie über mehrere Wochen den Schlaf Ihres

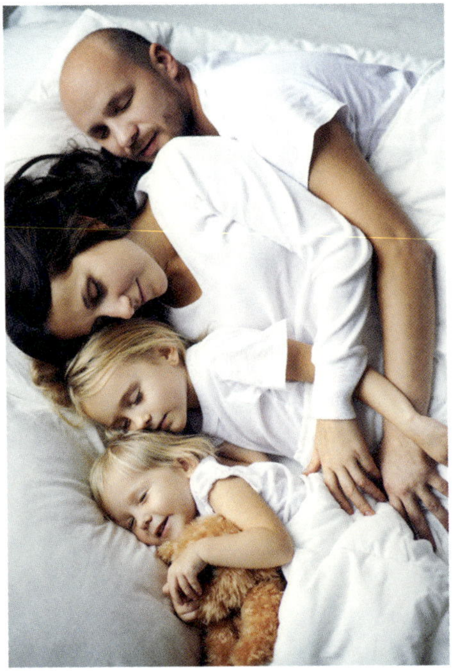

Kindes – und auch den eigenen – beobachtet haben, werden Sie einiges feststellen. Vielleicht, dass gar nicht jede Nacht so schlecht war, wie gefühlt. Vielleicht sehen Sie auch Zusammenhänge mit dem Erleben am Tag, der Schlafsituation und vieles mehr. Oft ist es auch hilfreich, sich hier Unterstützung von außen zu holen und das Protokoll mit dem Kinderarzt oder einer Schlafberaterin zu besprechen. Möglicherweise erkennen Sie, dass Sie beim Einschlafen doch sehr viele unterschiedliche Impulse geben? Oder die Schlafumgebung anders gestaltet werden müsste? Besprechen Sie als Elternpaar gemeinsam, was störend wirkt und welche Lösung Sie sich vorstellen können. Vergleichen Sie zu Ihrem Problem das entsprechende Kapitel hier im Buch. Spricht eine der Lösungen dort Sie besonders an? Entscheiden Sie sich gemeinsam für ein Ziel, damit Sie den Weg zusammen beschreiten können. Nehmen Sie sich dabei nicht zu viel vor: wenn Sie mehrere Dinge ändern möchten, priorisieren Sie ihre Ziele und gehen eins nach dem anderen an.

*Nicht immer wird alles perfekt.*

**Die Änderung umsetzen:** Sie kennen nun Ihr Ziel, wissen durch die Beobachtung, dass Ihr Kind beispielsweise vor allem schlecht einschläft und sich Gewohnheiten eingeschlichen haben, die nun sehr anstrengend sind (siehe S. 68f.). Sie haben gemeinsam einen Lösungsweg gefunden – etwa die Einführung eines neuen, viel ruhigeren Abendrituals. Dann überlegen Sie vorher, wann ein guter Zeitpunkt ist, um damit anzufangen. Am besten, wenn gerade keine große Veränderung ansteht. Gehen Sie ruhig langsam auf dem neuen Weg – Sie werden etwas Zeit und Geduld brauchen.

**Konsequenz:** Sie haben entschieden, dass Sie das Kind nicht mehr jede Nacht tragen wollen oder dass das Familienbett doch nicht der richtige Weg ist? Dann bleiben Sie auf genau diesem Pfad. Ihr Kind wird wahrscheinlich erst gar nicht glücklich damit sein, dass es nun auf Gewohntes verzichten muss. Das ist sehr verständlich. Je radikaler die Veränderung und das Umlernen, desto stärker wird das Kleine protestieren. Achten Sie auf seine Signale und gehen Sie behutsam vor. Wenn Sie geduldig bleiben und dem eingeschlagenen Weg folgen, nähern Sie sich auch dem übergeordneten Ziel: ruhigere Nächte zu erleben.

**Vertrauen:** Sie sind sicher, dass Sie eine Veränderung möchten und setzen das auch um, gut so. Auch wenn es am Anfang nicht einfach ist: Vertrauen Sie dabei sich und ihrem Kind. Zeigen Sie, dass Sie da sind und signalisieren Sie, dass alles gut wird. Denn das wird es. Setzen Sie sich und Ihr Kind dabei nicht unter Druck. Es ist möglich, gemeinsam ungünstige Schlafmuster zu durchbrechen und sicher und beschützt andere zu finden.

Nicht immer schaffen es Eltern, allein neue Wege zu finden. Nicht immer wird alles gut. Dann braucht es Mut und die Erkenntnis, sich Hilfe holen zu müssen. Auch das ist ein Weg, der eingeschlagen werden kann und hilft, damit Eltern und Kind sich wieder besser fühlen.

Erfahrungsbericht

# »Beim dritten Kind brauchten wir Hilfe.«

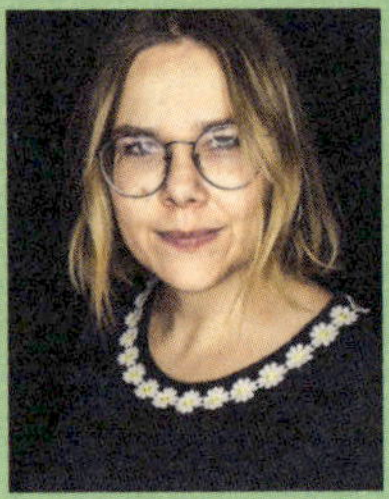

ANNE-LUISE KITZEROW

Bloggerin

Anne-Luise Kitzerow und ihr Mann Konstantin haben gemeinsam drei Kinder (drei, neun und 13 Jahre alt) und leben in Berlin. Aus ihrem Alltag als Familie bloggen beide gemeinsam unter www.grossekoepfe.de.

*Anne-Luise Kitzerow ist eine erfahrene Mutter – aber bei der jüngsten Tochter halfen weder Tricks noch Erfahrung, damit die Kleine gut schlief. Die Lösung fand Familie Kitzerow dank einer Schlaftherapeutin.*

»Unsere Kleinste war von Anfang an eine miserable Schläferin. Immer wieder wurde sie nach kurzer Zeit wach, trank und schlief wieder ein. In den ersten drei Monaten dachte ich mir nichts dabei, es war normal und wenig Schlaf gehört zum Elternleben dazu. Auch nach sechs Monaten war ich nicht beunruhigt, Babys schlafen halt nicht lange. Nach neun Monaten wurde ich langsam wehmütig, wenn mir andere Eltern von ihrem schlafenden Nachwuchs berichteten. Nach dreizehn Monaten stillte sich das Baby überraschend im Urlaub selbst ab und ich hoffte auf Besserung.

Doch es wurde nicht besser mit dem Schlafen. Wir waren müde und das Baby scheinbar auch. Das Beistellbett war keine Lösung. Sie kam hier einfach nicht zur Ruhe und wurde jedes Mal wach, wenn wir nur das Zimmer betraten. Wäre sie nur kurz wach geworden, wäre das für meinen Mann und mich ja kein Problem gewesen, aber sie war dann stundenlang munter in der Nacht, ließ sich nur noch durch Tragen beruhigen. Wir waren müde, so fertig und immer nervlich am Limit.

Bei einem Kinderarzttermin brach ich auf die Frage »Wie schläft sie denn?« in Tränen aus. Ich konnte nicht mehr und wollte doch das Baby nicht weinen lassen oder irgendein Schlafprogramm anwenden. Bis dato hatten wir nie ein Problem mit dem Schlaf der Kinder gehabt, das war eine völlig neue Situation. Unser Kinderarzt hörte mir genau zu und empfahl eine Schlaftherapeutin. Sie besuchte uns zu Hause und wir schilderten ihr die Situation. Insgesamt waren zehn Termine à 60 Minuten angesetzt und wir besprachen das Führen eines Schlafprotokolls. Anhand des Protokolls konnten wir gut nachvollziehen, wann genau die Schlafphasen der Kleinen endeten und wie der Nachtverlauf jeweils aussah.

Wir sprachen auch immer darüber, wie es uns und den anderen Kindern gerade geht, wie viel Stress wir im Beruf und als Eltern haben.

Nachdem wir beschlossen hatten, das Babybett ein Stück weiter weg von uns an die Wand zu schieben, führten wir wieder Protokoll und stellten fest: Abstand tut dieser Maus und uns gut. Sie schlief in diesen Tagen das erste Mal vier Stunden am Stück durch und wir schöpften Hoffnung. Immer noch saßen wir jeden Abend viele Stunden lang bei ihr, um sie beim Einschlafen zu begleiten, aber es wurde besser. Wir stellten fest, dass die Jüngste selbst beim Haustüraufschließen wach wurde und versuchten sie in Ruhe in unserem Zimmer schlafen zu lassen. Um ihr noch mehr Ruhe zu verschaffen, zogen wir ins Kinderzimmer um und packten die großen Kinder gemeinsam in ein Zimmer. Vier Wochen lang schliefen wir Eltern auf einer Luftmatratze, immer wieder unterbrochen von Schlafstörungen und kurzen Schlafphasen der Jüngsten.

Bei Störungen in der Nacht wurde wieder gekuschelt, der Nuckel gereicht, neben dem Bett gesessen und dann das Zimmer wieder verlassen. Wir kuschelten, begleiteten und blieben bei ihr, bis sie schlief, nie wäre uns in den Sinn gekommen, sie weinen zu lassen. Auch die Schlaftherapeutin betonte immer wieder, dass guter Schlaf auf eine gute Bindung aufbaut. Ich fühlte mich sehr verstanden, sehr gut aufgehoben und bestärkt.

Nach vier Wochen Matratzenschlaf und jeder Menge durchwachter Nächte schlief unsere Tochter endlich besser. Wir durften im Flur wieder auf Holz treten, die Küchentür schließen und sogar mal sechs Stunden am Stück schlafen. Das jüngste Kind hatte sich an sein eigenes Bett als Umgebung gewöhnt, ganz ohne Druck und mit viel Liebe und Geborgenheit.

Das Umziehen des Kleinkindes machte mir mehr zu schaffen, als ich gedacht hatte. Ich wollte doch so gern, dass die Kleinste für längere Zeit bei uns schlief, aber anscheinend war das ihrem und unserem Nachtschlaf nicht zuträglich und so musste ich meinen Traum vom Familienbett aufgeben. Auch wenn es seltsam klingt: Die Lösung ist nicht, das Baby einfach auszuquartieren, sondern zu schauen, ob Baby und Eltern eine sichere Bindung haben und damit auch eine gute Schlafsituation schaffen können. Wir haben für den gesamten Prozess glatte vier Monate benötigt, um für uns alle eine gute Schlafumgebung zu finden und zu festigen. Jedes Kind ist anders und unser Kind braucht, anders als die Großen, nicht unsere Nähe, sondern Ruhe und die Erfahrung, dass wir jeden Moment wieder bei ihr sind, wenn sie Sorgen hat.

Inzwischen haben wir folgendes Schlafritual: kuscheln, Licht dimmen, Nachtlicht anschalten, Baby in den Schlafsack packen und abwarten, bis sie sich einmummelt, dann gehen wir raus und gehen bei Bedarf immer wieder rein, bei Unruhe kuscheln wir wieder. Heute schlafen wir alle besser und auch meist sieben Stunden am Stück. Wir haben unser Schlafzimmer wieder und genießen es sehr, dass wir nun auch mal wieder bei Licht am Abend im Bett noch lesen oder andere schöne Dinge machen können, denn all das war viel zu kurz gekommen.«

Glückauf

# Ein Ausblick

Es gibt so viele Ideen – aber welcher Weg führt dazu, dass Ihr Kind und Sie ruhige, gute Nächte haben werden? In diesem Buch haben Sie viel über Schlaf gelesen. Eltern, Expertinnen und Experten haben über Schlaf und die verschiedenen Wege dahin berichtet. Nun müssen Sie Ihren eigenen Pfad finden. Ich selbst brauchte vor allem Geduld. Denn je dringender ich versuchte, mein Kind zum Schlafen zu bewegen, desto schwieriger wurde es.

Dabei dachte ich schon, dass wir es geschafft hatten, als meine Tochter fünf Monate alt war. Es war mein erstes Muttertagsgeschenk. Einige Minuten dauerte es, bis ich wirklich begriff, was passiert war – ich war von allein aufgewacht! Seit sechs Stunden schlummerte die Kleine friedlich, und sie tat es auch immer noch. Von nun an würden alle Probleme für immer gelöst sein, mir schien sogar der Weltfrieden in diesem Moment in greifbarer Nähe.

Das Gefühl hielt nicht lange. Wie auch. Die Zusatzfunktion »durchschlafen« hatte meine Erstgeborene lange nicht installiert – und kaum tat sie das, hielt ihr Brüderchen uns auf Trab. Und trotzdem. Heute, viele Jahre später, kann ich allen jungen Eltern nur Mut machen: Haltet durch! Auch wenn es unglaublich klingt – irgendwann lernt jedes Kind einzuschlafen, durchzuschlafen und zieht aus dem elterlichen Schlafzimmer aus.

Das heißt noch lange nicht, dass es als Besucher nicht häufig wieder auftaucht. Nach Albträumen, nächtlichen Klogängen oder aufwachen mit verstopfter Nase landen auch viele Kindergarten- und Grundschulkinder noch gelegentlich im elterlichen Bett, wenn man sie lässt.

»Ach, wenn diese Phase nur endlich dem Ende zuginge« – dieser Stoßseufzer zieht sich noch lange nach der Geburt eines Kindes hin.

Ich werde nie die alte Dame vergessen, die mir in der U-Bahn so viel schenkte. Mir. Nicht den Kindern. Meine Tochter war zweieinhalb Jahre alt, ihr Bruder ein halbes Jahr alt. Beide schliefen, im Geschwisterwagen. Ich war sehr genervt, denn das ausgedehnte Nachmittagsnickerchen bedeutete, dass der Abend wieder schwer werden würde. Da sprach sie mich an: »Genießen Sie die Zeit, solange sie noch so klein sind.« Ich seufzte.

Sie lachte und zog einen Schokoriegel aus der Tasche. »Der ist für Sie. Der Spruch, nervt, oder? Ich weiß genau, die Zeit mit kleinen Kindern ist wunderbar und nervenaufreibend. Aber wissen Sie, das wird wirklich besser. Das Einzige, das Sie nie verlieren dürfen, ist der Humor.« Das war wirklich ein Geschenk. Eines, das ich gern weitergeben möchte: Sie hat vollkommen Recht!

Für Eltern gibt es verdammt schwere Tage und Nächte. Aber auch richtig gute, die das alles irgendwie ausgleichen.

Eines kann ich versprechen: Es wird anders, immer wieder. Jede Familie muss ihren eigenen Weg finden, mit Schlafproblemen umzugehen. Suchen Sie sich selbst einen Pfad, der Ihnen allen guttut. Erlauben Sie sich Pausen. Die Strecke vor Ihnen wird manchmal holprig, Sie werden vielleicht auch in ein kleines Loch fallen – aber immer wieder herauskommen. Wichtig ist, dass Sie sich gemeinsam als Familie auf diese Reise begeben und es nicht um Macht und Kämpfen geht – keiner von Ihnen will den anderen ärgern.

Und sollten Sie das Gefühl haben, dass es allein zu beschwerlich ist, fragen Sie erfahrene Expertinnen und Experten, die diese Wege schon beschritten haben: andere Eltern, die Ihnen mit ihren Erfahrungen helfen können. Vielleicht kann auch dieses kleine Buch Beistand leisten. Sollte die Belastung aber zu stark sein – zögern Sie nicht: Suchen Sie Rat bei Fachleuten. Bei Kinderärzten, Hebammen, öffentlichen Beratungsstellen, Spezialambulanzen oder Eltern-Coaches. Wer für Sie der oder die geeignete Ansprechpartner oder Ansprechpartnerin ist, spüren Sie wahrscheinlich selbst. Wenn ein Rat nicht der für Sie richtige ist, suchen Sie weiter. Vielleicht ist Ihr Weg einer, der sehr speziell ist. Aber auch dann wird es Hilfe geben. Und kleine Stützen, die kleine Rettungsanker im Alltag sind. Ob es Kaffee, Chips, tanzen zu lauter Musik oder ein Nickerchen am Nachmittag sind – seien Sie nicht zu streng mit sich und gönnen Sie sich Zeit für sich – wann immer sich eine Möglichkeit bietet.

Denn vieles dauert. Manchmal Jahre. Und deshalb soll noch einmal der Sänger zu Wort kommen, an den ich mich schon ganz zu Beginn dieses Buches erinnert habe: Herbert Grönemeyer, der mit der »betrogenen Nacht«.

Es gibt da diesen Song »Bochum«, bei dem ich eine Zeile nie verstand: »Ohhhh, abgekaut?« Viele Jahre später sollte ein Freund aus dem Ruhrgebiet das Rätsel für mich lösen: Es war ein Zeile aus dem Steigerlied »Oh, Glückauf!« Der Bergarbeitergruß, den sich die Kumpel zuriefen, wenn sie unter Tage in die dunklen Stollen fuhren. Ein knochenharter Job, aber sie hatten ja ihre Grubenlampen auf der Stirn und sie hatten einander. Oft helfen ein kleines Licht, Zusammenhalt und Zuversicht. Und genau diese Dinge wünsche ich Ihnen auch – alles Gute auf Ihrem Weg zu ruhigeren Nächten: Glückauf!

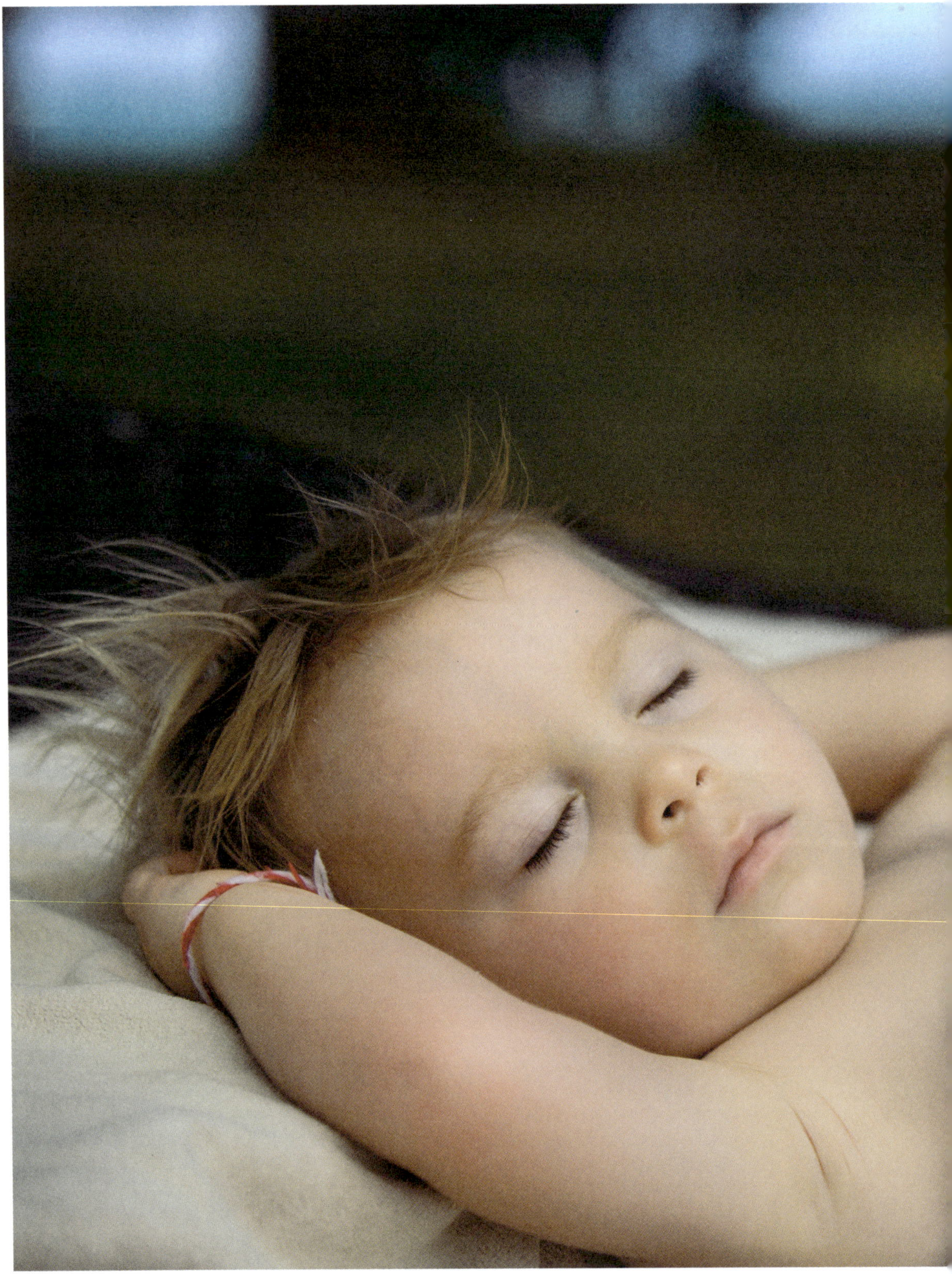

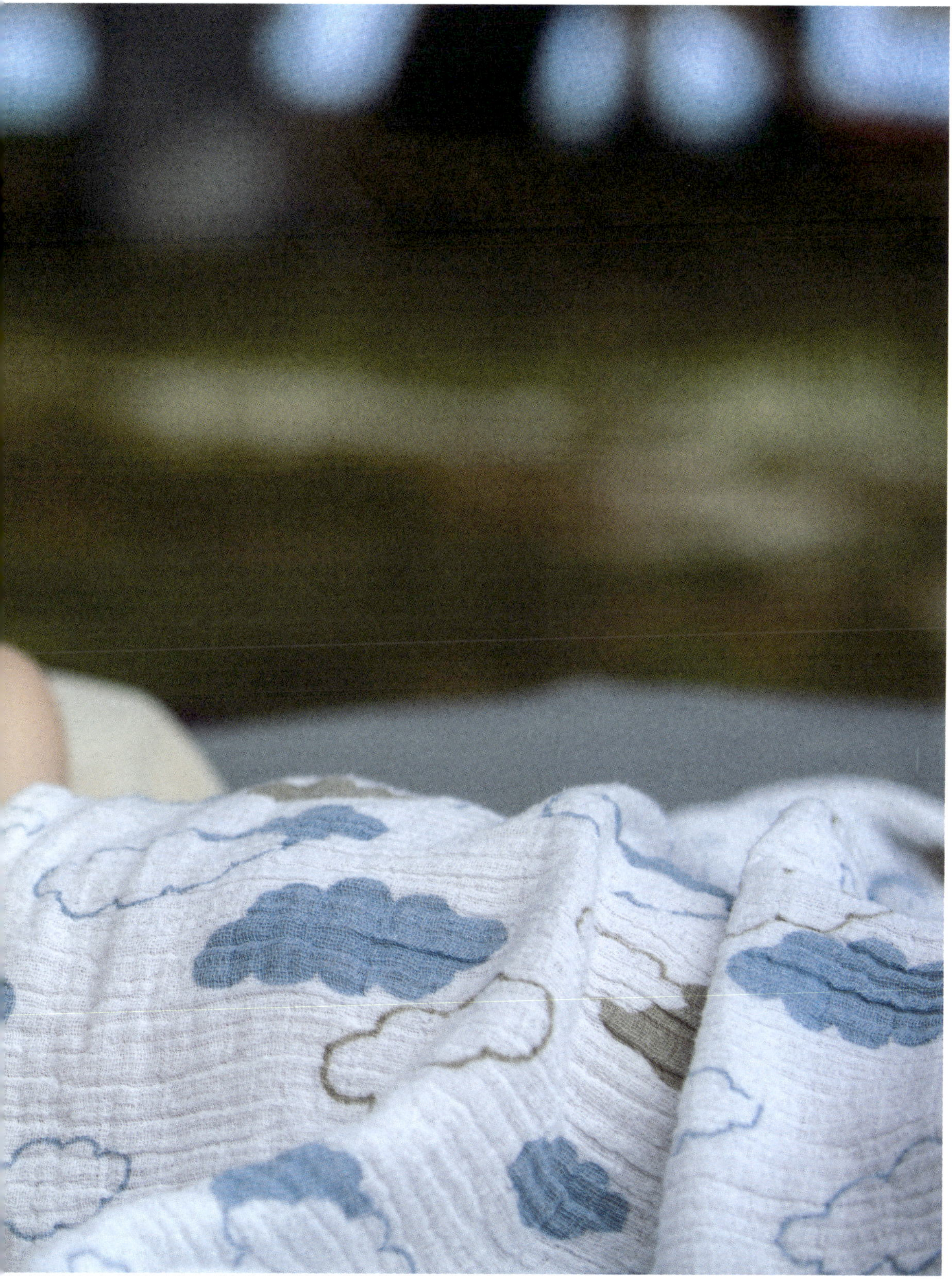

# Schlafprotokoll

- Schläft Ihr Kind zu wenig, schlecht ein oder nicht durch?
- Wie sehr unterscheiden sich die Nächte?
- Gibt es ein Muster?

Um das zu erkennen, hilft es, ein Schlafprotokoll zu führen. Mindestens zwei, besser noch drei Wochen lang sollten Sie den Schlaf Ihres Kindes dokumentieren. Zusätzliche Notizen helfen Ihnen, besser zu erkennen, wo die eigentlichen Probleme liegen, um eine Lösung zu finden.

**Ausfüllhilfe: Markieren Sie**

| | |
|---|---|
| **Schlafphasen** | schraffieren |
| **Wachphasen** | freilassen |
| **Schreien** | • (einzeichnen) |
| **Mahlzeit** | × (einzeichnen) |

Ergänzend zum Protokoll können Sie ein kleines Tagebuch oder Journal in Stichworten führen:

- Wann haben Sie Ihr Kind schlafen gelegt?
- Wann ist es aufgewacht?
- Wie lange hat es gebraucht, um einzuschlafen?
- Welche Hilfe brauchte es beim Einschlafen?
- Wie oft wurde es in der Nacht wach?
- Brauchte es beim Wiedereinschlafen Hilfe?
- Wie oft und wie lange schlief es am Tag?
- Was haben Sie am Tag unternommen? Wie war die Stimmung?
- Was war heute ein schöner Moment?
- Wie haben Sie sich heute gefühlt?

Name: Geburtsdatum: Alter:

| ▼ Datum/Uhrzeit ▶ | $6^{00}$ | $7^{00}$ | $8^{00}$ | $9^{00}$ | $10^{00}$ | $11^{00}$ | $12^{00}$ | $13^{00}$ | $14^{00}$ | $15^{00}$ | $16^{00}$ | $17^{00}$ | $18^{00}$ | $19^{00}$ | $20^{00}$ | $21^{00}$ | $22^{00}$ | $23^{00}$ | $0^{00}$ | $1^{00}$ | $2^{00}$ | $3^{00}$ | $4^{00}$ | $5^{00}$ |
|---|---|---|---|---|---|---|---|---|---|---|---|---|---|---|---|---|---|---|---|---|---|---|---|---|
| | | | | | | | | | | | | | | | | | | | | | | | | |
| | | | | | | | | | | | | | | | | | | | | | | | | |
| | | | | | | | | | | | | | | | | | | | | | | | | |
| | | | | | | | | | | | | | | | | | | | | | | | | |
| | | | | | | | | | | | | | | | | | | | | | | | | |
| | | | | | | | | | | | | | | | | | | | | | | | | |
| | | | | | | | | | | | | | | | | | | | | | | | | |
| | | | | | | | | | | | | | | | | | | | | | | | | |
| | | | | | | | | | | | | | | | | | | | | | | | | |
| | | | | | | | | | | | | | | | | | | | | | | | | |
| | | | | | | | | | | | | | | | | | | | | | | | | |
| | | | | | | | | | | | | | | | | | | | | | | | | |
| | | | | | | | | | | | | | | | | | | | | | | | | |
| | | | | | | | | | | | | | | | | | | | | | | | | |
| | | | | | | | | | | | | | | | | | | | | | | | | |
| | | | | | | | | | | | | | | | | | | | | | | | | |
| | | | | | | | | | | | | | | | | | | | | | | | | |
| Uhrzeit | $6^{00}$ | $7^{00}$ | $8^{00}$ | $9^{00}$ | $10^{00}$ | $11^{00}$ | $12^{00}$ | $13^{00}$ | $14^{00}$ | $15^{00}$ | $16^{00}$ | $17^{00}$ | $18^{00}$ | $19^{00}$ | $20^{00}$ | $21^{00}$ | $22^{00}$ | $23^{00}$ | $0^{00}$ | $1^{00}$ | $2^{00}$ | $3^{00}$ | $4^{00}$ | $5^{00}$ |

Schlafphasen: (schraffieren) Wachphasen: (freilassen) Schreien: • (einzeichnen) Mahlzeiten: × (einzeichnen)

# Quellenverzeichnis

**Kapitel 1 – AUFTAKT**
**1** Richter, D., Krämer, M. D., Tang, N. K. Y., Montgomery-Downs, H. E., & Lemola, S. (in press/2019): Long-term effects of pregnancy and childbirth
**2** Renz-Polster, Herbert: Kinder verstehen. Born to be wild: Wie die Evolution unsere Kinder prägt. Kösel, München 2015
**3** Scheers, N. J., Dayton, C., Batcher, Mary, Thach, Bradley T.: Reports of Injury Risks and Reasons for Choice of Sleep Environments for Infants and Toddlers, Maternal and Child Health Journal, 6/2019
**4** Renz-Polster, Herbert: Kinder verstehen (a.a.O.)

**Kapitel 2 – REFRAIN**
**1** Leitlinie der Deutschen Gesellschaft für Schlafforschung und Schlafmedizin e. V. (DGSM) zur Prävention des Plötzlichen Säuglingstods, 30.09.2017,.awmf.org/leitlinien/detail/ll/063-002.html
**2** Vaglio, Stefano: Chemical communication and Mother-Infant Recognition. Commun Integr Biol. Mai 2009; 2(3): 279–281
**3** Loewy, Joanne, Kristen Stewart, Dassler Ann-Marie, Telsey, Aimee, Homel, Peter: The Effects of Music: Therapy on Vital Signs, Feeding, and Sleep in Premature Infants. In: Pediatrics 131, 5 (2013). S. 902–918
**4** Walter, Karoline: Guten Abend, gute Nacht: Eine kleine Kulturgeschichte des Schlafs. S. Hirzel Verlag, Leipzig 2019
**5** A. Roger Ekirch: At Day's Close: Night in Times Past. W. W. Norton & Co., New York 2006
**6** ebd.
**7** Renz-Polster, Herbert: Kinder verstehen (a.a.O)
**8** Lampl M., Johnson, Michael L.: Infant Growth in Length Follows Prolonged Sleep and Increased Naps: Sleep. 1. Mai 2011; 34 (5). S. 641–650
**9** Ferber, M. D., Richard: Solve Your Child's Sleep Problems: New, Revised, and Expanded Edition (2006). Touchstone Books
**10** Schulte-Markwort, Michael: Familienjahre. Wie unser Leben mit Kindern gelingt. Droemer, München 2019. S. 83f.
**11** Imlau, Nora, Renz-Polster, Herbert: Schlaf gut, Baby! Der sanfte Weg zu ruhigen Nächten. Gräfe und Unzer, München 2016
**Tabelle S. 77ff.:** Vgl.: Largo, Remo: Babyjahre. Entwicklung und Erziehung in den ersten vier Jahren. Piper, München, 2019, Gebauer-Sesterhenn, Birgit, Edelmann, Katrin, Pulkkinen, Anne: Die ersten 3 Jahre meines Kindes: Das umfassende Standardwerk zu Entwicklung, Gesundheit und Erziehung, GU, München 2016, Breitkopf, Angela: Mama schläft jetzt durch. mvg Verlag München, 2017
**12** Weeß, Hans-Günter: Schlaf wirkt Wunder Alles über das wichtigste Drittel unseres Lebens. Droemer Knauer, München 2018, S. 105ff.
**13** Richter, David, Krämer, Michael D., Tang, Nicole K. Y., et al.: Long-term effects of pregnancy and childbirth on sleep satisfaction and duration of first-time and experienced mothers and fathers, Sleep, Volume 42, Issue 4, April 2019
**14** Riecher-Rössler. Anita: Die Mutter mit postpartaler psychischer Erkrankung – Blues, Depression, Psychose. In: Riecher-Rössler A., Bitzer J. (Hrsg) Frauengesundheit. Ein Leitfaden für die ärztliche und psychotherapeutische Praxis. Urban & Fischer/Elsevier, München 2004. S. 375–387 sowie www.licht-und-schatten.de

**Kapitel 3 – AUSKLANG**
**1** Umzugsstudie 2016, www.umzug.ag/studie-statistik-deutschland/
**2** Klein, Stefan: Träume. Eine Reise in unsere innere Wirklichkeit. Fischer Taschenbuch, Frankfurt 2016.
**3** Weeß, Hans-Günter: (a.a.O.) S. 83f.
**Tabelle S. 116:** Vgl. Breitkopf, Angela (a.a.0.), Imlau, Nora, Renz-Polster, Herbert (a.a.0.)
**4** Kaufman, Jordy et al.: Parental Misperception of Youngest Child Size
Current Biology, Volume 23, Issue 24, PR1085-R1086, 16.12.2013
**5** Winnicott, D. W.: Transitional Objects and Transitional Phenomena. In: International Journal of Psychoanalysis. 34, 1953, S. 89–97

**Zum Weiterlesen:**
Breitkopf, Angela: Mama schläft jetzt durch. mvg Verlag, München 2016

Göbel, Gundula: Schrei nach Geborgenheit. Briefgestöber Buchholz 2013

Harmann, Lisa/Nachtsheim, Katharina: WOW MOM. Der Mama-Mutmacher fürs erste Jahr mit Kind. Fischer Krüger, Frankfurt 2019

Klüver, Nathalie: Die Kunst, keine perfekte Mutter zu sein. Trias, Stuttgart 2018

Lensbet, Aylin: Lotta schläft – endlich! Trias, Stuttgart 2013

Pantley, Elizabeth: Das liebevolle Schlafbuch für Neugeborene. Trias, Stuttgart 2018

Solmaz, Eva: Besucherritze. Ein ungewöhnliches Schlaf-Lern-Buch. Beltz, Weinheim 2013

West, Kim, Kenen, Joanne: Good Night, Sleep Tight. Piatkus, London 2010

**Internetadressen:**
**www.elternsein.info/suche-schreiambulanzen/**
Bundesweite Datenbank mit Beratungsstellen und Schreiambulanzen von freien und öffentlichen Trägern wie Wohlfahrtsverbänden, gemeinnützigen Vereinen und Kommunen

**www.eltern.de**
Informationen und Austausch (auch in der Facebook-Community)

**www.bke-elternberatung.de**
Hier helfen Experten des Fachverbandes der Erziehungs-und Familienberatung.

**www.gaimh.org**
Gesellschaft für Seelische Gesundheit in der Frühen Kindheit (verzeichnet Angebote und Adressen in Deutschland, Österreich und der Schweiz)

**www.mannpluskind.de**
Aus dem Väteralltag

**www.trostreich.de**
Netzwerk Schreibabys, Überblick über bundesweite Hilfsangebote

**www.wellcome-online.de/**
Unterstützung für junge Familien von Ehrenamtlichen an über 200 Orten bundesweit

# Register


**A**
Abendmahlzeit 52, 67
Abendritual 58, 61, 89, 109f., 113, 135, 138, 143
  Eltern 13
Abschalt-Rituale 103
Abstillen 68, 78, 109f.
Adenosin 49
Albträume 78, 115ff.
Alleine einschlafen 61, 73
Ammenschlaf 97
Amygdala 92
Angststörungen 92
Atemnot 19
Aufwachstörungen 117
»Ausreichend gute Mutter« 138
Auszeiten 9, 31, 60f., 112f.
Autonomie 121
Autonomiephase 123

**B**
Baby
  »Antennen« 31
  Bedürfnisse 25
  Geborgenheit 17f. 59
  Körpersprache 37
  Selbstregulation 37f., 42, 92, 131
  Selbstwirksamkeit 38, 69, 72, 109, 123
  Überreizung 42, 116, 121
  Wesensmerkmale 61
Babyblues 100ff.
Baby-Illusion 130
Baby-Jetlag 9f.
Babymassage 58, 83f., 93
Babymoon 27f.
Babynest 20, 54
Babyschlafsack 54
Babysitter 113
Babyspielzeug 19
Bad/Baden 13, 58
»Bäuerchen« 84
Bauchlage 39, 54, 77
Bauchmassage 84
Bauchschmerzen 84
Bauer, Nella 23
Bedsharing 53 *siehe* Co-Sleeping
Bedürfnisse, Erwachsene 62, 95, 105, 120, 124, 136
Beikost 38, 52, 82
  einführen 68
Beistellbett 18ff., 46, 53, 63, 124, 141
  Nachteile 18
  Vorteile 18
Beschwerden 80ff.
Bilderbücher 109, 128
Biorhythmus 22, 127
Blähungen 82, 84
Brandi, Dagmar 86f.
Brei 52 , 67, 82
Brück, Stefanie von 120f.
Burrito-Babys 59

**C/D**
Carl, Verena 32f.
Cholecystokinin 54
Cortisol 39, 92
Co-Sleeping 18ff., 53
  Voraussetzungen 53
Depression *siehe* Postnatale Depression
Dreimonatskoliken 84
Durchschlafen 37, 64ff., 72f.
  Abendmahlzeit 52, 67
  Eltern-Tricks 70

**E**
Eidt, Clara 103
Einschlafbegleitung 51, 61, 62, 134, 136
Einschlafen 48ff., 61, 79, 94, 137
  Geräusche 56
  Geruch der Mutter 56
  Rahmenbedingungen 49
  Rituale 48
  schaukeln 57
  vorsingen 57
Einschlafritual 62, 68f., 134
  neues 63
Einschlafstillen 51, 68, 78
Ekirch, A. Roger 65
Elterliche Fürsorge 17
Eltern
  »auftanken« 101ff.
  Bedürfnisse 105, 136
  Bettenwechsel 103
  Privatsphäre 121
  Unterstützung 62f., 73, 95, 99, 101
Elternschlaf 22f.

Entspannung 31, 58, 93, 102f.
Entthronung 130f.
Entwicklungsschritte 76ff., 80
geistige Fähigkeiten 77ff.
körperliche Fähigkeiten 77ff.
Schlafverhalten 77ff.
soziale Fähigkeiten 77ff.
Entwicklungsschub 60, 76, 74ff., 81
und Schlafverhalten 75f.
Entwicklungstempo 38
Erhöhte Temperatur 82
Erschöpfung, Warnsignale 99
Erschöpfungsfalle 99
Erste Hilfe für kranke Kinder 82ff.
Erste Rituale 30f., 50
Erwartungen herunterschrauben 101f.
Erzählzeiten 138

**F**
Familienbett 18, 53, 62,103, 121,123,127,129,140f., 143
Familienkonferenz 14f.
Familienregeln 134
Familienrituale 138
Ferber, Richard Dr. 90
Ferber-Plan 91
»ferbern« 90
»Freiburger Sanduhr-Methode« 91
Fremdeln 77
Fremdelphase 67, 78
Frenken, Ralph 59
Friedrich, Jana 24f.
Frühaufsteher 118f.
Frühgeborene 28, 53, 84, 129
Frühgeburt 84f.

**G**
Gedankenkarussell 12f.
Gemeinsames Schlafzimmer 17
Geruch, der Mutter 56
Geruchssinn, Baby 56
Geschwister 122ff.
Altersunterschied 129f., 135
Bedürfnissen gerecht werden 125f.
Eifersucht 133, 134
Gefühle 130f.
geteilte Aufmerksamkeit 131
schlafen, Erwartungen 125
Gitterbetten 18f.
Göbel, Gundula 94f.
Graf, Danielle 51
Grübelfalle 12f.
Gute-Nacht-Fläschchen 52
Gute-Nacht-Geschichte 110
Gute-Nacht-Kuss 135
Gute-Nacht-Lied 57, 62, 138
Gute-Nacht-Wellness 58

**H/I/J**
Halbschlaf 40, 65, 69
Hummel, Inke 62f.
Imlau, Nora 51
Impfungen 80

**K**
Kaffee 103
Kaiserschnitt-Kinder 44
Kast-Zahn, Annette 90
Kaufmann, Jordy 130
Kausales Verständnis 78
Kitzerow, Anne-Luise 142f.
Kita 114f., 120
Eingewöhnung 114, 120
»Klammern« 110
Kleinkindalter, Schlafverhalten 120f.
Kleinkinder, schlafen 108ff.
Klüver, Nathalie 140f.
Koliken 84
Kontrolliertes Schreienlassen 92
Krabbeln 78
Kranke Kinder, Erste Hilfe 82ff.
Krankheiten 80ff.
Kuscheln 110
Kuscheltier/Kuscheltuch 20, 40, 114

**L/M**
Laufen 78f.
Lesen, Eltern 13
Liebesleben 103
Lied 57f., 61f., 77, 138
Mamas Duft 56
Massieren 58
Matratze, Babybett 18f.
Meditation, Eltern 13
Meilensteine 109
Melantonin 37, 118
Melantoninlevel 40
Mierau, Susanne 51
Mittagschlaf, Eltern 47
Montessori, Maria 69
Morgenroth, Hartmut 90
Müdigkeit, Anzeichen 50
Müdigkeitssignale 77ff., 139
Musik hören, Eltern 13

**N**
Nachsorgehebamme 25, 30
Nächtliche Mahlzeit 67, 70, 78
Nachtlicht 21, 31, 111

Nachtritual 38
Nachtschreck 78, 115ff.
Nähe und Distanz 111
Nestschutz 80
Neugeborenes 37, 50, 57
Bindung aufbauen 28
Fähigkeiten 27
hören 20, 24, 27
kommunizieren 28
Mimik 28
riechen 27
Schlafen 16, 20, 24f., 31, 37, 50, 56f., 77
Schutzbedürfnis 17f.
sehen 27
weinen 27
Neurodermitis 58
Nicht-schlafen-Wollen 79
Niermann, Bianca 72f.
Notfall 81
Alarmzeichen 81

**O/P**

Objektpermanenz 39
Oma/Opa 81, 112ff., 131
Oxytocin 52, 97
Pavor Nocturnus *siehe* Nachtschreck
Pinzettengriff 78
Plötzlicher Kindstod 19f., 39, 53f.
Sicherheitsmaßnahmen 54
Postnatale Depression 99, 100ff.
Anzeichen 101
Privatsphäre, Eltern 121
Prolaktin 97
Pucken 59
Pucksäcke 59

**R**

Raumtemperatur 21
Reflexe 77
Regulationsstörung 42, 44, 84
Reisen 113
Reizüberflutung 44, 60
REM-Phase 115
REM-Schlaf 40, 65, 77
Renz-Polster, Herbert 17, 65, 92
Rhythmus 62
Ritual/Rituale 41, 51f., 61, 62, 77, 93, 113, 141
ersetzen 135f.
stillen 52
Routine 138f.
Rückkehr in den Beruf 88, 112

**S**

Schlarb, Angelika 29f.
Schaukelbewegungen 18, 57, 68f.
Scherengriff 78
Schlaf & Sorge, Fragenkatalog 15
Schlaf, Eltern 96ff.
Schlaf, Kleinkindalter 108ff.
Schlafbedürfnis 121, 132
Schlafbedürfnisse erkennen 73
Schlafdauer, durchschnittliche 40
Schlafen
bei den Eltern 16
Beikost 52
Bewegungsfreude 40
Botenstoffe 49
Co-Sleeping 18ff., 53
*siehe* Einschlafen
Eltern 22f.
Flexibilität 111
Geschwister 122ff.
Hormone 49
im Elternbett 53
Neugeborene 16, 20, 24, 31, 77
Reizüberflutung 44, 60
Umgebung 50
unwillkürliche Bewegungen 40
Veranlagung 30, 42
vorbereiten 24
Schlafentzug, Eltern 23, 105
Schlafforschung 54, 104f.
Schlaflandschaft, gemeinsame 62f., 111
Schlaflernprogramme 88ff.
Alternativen 93ff.
Konditionierung 90
Schlaflied 33, 57
Schlafmangel, Eltern 96ff., 142
Folgen 104f.
Schlafmuster 14, 23, 40, 67, 73, 75, 79, 97, 143
Schlafposition 39
Schlafprobleme, häufigste 86
Hausmittel 87
Schlafprogramm 88f., 142
Schlafprotokoll 63, 73, 142, 150f.
Schlafrhythmus 37
fördern 39
Schlafritual 102, 145
Schlafsack 19, 21, 54
Schlafstörung 29f., 94f., 117
Schlaftherapeutin 143
Schlaftraining 89ff.
was dagegen spricht 92
Schlaftyp 15, 41f.
Eltern 22
Schlafumgebung 16ff., 24
Erwachsene 22
Geräusche 20
Lichtverhältnisse 21
sichere 19f.

Temperatur 21
Schlafverhalten 86, 94f.
Folgen der Geburt 43
individuelles Temperament 41
Kleinkindalter 120f.
Schlaf-Wach-Zyklen, erstes Lebensjahr 37ff.
Schlafzyklen 22, 40
Schmusedecke/Schmusetuch 19, 20, 40, 114
Schneider, Barbara 31
Schnuller 40, 54f., 61, 68, 69, 70, 78
Saugverwirrung 55
Schnupfen 83f.
Schreiambulanz 43
Schreibaby 42ff., 89
Folgen 45
Schulte-Markwort, Michael 91
Schütteltrauma 90
Schwangerschaft 8ff., 46
Gedankenkarussell 12f.
gut schlafen 11
Hormone 9
Müdigkeit 8
Planbarkeit 9f., 14
Schlaf des Ungeborenen 9f.
Schlafmangel 8f.
Sodbrennen 11
Sorgen 14f.
Stress reduzieren 10f.
zur Ruhe kommen 9
Seide, Katja 51
Selbstständig einschlafen lernen 68
Selbstständigkeitsentwicklung 95, 119, 121
Selbstregulation 38, 42, 69, 72, 92, 131
Selbstwirksamkeit 38, 69, 72, 109, 95, 123
Serotonin 37, 39, 40, 103
Sex 103
Sich selbst beruhigen lernen *siehe* Selbstregulation
Sichere Schlafumgebung 19f.
SIDS (Sudden Infant Death Syndrome) *siehe* Plötzlicher Kindstod
Signale des Babys 30
schlafen/müde 50
Sorgen 30
Spieluhr 32f.
Spracherwerb 38
Sprechenlernen 79
Stillen 82, 141
Ritual 52
zum Einschlafen 52
zum Wiedereinschlafen 68
Streicheln 69, 71, 92
Stress 117
Schwangerschaft 9
Wochenbett 29
Stresshormone 92
Stubenwagen 18, 57
Suchterkrankungen 92

**T**
Tag- und Nachtgefühl, Ungeborenes 10
Tagebuch, Eltern 13
Tagesrhythmus 41
Tagesroutinen 40
Tagesschlaf 39, 79
Tag-Nacht-Rhythmus 21, 30, 65
Tiefschlaf 40, 65, 94, 102
Trainerwechsel 60
Trainingsprogramme *siehe* Schlaflernprogramme
Träume 115ff.
Traumschlaf 40
*siehe* REM-Schlaf
Trennungs- und Verlustängste 40
Trotzreaktionen 79

**U**
Übergangsobjekt 114
Überlebensinstinkt 31
Überwärmung 19, 54, 59
»Uhr-Vertrauen« 32f.
Umgewöhnen/umlernen 142f.
Umzug 112f., 129
Unabhängigkeit 110
Ungeborenes, Aktivitäts- und Schlafphasen 9f.
Schlafverhalten 24
Unruhe 82
Unwohlsein 80ff.
Urvertrauen 72

**V/W/Z**
Vagusnerv 92
Vena-Cava-Kompressions-Syndrom 11
Veränderungen 76, 86, 112f., 129, 133, 142f.
Vertrauen stärken 94f.
Vorlesen 126, 141
Vorsingen 57, 139
Weber, Annette 94f.
Weeß, Hans-Günter 99, 104f.
Wiborny, Monika 42, 44
Wiege 18
Winnicott, Donald W. 138
Wochenbett 25, 26ff., 29f., 37
Stress vermeiden 29f.
Wochenbettdepression 44
Zahnen 82
Zahnschmerzen 83, 87
Zweites Lebensjahr 109f.
Zwick, Jette 46f.

Programmleitung Monika Schlitzer
Redaktionsleitung Dr. Kerstin Schlieker
Herstellungsleitung Dorothee Whittaker
Herstellungskoordination Claudia Rode
Herstellung Jenny Kolbe



**Text** Silke R. Plagge
**Fachliche Beratung** Bianca Niermann
**Lektorat** Jeanette Stark-Städele

ISBN 978-3-8310-4063-6

**Druck und Bindung** TBB, a.s., Slowakei

MIX
Aus verantwortungsvollen Quellen
FSC® C022120
www.fsc.org

**www.dk-verlag.de**

# Dank und Bildnachweis

Die Autorin dankt Lina, Lasse und Klaus – ohne Euch gäbe es dieses Buch nicht. Und allen Eltern, Expertinnen und Experten, die sie mit ihren Erfahrungen und vielen Gesprächen inspirierten und unterstützten.

Der Verlag dankt folgenden Personen und Organisationen für die freundliche Genehmigung zum Abdruck von Fotos:

(Abkürzungen: o = oben, u = unten, m = Mitte, l = links, r = rechts)

**6–7 iStockphoto.com:** kieferpix. **8 iStockphoto.com:** SolStock / E+. **9, 12–14, 16, 20, 23, 26, 28–30, 41, 42, 49, 59, 64, 66, 70, 84, 89, 91, 96, 98, 110, 114, 118, 123, 125, 127, 129, 132, 133, 137 iStockphoto.com:** LueratSatichob (Mutter und Baby Icon). **11 iStockphoto.com:** petrunjela. **12 iStockphoto.com:** NataliaDeriabina. **16 iStockphoto.com:** uchschen. **17 iStockphoto.com:** AleksandarNakic / E+. **18 iStockphoto.com:** santypan. **19 iStockphoto.com:** monkeybusinessimages. **21 iStockphoto.com:** NikolayK. **22 iStockphoto.com:** AntonioGuillem. **24 Josephine Neubert. 26 iStockphoto.com:** robertprzybysz. **28 iStockphoto.com:** dimarik. **32 Gaby Gerster. 34–35 iStockphoto.com:** AleksandarNakic / E+. **36 iStockphoto.com:** Gysena. **40 iStockphoto.com:** DanielDupuis. **41 iStockphoto.com:** SolStock / E+. **43 iStockphoto.com:** Chalabala. **44 Monika Wiborny. 46 Jette Zwick. 48 iStockphoto.com:** damircudic / E+. **55 iStockphoto.com:** hiphotos35. **58 iStockphoto.com:** LSOphoto. **60 iStockphoto.com:** Anchiy / E+. **62 Jens Unglaube. 64 iStockphoto.com:** MichaelSvoboda / E+. **71 iStockphoto.com:** fotostorm / E+. 72 Bianca Niermann. **74 iStockphoto.com:** PeopleImages / E+. **76 Dreamstime.com: Annanahabed. 80 iStockphoto.com:** tatyana_tomsickova. **82 iStockphoto.com:** cassinga. **85 iStockphoto.com:** kokouu. **86 Dagmar Brandi. 88 iStockphoto.com:** DusanManic. **91 iStockphoto.com:** bfk92 / E+. **93 iStockphoto.com:** Halfpoint. **95 Gundula Göbel:** (ur). **Anette Weber:** (or). **96 iStockphoto.com:** Ulza. **98 iStockphoto.com:** PeopleImages. **100 iStockphoto.com:** PeopleImages. **102 iStockphoto.com:** MangoStar_Studio. **104 Hans-Günter Weess. 106–107 iStockphoto.com:** canovass. **108 iStockphoto.com:** monkeybusinessimages. **111 iStockphoto.com:** Artfoliophoto. **112 iStockphoto.com:** Lisa5201. **114 iStockphoto.com:** FatCamera. **117 iStockphoto.com:** LeManna. **118 iStockphoto.com:** vitaliksun. **120 Nadine Grimm. 122 iStockphoto.com:** Lisa5201. **124 iStockphoto.com:** AleksandarNakic / E+. **126 iStockphoto.com:** PeopleImages / E+. **128 iStockphoto.com:** Lisa5201. **132 iStockphoto.com:** Feverpitched. 135 iStockphoto.com: ideabug. **137 iStockphoto.com:** maximkabb. **139 iStockphoto.com:** Yuricazac. **140 Nathalie Klüver. 142 iStockphoto.com:** mediaphotos / E+. **144 Anne-Luise Kitzerow. 148–149 iStockphoto.com:** tatyana_tomsickova.

**Umschlag:** *Vorderseite:* **iStockphoto.com:** LeManna. *Rückseite:* **iStockphoto.com:** LueratSatichob. *Buchrücken:* **iStockphoto.com:** LueratSatichob.
*Klappe vorn:* **iStockphoto.com:** FatCamera.
*Klappe hinten:* **Inga Sommer.**